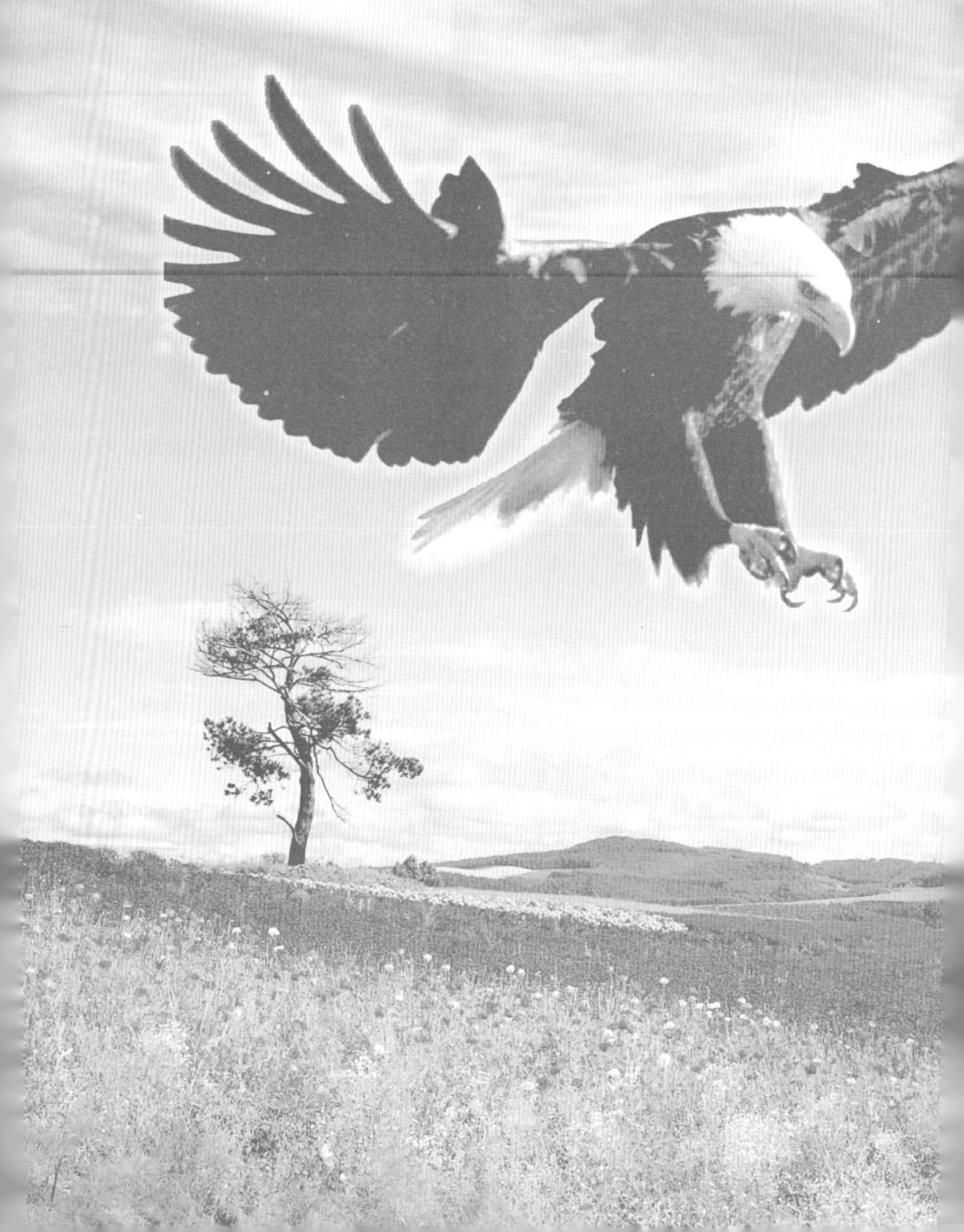

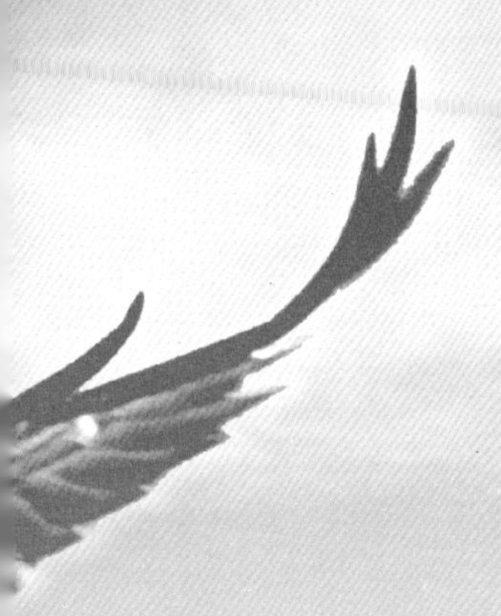

大展好書　好書大展

品嘗好書　冠群可期

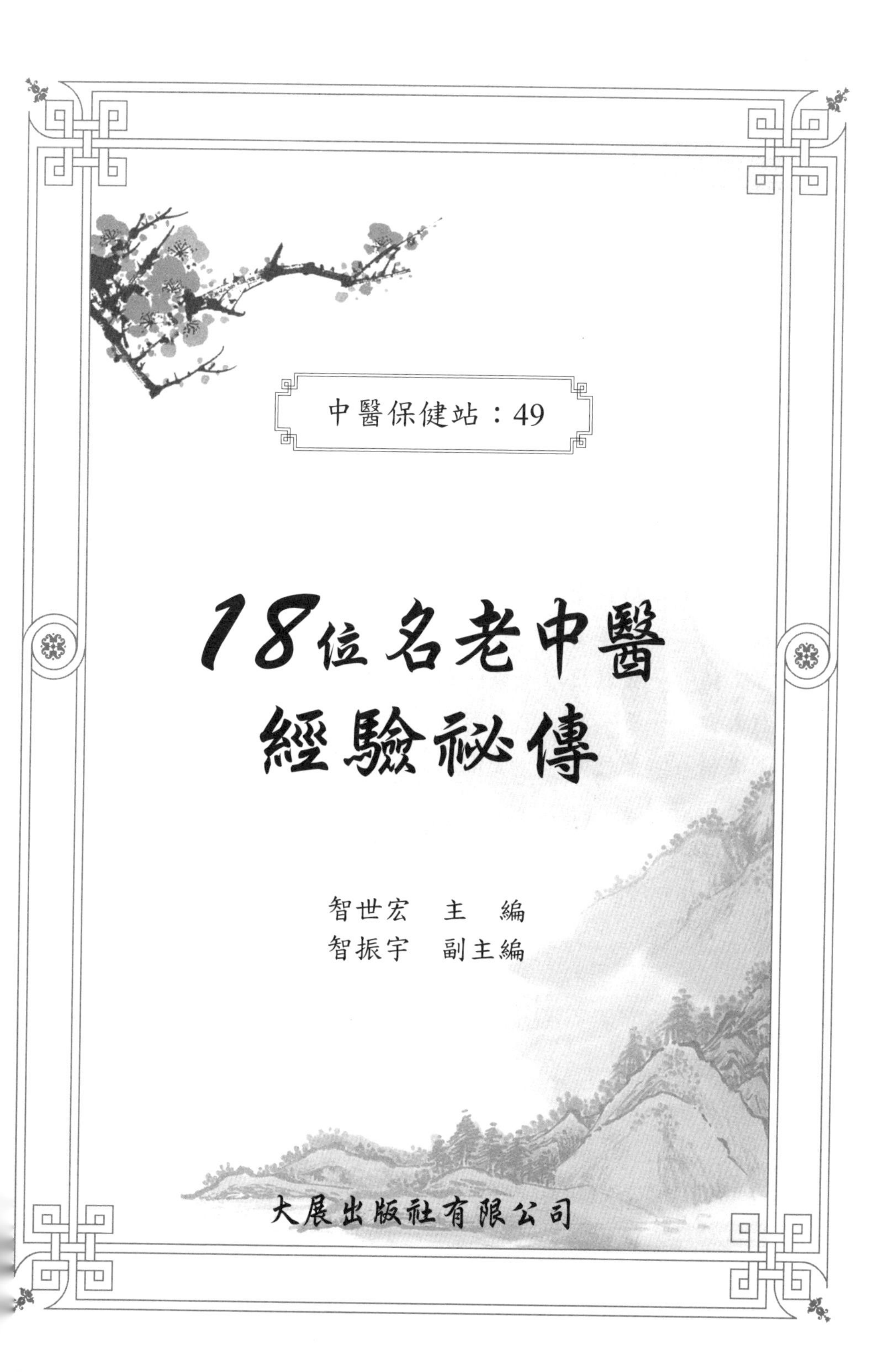

中醫保健站：49

18位名老中醫經驗祕傳

智世宏　主　編
智振宇　副主編

大展出版社有限公司

《18位名老中醫秘傳》編委名單

前言

中醫是一門實踐性很強的醫學，幾千年來傳承不衰憑的是臨床優勢。古今名醫，不僅博極醫源，而且臨床功底極其深厚，臨證審疾，起沉疴於傾刻，出奇方以除頑疾。急症救治之速，危症懸命之急，皆能回春有術。奇難怪症卓有定見，痼疾難瘳自有法度。緩急權變，令人歎為觀止。

扁鵲得長桑君「禁方」(即「秘方」與「驗方」）之傳，而有「望齊侯色」與「入虢之診」，名盛列國。張仲景師承張伯祖得其真傳而成醫聖，「勤求古訓，博採眾方」，其《傷寒雜病論》後世奉為經典。這種以臨床技能傳授為主的家族式和師徒式相傳（我們均稱為師徒關係）的形式，後人稱為師徒教學模式。幾千年的師徒傳承，使中醫得以發展壯大。一代一代的經驗總結，豐富了中國醫學這個偉大寶庫。

由於中醫教學模式的改變，即以講授書本知識為主體的課堂理論教學模式，替代了以傳授臨床技能為主體的師徒臨床教學模式，中醫的臨床優勢難以充分發揮。為了保存中醫優勢，發展中醫事業，我們徵集了 18 位名老中醫藥專家的臨床經驗和「秘方」並彙集成冊，取名《18 位名老中醫經驗秘傳》。全書分為三個部分：

第一部分：名醫驗案驗方。

主要介紹了內科（包括雜證）、婦科、兒科、皮膚科 40 多種疾病的驗案驗方。這些病有急性病、慢性病，有常見病、多發病，也有疑難雜症，治法多樣，各有千秋。醫案是醫生臨床時的真實記錄，醫案不僅能體現出醫家的臨床思路、用藥特點，而且有些秘方和驗方的使用技巧也隱藏其中。閱讀醫案猶如隨師臨證，只要留心就會有收穫。

唐代名醫王燾認為「數從高醫遊，遂窮其術」，即在與高級醫生的接觸中，可以完全掌握他們的技術，充實自己，為我所用，閱讀名家醫案又何嘗不能完全掌握他們的經驗，豐富自己的知識呢？孫思邈說：「安身之本，必資於食，救疾之速，必憑於藥」，用藥治病貴在速效。閱讀醫案可以從中汲取到鮮為人知的救急經驗，豐富臨床知識，充實臨床技巧。

第二部分：名醫經驗雜談。

經驗是一個醫生多年在臨床實踐中積累起來的或是從前輩獲得的臨床有效的技能或方法。很多人秘而不傳，這裏以醫話的形式，不拘一格，反映出來，既便於閱讀，又便於掌握。比如中藥的用量問題，古語有「傳方不傳藥」之說，而「不傳藥」的關鍵在用量。

該部分不僅介紹了藥物的用量與臨床療效的關係，而且介紹了藥物配伍與臨床療效的關係，有毒性中藥的臨床用法等諸方面的經驗，還介紹了一些常見病的辨證論治方法。既可學習經驗又可開闊思路，倘若能仔細閱讀吸取其精華，自當如虎添翼，受益匪淺。

第三部分：名老中醫藥專家簡介。

介紹了與本書有關的名老中醫藥專家的基本情況。

中國醫藥學是一個偉大的寶庫，在幾千年的臨床實踐中，歷代中醫藥專家們積累了豐富的經驗，這些經驗有的已載於書籍，有的師徒傳承，有的流散於民間，這些經驗都具有較強的實踐性，需要我們從各方面去收集並在臨床實踐中檢驗。

這就存在著一個怎樣實踐的問題。閱讀本書可以幫你解決理論與實踐聯繫的相關知識。在醫學迅速發展的今天，仍有很多病因不明、病理不清、診斷不能、用藥不效的疑難雜證，需要中醫去解決。若能把名家經驗學到手，治療疑難雜證就會回春有術了。

為了便於讀者瞭解或掌握名老中醫藥專家們的經驗，我們對來稿作了節選，並在節選的段落（或章節、或醫案、或驗方……）前面加上「×××驗案」「×××驗方」「××× 經驗」等標題，並按照書中體例統一編排了順序。

為了突出經驗介紹，對於以論文形式和臨床報導，只節選了治療方法和典型病例，刪去臨床資料、療效觀察等內容，以突出經驗介紹。

對於原稿中空缺的字，按照上下文意予以補缺，凡有個別明顯的錯字、別字均給予更正，凡是不能確定對錯的字句仍保留原貌，不做改動。

為了文體上的一致性，書中數字儘量改為阿拉伯數字；另有計量單位，如「克」改為「g」，「毫升」改為「ml」等，特此說明。

目錄

第一部分　名醫驗案驗方

第二部分　名醫經驗雜談

第三部分　名老中醫藥專家簡介

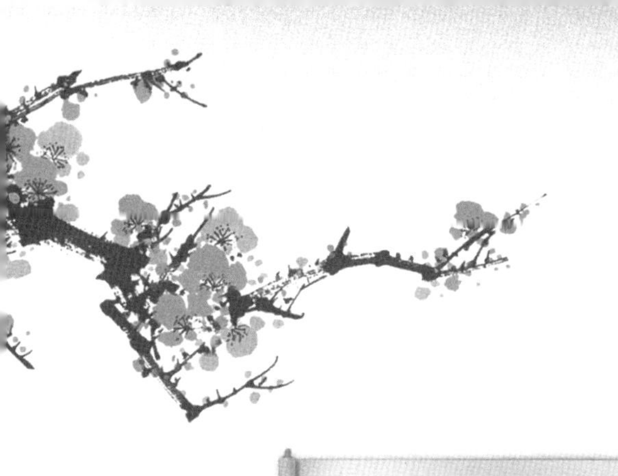

第一部分

名醫
驗案驗方

一、支氣管哮喘

（一）張吉驗案

毛××，男，54歲，幹部，1997年7月5日初診

【主訴】胸悶、氣喘反覆發作14年。患者14年來，每當感冒便引起咳喘，經中西藥對症治療，病證可緩解。最近因感冒，咳喘病復發，胸悶、憋氣、痰多，故來診要求中醫針灸治療。

【檢查】面色紫暗，呼吸困難，喉中痰鳴。聽診：兩肺佈滿哮鳴音，左肺底部可聞及少量濕性羅音，舌苔黃，脈滑。

【辨證】痰熱蘊肺，肺失宣降。治以宣肺清熱，化痰定喘，針藥並用。

【針刺取穴】大椎、定喘、足三里、太谿，平補平瀉，留針30分鐘，隔日1次，10次為1個療程。

【中藥】麻杏石甘湯加減：麻黃10g、杏仁6g、生石膏30g、桔梗10g、前胡12g、瓜蔞20g、清半夏12g、生苡仁15g、黃芩15g、陳皮12g、茯苓20g、葶藶子12g、萊菔子12g、生甘草10g。每天1劑。經針藥並用1週後，患者自感胸悶、咳喘減輕。

【聽診】兩肺哮鳴音明顯減少，連續治療1個療程後，患者精神好，納食佳，二便正常，咳喘症狀基本消失。為鞏固療效，繼續針刺治療2月餘，患者咳喘症狀完全消

失，恢復正常工作，隨訪2年，咳喘病未復發。

【按語】支氣管哮喘是一種反覆發作，根治困難的呼吸系統疾病。本病屬中醫學中的「哮證」「喘證」。此病發病率高，發病地區廣，至今尚無療效顯著的治療方法。張師認為，本病多因肺、脾、腎三臟虛損，加之內有伏痰，復感風寒而發。肺主氣，脾主運化，脾為生痰之源，肺為貯痰之器，其功能若失調，則肺氣鬱滯，失於宣降，阻塞氣道，氣機不利，上逆而致咳喘。脾失健運，則生痰濕，痰壅內阻，以致哮喘痰鳴，故治療本病，宜宣肺降逆，平喘化痰，張師常取大椎、曲池、合谷、肺俞，針刺用瀉法，以清肺熱、宣通肺氣，使熱邪從表解，配定喘、豐隆平喘降逆化痰，治在肺；若脾虛痰盛，腎虛咳喘，治療以健脾補腎，化痰平喘為主，張師常取肺俞、脾俞、腎俞、足三里、太谿等穴。針、罐、中藥並用，綜合治療，共同調整機體免疫功能，達到扶正祛邪，化痰平喘補虛的作用。

（張　軍）

（二）時毓民驗案

徐××，男性，10歲。1996年4月22日初診

【主訴】哮喘7年，近2個月咳嗽不斷，尤以夜間為甚，時有喘促，晨起噴嚏不斷，痰液黏稠，大便乾結，形體消

瘦，胃納不佳。體檢：面色少華，咽喉中度充血，兩肺聞及哮鳴音，舌質紅，苔薄黃，脈滑數。肺功能撿查：PEF（峰流速）明顯減低。證屬痰熱壅肺，肺失宣化，治擬宣肺、清熱、化痰。

【方用】炙麻黃 10g、杏仁 10g、炙蘇子 10g、蟬衣 4.5g、僵蠶 10g、黃芩 10g、射干 3g、葶藶子 10g、大棗 12 枚（擘）、北沙參 10g。1 週後咳喘漸平，但時有盜汗，面色少華，手足欠溫，舌淡胖，舌下靜脈增粗，脈細無力。遂用益氣健脾，補腎活血法。藥用：炙黃耆 15g、黨參 10g、茯苓 10g、仙靈脾 10g、巴戟天 10g、麥冬 10g、丹參 12g、山藥 15g、炙甘草 4.5g。1 月後復查肺功能，PEF 已恢復至正常。以上方為基礎加減，連服 2 年，患兒雖偶有感冒，但未發哮喘，面色好轉，體重增加。

【按語】哮喘患兒在嬰幼兒時期多有濕疹，喉中痰聲漉漉，肌肉鬆弛等脾氣虛弱徵象，此為哮喘發病的重要內因。此外，久病可及腎入絡，患兒哮喘達 7 年之久，手足欠溫，舌下靜脈增粗，示有腎陽虛、血瘀徵象，故治療以健脾益氣為主，輔以溫陽活血法。根據「發時治標，平時治本」原則，發時宜宣肺清熱化痰，緩時宜益氣固本。《湯液本草》曰：「黃蓍，……又補腎臟之氣，為氣藥。」可見黃蓍在益氣固本法中發揮了重要的作用。

（時毓民）

二、冠心病

（一）劉正才驗案

楊××，男，50歲

【初診】1973年3月12日。

【主訴】胸悶氣短，心前區疼痛，反覆發作2年多。西醫診斷為冠心病心絞痛。心電圖示心肌缺血。現頭昏，神倦肢軟，常出虛汗，短氣難言，心絞痛一日數發，血壓偏低，工作難支，在家休養。

【檢查】舌質淡胖，舌苔白潤，脈弱。

【辨證】此屬心氣不足，心陽不振致心脈痹阻。

【治法】補心氣，溫心陽，通心脈。

【處方】黨參30g、黃耆30g、桂枝10g、肉桂10g、丹參15g、川芎9g、鬱金12g、赤芍12g、枳殼12g。

【二診】3月15日。此方連服3劑，心絞痛發作次數減少，心痛、胸悶減輕。

【處方】效不更方。因在家休養，囑只要病情穩定，照方服10餘劑。

【三診】4月1日。續服原方10餘劑後，心絞痛已1週未發作，精神轉好，頭已不昏，血壓升至正常，心電圖改善，四肢有力，遂上班工作。查舌已紅活，脈緩較前有力。

【處方】原方去肉桂、赤芍，加甘草（炙）6g，10 劑。

【隨訪】1975 年 1 月 6 日。患者連服上方 10 劑，心絞痛未再發作，心電圖恢復正常，能堅持全天上班，遂自動停藥。1 年多來安然無恙。

【按語】冠心病心絞痛，以中老年人多見。一般醫者喜用活血化瘀之法。劉師認為，單用活血化瘀法可以取效一時，但難防止復發。蓋中老年人患冠心病者，多以心氣虛為本，應以補心氣為主。心氣虛：輕者用黨參、黃蓍，重則需用生曬參、紅參或西洋參。

見劉師治老年冠心病總是在補心氣的基礎上，辨證選配它藥。如痰濁阻脈者合瓜蔞薤白桂枝湯；瘀血痹阻者，合丹參、鬱金、赤芍等活血化瘀之品；心陽不振者配桂枝、肉桂溫通心陽；痰瘀互結者，豁痰化瘀並用。經他所治的數十例冠心病患者，無不應手取效，而且復發者甚少。劉師說：「治療中老年冠心病，特別是老年冠心病，一定要抓住心氣虛這個本，要念念不忘治本。捨本而逐其末，非治老年病之道也。」這的確是經驗之談。

（陳永華　李勤）

三、病毒性心肌炎

時毓民驗案

張××，女性，7 歲。2002 年 9 月 2 日初診

【主訴】發熱 3 天後胸悶、氣短。患兒訴心悸，心前區疼痛，乏力，面色蒼白，舌質紅，苔薄白，脈促結代。心電圖示有明顯 ST-T 改變，室性過早搏動。血清肌酸磷酸激酶增高，診斷為病毒性心肌炎。入院後給予黃耆注射液 15ml，加入 10%葡萄糖 100ml 靜脈點滴，每日 1 次，同時加病毒唑抗病毒治療。中醫辨證屬風熱邪毒內侵心脈，治擬清熱解毒，護心複脈。

【處方】銀花 10g、玄參 10g、苦參 10g、太子參 12g、瓜蔞皮 10g、蘆根 30g、炙甘草 5g。2 週後心悸、胸悶消失，心電圖好轉，血清肌酸磷酸激酶基本正常。但有面色少華，乏力，納呆，自汗，舌質淡，脈無力，證屬心脾兩虛，擬健脾益氣複脈。藥用：炙黃耆 15g、太子參 12g、丹參 10g、山藥 12g、炒白朮 10g、茯苓 10g、煅牡蠣 15g、碧桃乾 10g、炙甘草 5g。上藥用 2 週，諸症狀消失，心電圖恢復正常。

【按語】《小兒藥證直訣・脈證治法》曰：「心主驚……虛則臥而悸動不安。」這些論述與病毒性心肌炎有類似之處。若小兒先天稟賦不足或後天失於調養，在熱病後

易引起氣陰兩虛，心脈虛損。本例初病時用清熱解毒法外另加大劑量黃蓍維護心氣，後期以黃蓍為君，加用健脾、活血、斂汗之品取得顯效。

近年認為病毒性心肌炎主要由病毒損害及免疫異常反應所致，故在疾病早期，本例即用黃蓍大劑量靜脈注射，其作用機理是黃蓍可減輕病毒性心肌炎的病理改變，改善細胞免疫功能，降低自身免疫現象，可阻止黃嘌呤氧化酶的氧化損傷作用，保護心肌。同時黃蓍在病程早期有明顯抑制病毒繁殖，減輕心肌炎症反應作用。此外，黃蓍對心臟有振興肌力作用，能增強心肌收縮力，增加冠狀血管的血流量，保護心肌細胞，改善心血管功能。

（時毓民）

四、慢性心衰

劉正才驗案

涂××，女，45歲

【初診】1973年5月11日。

【主訴】患風濕性心臟病二尖瓣狹窄10餘年，加重3年。現面目浮腫，腳腫更甚，胸腹脹滿，心跳心累，四肢逆冷。服西藥地高辛開始有效，現覺無功。

【診察】兩顴發紅，足脛按之凹陷不起。舌質淡紫，尖邊有黑色瘀點，舌苔白潤，脈結代沉弱。

【辨證】心腎陽虛，久病致瘀，水濕氾濫。

【治法】溫陽化水，活血化瘀。

【處方】製附子30g（先煎）、生薑9g、白芍12g、白朮12g、茯苓15g、檳榔15g、澤瀉30g、茅根30g、丹參15g、桃仁10g、甘草3g。3劑，水煎服。

【二診】5月15日。連服3劑後，面腫已消，腹脹減輕，足腫消退大半。四肢仍冷，舌上瘀點仍在。

【處方】上方加紅花9g，6劑。

【三診】5月22日。連服6劑後腳腫全消，腹已不脹，胸覺開闊，心跳心累好轉，舌質開始紅活，脈較前有力，仍有結象。

【處方】原方去檳榔、澤瀉、茅根，加黨參15g、玉竹15g。

囑每天 1 劑，連服 10 劑。

【隨訪】患者 2 月未來就診，電話詢問得知患者症狀除幹活時感到心累外，餘無不適，所以自動停藥了。

【按語】中藥對風心病二尖瓣狹窄是無能為力的，但中醫藥對風心病慢性心衰則有一定作用。本例患者在用強心的西藥地高辛無效的情況下，中藥卻能發揮效力，關鍵是重用了附子。附子毒性較大，但久煮 2 小時後，其毒性成分烏頭鹼已被破壞，而強心成分卻不受影響，所以能代替地高辛發揮強心作用。

本例是典型的陽虛水泛的真武湯證，但因病久致瘀，若只有真武湯則難以獲此佳效，因而活血化瘀藥的作用也不可忽視。劉師在學術上不墨守陳規，善於吸取新知。溫陽化水與活血化瘀並用，正是他繼承不泥古，發揚不離宗的具體表現，也是當代老中醫與過去老中醫在學術思想上的差異。

時代在前進，科學技術在發展，中醫學也在發展。劉師在臨床上體會到，要提高臨床療效必須不斷地吸取現代最新研究成果。

（陳永華　李勤）

五、高血壓

劉正才驗案

吳××，男，65歲

【初診】1985年10月8日。

【主訴】頭昏腦脹10餘年，加重2年。其人身體肥胖，大腹便便。醫院檢查診斷為高血脂症、動脈粥樣硬化、高血壓、冠心病。常服降血脂、降血壓的西藥。膽固醇可降至正常，但甘油三酯總在高水準；收縮壓可降到140mmHg，但舒張壓降至110mmHg就不再下降。一天不服降壓西藥，血壓就升至190/130 mmHg。其人上重下輕，步履不穩，且出現頻繁早搏。

【檢查】面紅而略顯浮腫，舌質紅，舌苔黃厚而膩，脈象弦滑，時有歇止。

【辨證】痰熱久鬱，夾瘀上沖。

【治法】祛痰清熱，化瘀降逆。

【處方】陳皮10g、法半夏12g、茯苓15g、茵陳12g、澤瀉15g、萊菔子20g、赤芍12g、丹皮12g、夏枯草30g、車前子15g、川牛膝12g。3劑，水煎服。

【二診】10月11日。服藥3劑，病情穩定，因未停降壓西藥，難以判定療效，但舌苔變薄，上重下輕有所好轉。

【處方】上方加生山楂15g。囑停服降血脂西藥，但降壓藥暫不停。連服 1 週後再診。

【三診】10 月 18 日。上方 1 日 1 劑，服到第 5 劑後血壓降至 145/95 mmHg。患者十分高興，因為舒張壓從未降到 95 mmHg。考慮此病短期難以告癒，便囑患者將上方代茶飲，並節食肥甘厚味。降壓西藥由 1 日 3 次減為早、午後各 1 次。堅持 3 個月。

【四診】1986 年 1 月 20 日。患者因怕中風，老老實實按醫囑，節食肥甘厚味，天天將中藥當茶飲，3 個月來從未間斷。服中藥 2 個月後，因血壓一直穩定在 140/90 mmHg，便自行只早上服降壓西藥 1 次。查血脂甘油三酯也降至正常範圍，體重也由 90kg 降到 75kg。自覺一身輕快，頭不昏脹了，上重下輕之感明顯減輕。舌苔薄而不膩，脈略弦而歇止消失。為防止死灰復燃，囑西藥仍每天早上吃 1 次，中藥只用澤瀉、生山楂、夏枯草各 15g，共為粗末泡茶飲，以鞏固療效。肥甘厚味仍需節制。

【隨訪】2001 年 4 月 16 日。其人已年逾古稀，精神矍鑠。由於他嘗到中藥的甜頭，積極參加老年大學中醫養生班學習。他說這些年來他的血壓一直穩定在（135 ～ 140）/（85 ～ 90）mmHg，丟掉西藥已 3 年了，每天只飲生山楂茶，血脂也能維持在正常水準，體重還略有下降，全身無任何不適。

【按語】高血壓，一般都認為是肝腎陰虛，肝陽上亢引起。劉師則從痰瘀立論。他說：「現在肥胖人患高血壓的居多，肥人多痰，久病必瘀。痰瘀阻脈，因而肥胖人常有高血脂症、動脈粥樣硬化，必然導致高血壓或高血壓合併冠心病。其病本在『痰瘀』，所以要用祛痰的二陳湯為主，輔以活血化瘀之品。中老年人高血脂症、動脈粥樣硬化所致的高血壓，病情頑固，非朝夕可癒。此例之所以獲效，關鍵在於醫患配合得好，病人持之以恆地服藥，又注意了節制肥甘厚味。與其說是醫生善於處方，還不如說是病人善於調養。」妙哉師言，這是教科書上學不到的啊。

劉師對胖人高血脂症的高血壓，常於辨證方中加車前子和萊菔子。車前子健脾利尿，脾為生痰之源，健脾可防止痰濕的生成，從而起到降血脂的作用；利尿可以排鈉，從而起到降壓的作用。萊菔子消食化滯，祛痰下氣，對於常吃肥甘所致的高脂血症，不但有降脂功效，且可因萊菔子消食下氣通大便的作用而達到減肥之目的。所以加上這二子，患者服後二便通利，一身輕鬆，血壓自然下降。

（陳永華　李勤）

六、低血壓

劉正才驗案

趙××，男，38歲

【初診】1973年3月18日。

【主訴】頭昏多年，去西藏則自癒，回內地即頭昏，肢末覺涼。查血壓90/60mmHg。

【檢查】舌質淡紅，舌苔白潤，脈緩乏力。

【辨證】此屬心陽不振，清陽上升至頭不足所致。

【治法】振奮心陽。

【處方】肉桂9g、桂枝9g、炙甘草9g。水煎或白開水沖泡，代茶頻頻飲用。

【二診】3月21日。服上方3劑後頭昏減輕，血壓100/60mmHg。囑續服6劑。

【三診】3月28日。連服6劑後，頭已不昏，四肢覺暖，血壓110/62mmHg。囑再服6劑。

【隨訪】6月6日。患者帶兒子看病，問及他血壓情況，他說吃完最後6劑，血壓升至120/68mmHg。停藥2個多月，血壓一直穩定。

【按語】20世紀70年代劉師以善治低血壓聞名。曾著文《中醫藥治療38例低血壓的臨床報告》發表在1975年第2期《新醫藥學雜誌》即《中醫雜誌》上。1976年河南開封一醫生用此方治療青年女子的低血壓 50 餘例也收到顯著療效。另一醫生也用此方治療 6 例低血壓，服藥 1 ～ 2 週，自覺症狀消失，血壓維持在正常範圍。還著文發表在《天津醫藥》1976 年第 2 期上。南京、廣州有醫生來信說本方經得起重複，療效可靠。劉師說他在治低血壓過程中幾經失敗，曾用補中益氣湯、歸脾湯無效，後觀察到不少低血壓患者有肢涼、脈弱的現象，認為屬心陽不振，陽氣不能達於四末所致。

考《傷寒論》桂枝甘草湯就是治心陽虛的輕症，與低血壓病機合拍，但嫌桂枝力弱，故增肉桂一味，以加強振奮心陽的作用，所以療效較為滿意。

（陳永華　李勤）

七、糖尿病

劉正才驗案

王××，女，45歲

【初診】1998年3月7日。

【主訴】口渴喜飲，逐漸消瘦年餘。西醫檢查空腹血糖為8.2mmol/L，餐後2小時血糖為10.8mmol/L。診斷為糖尿病。曾服降糖類等西藥，療效不佳。服中成藥玉泉丸，口渴好轉，但血糖下降不明顯。停中西藥血糖又有升高的趨勢，而求開中藥方。

【檢查】舌紅，苔薄黃少津，脈細數。

【辨證】胃肺陰虛。

【治法】潤肺養胃。

【處方】沙參15g、麥冬15g、石斛20g、烏梅10g、花粉15g。3劑，水煎服。

【二診】3月12日。述服3劑後口渴減輕，血糖如故。時有心累心跳，幹活感到疲乏無力，有時皮膚長癤子，外陰常有瘙癢。上方單從上消論治，看來是病重藥輕，因而療效不顯著。據症分析，實為氣陰兩虛兼有熱毒為患，法當益氣養陰兼清熱毒。

【處方】西洋參6g、玉竹15g、枸杞15g、山藥30g、黃耆30g、黃連6g、知母15g。3劑，水煎服。

【三診】述服 3 劑後已不口渴，外陰瘙癢減輕，心累乏力好轉。查空腹血糖降至 7.2mmol/L，餐後 2 小時血糖降至 8.8mmol/L。未服西藥，說明本方對證，因而效顯。效不更方，囑續服 10 劑。

【四診】4 月 3 日。述服 10 劑後，血糖已降至正常，諸症若失。病人十分高興地問是否可以停藥。考慮中老年糖尿病，只要注意飲食調養和適當運動是可以不服藥的，於是囑多吃蔬菜，少吃含糖高的食物和動物脂肪，特別要常吃苦瓜、菠菜、蕹菜。暫停藥觀察。

【隨訪】病人已年餘未再來就診，於是電話隨訪。病人說她糖尿病已經好了，停藥後就用飲食調養，至今血糖不高，也沒有不適的感覺，而且體重還增加了。

【按語】糖尿病被稱為「富貴病」，隨著生活水準的提高，發病率也急劇增加。對於中老年的 2 型糖尿病，的確可以由飲食控制。劉師所說的苦瓜、菠菜、蕹菜，已成為眾所周知的防治糖尿病的食物。但對於病情較重者還是需要輔以藥物。劉師益氣養陰合清熱解毒之法，可資臨證借鑒。所用西洋參、黃蓍、枸杞子、山藥都為現代實驗研究所證實的有降血糖作用的中藥。現代研究表明，黃連所含的黃連素具有抗生糖激素作用，能促進胰島 β 細胞再生及分泌胰島素之功能恢復，對 2 型糖尿病療效最好。劉師遣方用藥常是在辨證的前提下，結合中藥的現代研究成果，雖未用西藥而實寓中西醫結合的理論，所以臨床療效甚佳。

（陳永華　李勤）

八、腎病綜合徵

時毓民驗案

俞××，男性，4歲

【初診】1999年4月20日。

【主訴】患兒因全身浮腫，尿少，尿蛋白（+++），血膽固醇增高，血白蛋白降低，擬診腎病綜合徵住院治療。經皮質激素等治療，浮腫消退，全身症狀改善，家長要求出院改中藥治療。

【檢查】就診時患兒面色蒼白，倦怠乏力，眼瞼微腫，舌質偏紅，苔薄膩，脈細軟。尿蛋白（++）。證屬脾腎兩虛，治擬益氣健脾補腎法。

【處方】生黃耆15g、太子參12g、生地黃10g、山藥12g、茯苓10g、菟絲子10g、澤瀉10g、芡實10g。強的松改隔日服1次。

1月後，患兒精神好轉，浮腫消退，尿蛋白少量。遂用生黃耆15g、黨參10g、女貞子10g、補骨脂10g、菟絲子10g、炒白朮10g。

3週後患兒面色轉潤，食慾改善，尿蛋白轉陰，血白蛋白及膽固醇正常。停用強的松，繼用原方加減，隨訪1年，未見反覆。

【按語】腎病綜合徵在中醫屬「水腫」範疇。巢元方《諸病源候論・水道身腫候》曰：「水病者，由脾腎俱虛故也。」治療應以健脾益氣補腎為主。小兒腎病均有脾氣虛，脾虛不能制水，故水氣盈溢，滲於皮膚，流遍四肢，所以遍身腫。本例年齡雖幼，仍重用黃蓍補益脾氣，配以補腎健脾藥收到良效，減少了應用皮質激素的副作用。

實驗研究表明，黃蓍可增加腎病鼠血漿白蛋白水平，增加白蛋白基因的轉錄活性，促進白蛋白合成。黃蓍可使阿霉素性腎病大鼠尿蛋白量明顯減少，血清總膽固醇和肌酐降低。黃蓍還可改善部分腎切除造成的大鼠輕中度的腎衰，增加腎血流量。

（時毓民）

九、腦動脈硬化案

劉正才驗案

胡××，男，50歲

【初診】1996年3月7日。

【主訴】頭頸強痛，右上肢顫抖、麻木年餘。曾按「風濕」治療無效，又疑為頸椎病，但X光片未見異常。經大醫院作腦血流圖檢查，診斷為腦動脈硬化。現不但手抖麻木，走路也不穩，兼有健忘、失眠。血壓不高而偏低（100/80 mmHg）。

【檢查】舌正紅，舌尖有瘀點，苔薄白，脈弦硬。

【辨證】痰瘀滯脈，瘀久化風。

【治法】化痰瘀，祛風通絡。

【處方】葛根50g、赤芍12g、丹參15g、生山楂15g、菖蒲6g、橘絡6g、僵蠶10g、全蠍6g、大蔥10g。

【二診】3月12日。服上方3劑後頭頸強痛減輕，餘症依舊。考慮腦動脈硬化非數日可解，得打持久戰。上方加制首烏30g、槐花10g，囑其常服。

【三診】4月6日。患者稱連續服了20劑，頭頸強痛消失，手已不抖，睡眠好轉，走路也平穩了。復查腦血流圖，腦供血不足的徵象大有改善。囑常吃葛根羹（葛根磨粉煮成羹）和核桃，或製首烏煎水代茶飲以鞏固療效和進一步改善腦的血氧供應。

【按語】現在是知識爆炸的時代，腦力勞動為主的年代，加上生活水準的提高，吃肉類食品較多，因而患腦動脈硬化者與日俱增。劉師治療腦部疾病包括頸椎病，喜重用葛根，少則 50g，多可至 150g。因葛根含黃酮類物質，能擴張腦血管，改善腦內血液循環，確保腦供血良好。

劉師認為，腦動脈硬化與痰瘀有關，痰瘀阻滯腦竅，可出現頭昏耳鳴，記憶力銳減，失眠多夢；嚴重者使腦神經失養出現肢體運動障礙，因而要化痰化瘀。化痰用菖蒲、橘絡，認為菖蒲芳香，化痰濁而開腦竅。橘絡辛通，可化經絡之痰。化瘀用赤芍、丹參、生山楂，與化痰藥相配兼有降血脂，清除引起動脈硬化的病因。痰瘀久滯有化風之象，項強、手抖、麻木即是「風」，故加用葛根、僵蠶、全蠍祛風之品。由於本方集中針對引起腦動脈硬化之病因——「痰瘀」，又顧及所化之「風」，標本兼治以治本為主，因而療效顯著。值得一提的是，所囑患者的善後食療，為一般中醫臨床書上所不備。這一鞏固療效，防止復發的良方，應予提倡。

（陳永華 李勤）

十、中風

（一）劉正才驗案

張××，男，60歲

【初診】1996年3月8日。

【主訴】半邊肢體麻木、癱瘓年餘。患高血壓多年，其人身體肥胖，嗜食肥甘烈酒。一年前突然昏倒，救醒後出現偏癱。經CT（電腦斷層掃描）檢查，診斷為腦梗塞中風後遺症。曾針灸、電療、按摩以及中西醫多種療法治後好轉。現半邊面部麻木不仁，右側肢體麻木，步履艱難，須扶杖緩行。自覺心悸氣短，健側足軟無力。

【檢查】舌質正紅，苔白略膩，脈弦緩。

【辨證】氣虛血滯，痰瘀阻絡。

【治法】益氣活血，化痰通絡。

【處方】黃蓍60g、當歸9g、川芎9g、赤芍12g、地龍15g、全蠍6g、川牛膝10g、竹茹12g、膽星9g、法夏12g、獨活15g、木瓜15g、甘草3g。4劑。

【二診】3月13日。服藥4劑後，肢麻減輕，行動漸感有力。上方加丹參。囑連服6劑。

【三診】3月20日。服6劑後，心悸大減，可棄杖走千步。上方去木瓜、獨活，加生山楂15g。囑連服10劑，並節食肥甘，少飲酒。

【四診】4 月 3 日。患者述，肢體麻木消失，不再氣短心悸，每天可棄杖行走 8 千步。囑續服 6 劑鞏固療效。要求患者基本吃素，堅持走路。

【按語】中風後遺症，一直是臨床科研的課題。目前治療中風後遺症的新藥層出不窮，但多從溶血栓、化瘀血出發，不少患者用上幾個療程後即感心悸氣短，全身乏力。為此，劉師提出治療中風後遺症既要看到瘀血、痰濁或痰瘀阻滯經脈的一面，也要看到患者體虛的一面。尤其是肥胖人中風後遺症，根據「肥人多氣虛」之理，應著重補氣。因為氣虛無力推動血行，也會致瘀。所以，王清任的補陽還伍湯重用了黃蓍。他曾與同事將腦血栓中風後遺症患者分成兩組，一組單用蝮蛇抗栓酶治療，另一組則加用補陽還伍湯，重用黃蓍至 100g。都於 4 個療程後統計療效。

結果顯效率：單用蝮蛇組為 35%，加補陽還伍湯組為 55%。經統計學處理 P＜0.01，有顯著差異。劉師曾在全國老年病協作攻關會上宣讀了他《補虛化痰瘀治療中風後遺症》的論文，得到與會專家的認同。在此僅舉 1 例以窺全豹。

（陳永華 李勤）

(二)管遵惠驗案

中風是臨床上具有高發病率、高致殘率、高復發率、高死亡率特點的疾病，是當前人類健康的一大威脅。

【治療方法】

1. 舌針：

【取穴】以管氏基礎舌穴〔3〕〔4〕為主。主穴：取管氏基礎舌穴之心、肝、腎、脾、舌柱、中矩。配穴：上肢、下肢、聚泉、金津、玉液、目穴、海泉、神根、佐泉、液旁。每次均取 6 個主穴，根據病位、證型選用配穴。如病在上肢配上肢穴，陰虛風動配金津、玉液，高血壓配海泉、液旁、目穴等。

【操作】①舌針前一般給予患者 3%過氧化氫或 1/5000 高錳酸鉀漱口，亦可用口靈等含漱以清潔口腔。

②針舌面穴位，請患者自然伸舌於口外；針舌底穴位，患者須將舌捲起，舌尖抵住上門齒將舌固定；或舌尖向上反捲，用上下門齒夾住舌，使舌固定；亦可由醫者左手執無菌紗布，固定舌體於口外，施行針刺。

③手法：舌針補法，選用 30 號 1 寸或 1.5 寸毫針，進針 0.5 ～ 1 分許，拇指向前小幅度捻轉 3 或 9 次，稍停，為一度補法，一般行一度或三度手法，不留針。勿令太深，一般不出血。

舌針瀉法，選用 28 號 1 寸或 1.5 寸毫針，進針 1 ～ 2 分許，拇指向後大幅度捻轉 6 次，稍停，為一度瀉法，一般行六度或八度手法，不留針。由於進針稍深，撚轉幅度較大，個別穴位可能會出血。

深刺舌下穴法，選用 28 號 2 ～ 3 寸毫針，選舌下佐泉、液旁等穴，向舌根方向深刺 1 ～ 1.5 寸，快速提插數次，不留針，用於言語蹇澀、吞咽困難、半身不遂等重症患者。根據辨證選用上述手法配合施治。

2. 體針：

【取穴】參照高等院校教材《針灸學・中風》和管氏經驗穴。取風池、人中、肩髃、順臂、承肩、曲池、外關、內關、合谷、後谿、八邪、環跳、髀關、陽委、伏兔、風市、血海、陽陵泉、陰陵泉、足三里、絕骨、三陰交、解谿、太衝等穴；言語蹇澀配廉泉、啞門、承漿；口角喎斜配地倉、頰車、翳風、內庭等，隨證取穴。

【操作】進針得氣後，主穴接 6805-3 型電針機，一般選擇疏密波，留針 30 分鐘。

【典型病例】李××，男，83 歲，退休。1999 年 2 月 24 日初診。右側肢體活動不遂伴言蹇 11 日。既往有高血壓病史，1997 年曾「中風」，基本治癒。1999 年 2 月 13 日晨起時，無明顯誘因突感右側肢體活動不靈，言語蹇澀。

CT 掃描示：左側尾狀核區腦梗塞；左顳部、右枕後多發梗塞；腦組織萎縮。經住雲南醫科大學附屬醫院予血管擴張劑等治療 1 週，病情穩定，即轉入我科治療。入院時症見：右側肢體麻木乏力，活動不遂，伴言語蹇澀，頭昏頭暈，二便失禁，納呆，眠差，精神倦怠。查：血壓 140/80mmHg，神志恍惚，右上、下肢肌力 0 級，肌張力減弱，巴氏徵陽性。

西醫診斷：多發性腦梗塞；高血壓病Ⅲ期。中醫診斷：中風（中經絡）急性期。證屬：氣虛血瘀，風痰阻絡。採用舌針治療為主，舌面點刺，舌下深刺，配合體針，取穴如前述。治療 5 個療程後，患者肌力 5 級，能在攙扶下行走，二便能自控，語言清晰，納佳，眠可，精神改善，病情好轉而出院。

（管遵惠　管傲然　丁麗玲　李群　易榮　管薇薇）

十一、面癱

張吉驗案

趙××，女，40歲

【初診】1998年8月4日就診。

【主訴】患面癱20餘天，曾在外院治療效不顯故來診。

【檢查】左側額紋消失，左眼不能閉合，鼻唇溝平坦，聳鼻、鼓腮、皺眉困難，口角右歪，舌淡紅薄白苔，脈弦滑。證屬風寒襲絡，筋脈失養。治擬疏風散寒，活血通絡，濡筋牽正 。

【取穴】手足陽明經穴為主，佐以太陽、少陽經穴，合谷、地倉、頰車、太陽、下關、陽白、魚腰、迎香、巨髎、治面癱效穴，針刺施以面部經穴透刺，遠端合谷穴，重用瀉法；治面癱效穴，深刺，施以手法導氣。10分鐘後患者自感面部發熱，留針30分鐘，起針後，患者自感面部輕鬆，囑患者每晚用艾條灸耳後15分鐘。治療5次後，諸症明顯改善，一個療程後，面癱症狀消除，基本痊癒。

【按語】面癱是指突然一側面頰筋肉弛緩，口眼喎斜的症證。俗稱「口眼喎斜」，屬中醫「中風」範疇。臨床見症主要表現為一側性的面肌板滯，麻木，癱瘓，露睛，迎風流淚，不能蹙額、皺眉、聳鼻、露齒、鼓頰，口眼喎斜等症。現代醫學根據病變部位，分為周圍性面癱和中樞性面癱兩類。前者因面神經管內組織急性水腫，面神經受壓，或面神經本身的炎症所引起的周圍面神經損害，後者主要由腦血管疾病而引起。本病發病突然，任何年齡均可發病。

面癱的治療，臨床上方法很多，針灸是治療面癱療效較好的方法。張師在長期的臨床實踐中摸索總結出獨具特色的診治面癱的方法，跟師門診，運用此法診治了很多面癱病人，均獲良效。張師診治面癱的特色經驗如下：

1. 重病因，辨病位：

面癱的發生，劉師認為，其因主要是正氣不足，絡脈空虛，衛外不固，風寒之邪，乘虛而入，經脈痹阻，氣血運行不暢，而使面部經筋失於濡養，以致肌肉弛緩不收而出現口眼喎斜。《素問。風論》日：「風者善行而數變。」面癱發病突然，每每在睡眠醒來發現，張師臨證接診此類病人，都要詳細詢問受風經歷，如當風而臥，坐車撞風，面部吹風過久等，邊詢問，邊分析。張師認為，當人體經脈空虛時風邪最易襲人，並且經常是由上部陽經開始，正如《素問・太陰陽明論》所述：「故犯賊風虛邪，陽受之」「故傷於風者，上先受之」。

面部為人體之首，為陽明、太陽、少陽經脈所過，易受風邪侵襲而發病。因此張師臨證診治面癱病人時，強調要首先問清病因，辨明是兼感寒邪，還是熱邪。若兼感寒邪而發面癱，多數病人是在天氣驟冷之時發生。張師認為寒為陰邪凝滯，因感寒而病者，發病前多可見耳後乳突疼痛或偏頭痛。《素問・舉痛論》曰：「寒則氣收，寒氣入經而稽遲，泣而不行，客於脈外則血少，客於脈中則氣不通，故卒然而痛。」寒邪滯於經脈筋肉，氣血痹阻，筋脈失養，導致筋肉拘急，板滯，麻木不仁。正如《靈樞・經筋》所述「頰筋有寒則急，引頰移口」「足之陽明手之太陽，筋急則口目為噼，眦急不可卒視」。臨床症見患者面肌拘緊，眼瞼閉合不全，嘴角喎斜，甚者鼻柱、人中亦歪，並伴舌前邊味覺減退。若陰寒不散，可形成寒凝血瘀之面癱重症。若素體陽盛，兼感風熱之邪侵襲，熱為陽邪，其性炎上，熱邪侵淫，致使筋脈肌肉弛縱不收，正如《靈樞・經筋》篇中所述：「熱則筋縱，目不開」「有熱則筋弛縱，緩不勝收，故僻」。臨床症見患者面肌鬆弛，眼瞼不舉，額紋光亮平坦，耳後疼痛或面痛，口角 承保流涎等症。

分清以上病因，是張師診治面癱至關重要的第一步，而後便是依據不同症狀進行分經辨病位。張師認為一個針灸醫生，在臨證時，必須重視循經病變部位的診察，這樣可以明確病位，尤其是風寒濕痹及各種經筋病候，更當落實病變部位所在，否則診斷不明，選穴就會失去重點。因此，張師臨證診察面癱病證時，對每一病證都進行分析，辨明證屬何經的病變，然後依據「經脈所過，主治所及」的原則，以循經取穴為主，給予相應的治療。

2. **重解剖，定穴位：**

面癱的針刺治療，取穴是關鍵。張師臨證強調，治療面癱取穴，在明確循經取穴的基礎上，要結合現代醫學的解剖知識，尤其是對穴位的局部解剖，要十分熟悉。因張師早期系統學習過西醫理論，具有紮實的西醫基礎，故對人體解剖部位、神經分佈非常清楚，尤其是對面神經的分佈走行掌握相當精確，因此臨證治療面癱時，總是結合面神經的分佈定位取穴，張師獨創的「治面癱效穴」，即是依據面神經幹的穿出處而定的，臨床運用，常獲良效。

如張師治面癱的常用局部取穴，翳風為手少陽經穴位於面神經幹分佈處；下關穴為足陽明經穴，位於面神經的顴支處；頰車穴為足陽明經穴位於面神經的下頰支處；地倉同樣與面神經的分佈相關，陽白為足少陽經穴位於面神經的顳支處。綜觀張師的取穴定位，即每穴定位，分經明，解剖清，治面癱力專效宏。

3. 重刺法，強療效：

面癱的治療，針刺手法很重要，張師臨證極為重視運用古代針法，施針之時，崇尚「粗守形，上守神」之古訓，做到「神在秋毫」。強調針刺治面癱要「刺之要，氣至而有效」。臨證治面癱擅用透刺法，如「頰車透地倉，陽白透魚腰，迎香透巨髎，太陽透下關」等，張師認為面部為諸陽經所會之處，經絡密佈，運用透刺由多經穴透刺，可以使臟腑與經脈、經脈與經脈經氣得以溝通交融，使多經同時得氣，加快了氣血的運行，有利於祛邪外出，祛風牽正。

其次張師主張治面癱取遠端穴要用重刺法，如取合谷穴施針時，張師常用提插捻轉瀉法，透過做手法，使其經氣循陽明經上行達頭面，再如「刺治面癱效穴」(張師獨創的經驗穴，位於翳風與完骨之間）局部解剖，深層為面神經幹從莖乳突穿出處。張師採用深刺，即針刺至針感最明顯處，施以手法導氣，使經氣至病所，患者即感患側面頰部發熱，皮膚發紅。張師認為，針此穴後，出現面部發熱，說明達到了最有效刺激量，這對提高針刺療效具有重要的作用。由臨床實踐反覆驗證，張師的治法確有獨到之處，是治療面癱的有效方法。

（張　軍）

十二、面肌痙攣

張吉驗案

周××，女，43歲，會計。

【初診】1998年7月6日

【主訴】左側面部肌肉抽搐1年餘。

患者1年前，因心情不暢，工作緊張，時常感覺面部發緊，陣發性左側面部肌肉抽動，未在意，而後逐漸左側面部抽動次數增多，去醫院診治，給予西藥對症治療，效果不佳，面部發緊板滯，左側面部肌肉抽搐次數，由每日發作2～3次漸加重至每日發作10餘次，每次發作抽搐1～5分鐘不等，心煩，易怒，故來診要求針灸治療。

【檢查】見患者面色灰暗，左眼裂較右眼裂縮小，左側面部肌肉呈陣發性，不自主地抽動，時輕時重，左眼瞼、口角處抽動明顯，面部痛觸覺較右減弱，舌暗紅，薄苔，脈弦滑。

【中醫辨證】肝陰不足，氣血鬱滯顏面經脈。治擬解鬱化滯，滋陰養血，熄風鎮痙。遠端取穴與局部取穴相結合。

【取穴】三陰交、肝俞、風池、瞳子髎、四白、顴髎、地倉、頰車。針刺手法，太衝、合谷、風池、後谿、陽陵泉用捻轉瀉法，其餘諸穴施平補平瀉手法，留針 30 分鐘，10 分鐘行針 1 次，針感達面部發熱為度。隔日 1 次，10 次為 1 個療程。針刺治療 1 個療程後，面部抽動症狀基本得以控制，又鞏固治療 1 個療程痊癒。

【按語】面肌痙攣是針灸臨床上常見的疑難病症之一，屬中醫學中的「瞤動」「痙症」範疇。張師認為本病多因情志內傷致肝鬱化火，灼傷肝陰。因肝藏血，主筋，肝陰不足，筋脈失濡養，引肝風內動，風為陽邪，上犯頭面筋脈，而致面部肌肉抽動。故治療大法為解鬱化滯，滋陰養血，熄風鎮痙。首取肝經原穴太衝，疏肝解鬱；配手陽明經的原穴合谷，主治面部疾患的要穴，疏散風邪，通調氣血；取通督脈的後谿，疏通陽經；配筋會陽陵泉、風池舒筋通絡，祛風止痙；取三陰交、肝俞，滋補肝陰養血濡筋；配面部諸穴，疏調面部經脈氣血，遠近相配，標本同治，共達滋陰養血，平肝熄風鎮痙之效。

（張　軍）

十三、三叉神經痛

（一）葛書翰經驗與驗案

三叉神經痛患者以中老年為多，男多於女，右側多於左側，以Ⅱ支痛與Ⅱ、Ⅲ支痛者為多。本病自癒的機會很少，85%～90%的患者，疼痛年復一年的發作。典型的三叉神經痛有以下幾個特點：

1. **疼痛部位**：發作時疼痛部位局限在三叉神經分佈區；I支痛局限在眉頭、前額等處；Ⅱ支痛局限在顴頰、上唇等處；Ⅲ支痛局限在下頜、下唇等處。一側的三叉神經痛既不會超過頭正中線，也不會在後頭部。

2. **疼痛性質**：發作時呈刀割、針刺、電擊、燒灼或撕裂樣劇痛，病人十分痛苦。

3. **疼痛時間**：疼痛持續時間短，數秒至數分鐘。一天發作數次至數十次，多則上百次，常常突然發作，突然停止。

4. **有扳機點**：在疼痛區有一個或幾個敏感點，觸碰後立即引起疼痛發作，所以稱扳機點。多在講話、刷牙、洗臉、吃飯時引起疼痛發作。

5. **反覆發作**：發病初期，疼痛後可有較長時期緩解，隨著病程延長，間歇期日漸縮短，發作越來越頻，越來越重。

6. **血管—神經系統症狀**：疼痛嚴重時，患側面部發紅、腫脹，有的出現流淚、流涕等症狀。

三叉神經痛的針灸治療：因為三叉神經痛的病因不清，目前雖然有許多治療方法，但尚無一種理想的治療方法。

1. **傳統的針灸治療方法**：三叉神經痛傳統的針灸治療方法，選穴是局部近取與循經遠取，手法是撚轉手法。傳統針法治療三叉神經痛是有效病例少，而無效病例多。澳洲的西蒙斯特朗醫生曾發表文章，說她在南京中醫藥大學進修半年，共見習與治療 30 多種病症，療效最差的是三叉神經痛。

在 1973 年以前，我們也是用傳統針法來治療三叉神經痛。7 年間治療 31 例，平均治療 40 次，結果顯效 3 例，有效 10 例，無效 18 例。日本小田原良誠等醫生 15 年中，用針刺療效共治療 160 例三叉神經痛患者，結果有效 69 例，無效 91 例。他在 1981 年全日本針灸大會上發言說，針刺治療三叉神經痛有效病例少，而無效病例多。與我們 1973 年以前的針刺療效相近。

2. **新針法的探索**：我們對 1973 年以前治療無效的 18 例三叉神經痛病例，做了回顧性分析，這 18 例在針刺後均是局部脹痛，無一例達到「氣至病所」。《靈樞・九針十二原篇》曰：「刺之要，氣至而有效」。指出針刺的關鍵，需達「氣至病所」。怎樣達到「氣至病所」呢？臨床中我們觀察到，在深刺下關穴時，當有觸電樣針感向下頜部傳導時，病人的下頜疼痛能明顯減輕。我們認為出現觸電樣針感，可能是刺激了三叉神經分支而引起的。於是我們就在面部尋找能刺激到三叉神經分支的穴位，先在解剖圖上找，再到醫大的解剖標本上找，回來我們在自己的頭面部標定，並相互針刺，探索針刺角度、深度，體會針感，最後篩選出三組穴位。又由 5 年的臨床觀察研究，確定了能刺激到三叉神經分支的穴位為主穴，並選用單純提插的手法為治療三叉神經痛的手法。

這一方法，經全國知名的針灸專家王雪苔和神經病專家蕭鎮祥等人組成的專家組的鑒定，一致認為：治療方法有創新，治療的樣本大，資料可靠，針刺療效達國內領先水準。這一臨床研究成果，在 1982 年獲軍隊科技成果一等獎。我們總結的針刺治療三叉神經痛的階段性總結文章曾刊於《中醫雜誌》、《中國針灸》、美國《國際臨床針灸雜誌》、日本《東洋醫學》等雜誌。

3. 具體針刺方法：

(1) Ⅰ支痛：

【穴位】主穴：魚腰。配穴：頭維、本神。

【主穴針法】局部消毒後，選 28 號 1 ～ 1.5 寸毫針，從魚腰穴快速進針，以 30° 角斜向前下方的眶上孔刺入 0.3 寸左右，出現觸電樣或麻脹樣針感向上傳導時，輕輕搗刺 2 ～ 3 次，留針 30 分鐘。

(2) Ⅱ支痛：

【穴位】主穴：四白。配穴：顴髎、太陽。

【主穴針法】局部消毒後，選 28 號 1 ～ 1.5 寸毫針，從四白穴快速刺入皮下，以 45° 角斜向上方的眶下孔刺入 0.3 寸左右，出現觸電樣或麻脹樣針感傳至鼻旁或上唇時，輕輕搗刺 2 ～ 3 次，留針 30 分鐘。

(3) Ⅲ支或Ⅱ、Ⅲ支痛：

【穴位】主穴：下關、夾承漿。配穴：頰車。

【主穴針法】下關穴針法：局部消毒後，選 26 號 2 寸毫針，從患側下關穴快速刺入皮下，向對側的下關穴方向刺入 1.5 ～ 1.8 寸左右，出現觸電樣針感傳至下頜時，搗刺 2 ～ 3 次，留針 30 分鐘。若刺入 1.5 ～ 1.8 寸尚無針感，可能針刺方向沒對準對側下關穴，方向偏下；若針入後耳部疼痛，可能針刺方向偏向耳側所致。

【夾承漿穴針法】局部消毒後，選 28 號 1 寸毫針，從夾承漿穴快速刺入皮下，以 30 度角斜向前下方的頦孔刺入 0.2 寸左右，出現麻脹樣針感時，輕輕搗刺 1 ～ 2 次，留針 30 分鐘。

配穴均採用常規針法，取得針感後，留針 30 分鐘。

新針法的治療效果：

1. **療效標準**：疼痛消失，疼痛完全消失，3 個月未復發者；顯效，疼痛明顯減輕，發作次數顯著減少；好轉，疼痛減輕，發作次數減少；無效，治療後無變比。

2. **近期療效**：到 2005 年共治療 2 565 例，少著針刺 10 次，多者針刺 70 次，平均治療 28 次。結果：疼痛消失 1 419 例（53.42%），顯效 727 例（27.37%），好轉 480 例（18.07%），無效 30 例（1.14%）。

3. **遠期療效**：對疼痛消失的 245 例進行了 3 年隨訪觀察，1 年後疼痛復發 98 例，2 年後疼痛復發 61 例，3 年後復發 28 例。3 年共復發 187 例，復發率為 76.3%。

4. **副反應觀察**：本法未發現有明顯的副作用，2 656 例中有 129 例（4.86%）在針刺下關穴時，因提插次數過多，出現了輕度張口困難，停針 2 ～ 6 天後，自行恢復。

影響療效的因素：

1. 針刺入主穴後，患側面部出現觸電樣針感，即達到「氣至病所」，方能收到預期的療效。如果針刺後沒有針感，即使針刺的再深，留針時間再長，也難以收效。

2. 三叉神經痛的治療效果與一般病證不同，其病情越重，即劇痛越甚，收效越快，而疼痛輕者，則收效較慢。

3. 本法治療三叉神經痛的止痛規律，多在 1 個療程內疼痛有所減輕，但多有反覆，疼痛完全消失平均要治療 3 個療程。

4. 曾酒精封閉或手術治療過者，疼痛復發時仍可以針刺治療，收效較慢。

病例介紹：

病例 1：王××，男，50 歲。3 年前右側面頰與眉頭出現電擊樣疼痛，一天疼痛發作五六次，在縣醫院針灸 20 次，疼痛緩解。1 年後疼痛復發，似刀割、電擊樣痛，一天發作 50 ～ 60 次，重時發作有百餘次，每次痛幾秒鐘，白天晚上痛；痛苦難以忍受，每次發作自己用手揉搓面部，以期緩解疼痛。神經科診斷為「三叉神經病」，口吸「卡馬西平」疼痛緩解，半年後疼痛又復發，西藥治療頭痛眩暈，疼痛不止，於 1978 年 5 月 10 日來我院針灸治療。檢查：表情痛苦，右側眉毛脫落，右側面頰皮膚粗糙，右眉頭與鼻旁有扳機關。診斷：三叉神經痛（右 I 、 II 支）。治療：針右魚腰、頭維、右四白、顴髎。每日治療 1 次，針 10 次後，疼痛明顯減輕。針 13 次時，疼痛又加重。針 20 次後，疼痛減輕大半，偶有小痛。針 24 次後，疼痛消失。為鞏固療效，共治療 30 次，1 年後隨訪，疼痛未復發，右側眉毛已長齊，面頰皮膚恢復正常。1 年又 9 個月疼痛復發，又來我院針灸 20 次，疼痛消失。

病例 2：郭××，女，48 歲。2 年前左側顴頰部出現針刺樣疼痛，多在洗臉、吃飯、講話時疼痛，平時不痛。到遼寧中醫醫院服用 7 付中藥疼痛緩解。近 2 個月左側面部又出現疼痛，似針刺、電擊樣，1 天疼痛幾十次，再次服用中藥加針灸治療 1 個多月，疼痛未能緩解。又到××醫院檢查，診斷為「三叉神經痛」，給予「卡馬西平」口服，每次 1 片，1 日 3 次，仍痛。藥量加至每日服 6 片，仍然疼痛，同時出現頭暈，走路不穩。病人難以忍受病痛折磨而輕生，幸及時被家人發現，於 1999 年 10 月 9 日送來我院針灸治療。檢查：痛苦面容，頭髮蓬亂，面部污穢，左鼻旁與上唇有扳機關。診斷：三叉神經痛（左Ⅱ、Ⅲ支）。治療：針左下關、四白、顴髎、夾承漿。每日針刺 1 次，針 4 次後，疼痛減輕，已能洗臉、講話。針 7 次後，疼痛減輕一半多。針 11 次後，疼痛反覆，較前加重。針 15 次後，疼痛明顯減輕。針 20 次後，疼痛完全消失。為鞏固療效，隔日針刺 1 次，共治療 26 次。2 年後隨訪，疼痛未見復發。

三叉神經痛的預防：因三叉神經痛的病因不明，不論採用何種方法治療，均不能根治；因本病易反覆發作，所以應做好預防。

1. 防止著急上火，避免生氣，因著急上火能導致肝氣鬱結，鬱久化火而上擾頭面，可使經絡氣血阻滯，不通則痛。

2. 忌喝白酒，忌食辛辣食物，避免大便乾燥，以免胃火上炎，而致疼痛。

3. 防止著涼感冒與過度勞累，因風寒、風熱均能導致面部經絡氣血阻滯；過度勞累可致虛火上炎，最終而引起面部疼痛。

（葛書翰）

（二）張吉驗案

豐××，女，62 歲，退休幹部。1998 年 6 月 4 日初診

【主訴】右側面部陣發性灼熱痛 2 年餘。

患者 2 年前，因與子女不和，心情不暢，失眠，右側面部時常出現陣發性灼熱痛，經西醫院檢查，診斷為「三叉神經痛」，經口服西藥卡馬西平治療，疼痛仍逐漸加重，現右側面部疼痛從右耳以上向右面頰顴骨處，周圍放射，呈灼熱樣抽痛，發作次數逐漸遞增，每次發作從數秒鐘發展到 2 ～ 3 分鐘，常在洗臉、刷牙、飲冷熱食物時誘發，伴有口苦、心煩、失眠、易怒，患者來診時，面色少華，痛苦面容，舌邊尖紅，苔薄黃，脈弦滑。辨證：肝膽火旺，上犯面部經脈，氣血痹阻。治擬清泄肝膽之火，疏通面部經脈，針藥並用。上病下取，遠近相配。取穴：太衝、行間、內庭、合谷。用瀉法，風池、懸顱、懸厘、頭維、下關、顴髎、頰車、地倉。用透刺法，平補平瀉，留針 30 分鐘，10 分鐘行針 1 次，針感要達整個面部，沉重酸脹。隔日 1 次，10 次為 1 個療程。

【中藥處方】柴胡 12g、香附 12g、山梔子 12g、蔓荊子 12g、白芷 12g、細辛 3g、當歸 12g、川芎 10g、白芍 15g、薄荷 6g、生甘草 10g。每天 1 劑。經針藥並用治療 1 週，面部疼痛明顯減輕，發作次數減少至每日 1 ～ 2 次，連續治療 2 療程，疼痛症狀完全消失，半年後隨訪，未見復發。

【按語】三叉神經痛，屬中醫學「面痛」範疇。其病程多遷延日久，反覆發作，為臨床頑固性難治病症之一。張師認為，本病多由風寒痰火、胃熱及憂思惱怒而致肝鬱化火，上擾面部經脈，致使經脈氣血失和痹阻不通，遂致面痛發作。故對本病的治療，張師從整體出發，注重病因治療，以清泄肝膽之火，疏通面部經脈，調氣血為大法，上病下取，太衝、行間、內庭、合谷用瀉法，清泄肝膽，陽明經之火，疏通經絡，遠近相配，取風池、懸顱、懸厘、頭維、下關、顴髎、頰車、地倉，採用透刺法，以疏通面部陽經氣血，祛瘀通絡止痛，治其標。

再配疏肝祛風解痙止痛的中藥口服，針藥並用治其本，既調整了整體功能，又祛除了局部的病邪，使頑疾面痛，得以消除。

（張　軍）

（三）智世宏驗方驗案

三叉神經痛是臨床常見的一種神經系統疾病。臨床以面部三叉神經分佈區域反覆發作的陣發性劇痛為特點。多見於女性及中老年人。中醫稱「頭痛」「面痛」「偏頭風」。發病機制多由於肝陽上亢，痰阻經絡。治療一般選平肝潛陽，祛瘀通絡，熄風滌痰。

【主症】三叉神經痛，臨床以頭痛、面頰痛、牙痛或下頜神經疼痛多見。無先兆，突然發生劇烈痛，多為一側，如刀割、電擊樣鑽痛，每次持續幾秒至數分鐘，可反覆發作。在間歇期可由於吃飯、漱口和觸摸口角等誘發，痛甚者也可發生痛性抽搐，或痛連齒目為主要症狀。

【基礎方】羚羊角粉 3g（分沖）、鉤藤 12g、蔓荊子 10g、柴胡 15g、石決明 30g、丹參 30g、僵蠶 6g、蜈蚣 2 條（去頭足）。

【用法】水煎服，每日 1 劑。

典型病例：

王××，女，65 歲，山西運城人。1997 年 6 月 22 日初診，患者三叉神經痛已 20 年餘。曾多次服中藥、西藥治療效果不佳。曾經連服 40 劑中藥，針灸 2 月餘，三叉神經封閉治療 3 次，均無效果，服卡馬西平可使疼痛稍減，短時間又痛，再服則不能止。疼痛特點，發作時呈間歇性劇痛，如閃電樣、刀割樣，悸動痛、刺痛難忍，疼痛緩解後則呈持續性緩痛，近來右側三叉神經疼痛，從前額至目內眥、鼻右側，從眉毛至上唇，從額鼻至兩頰，電擊樣抽痛，悸動痛，痛則如刀割，如閃電。右眼視力差，右頰疼痛不能睜眼，胃納不佳，大便黏滯，溏而不暢。舌紅，苔黃厚膩，脈細滑尺沉。

【中醫辨證】風陽上擾，脈絡阻滯。

【治法】養血活血，熄風止痙。

【處方】羚羊角粉 3g（分沖）、鉤藤 12g、蔓荊子 10g、柴胡 15g、石決明 30g、丹參 30g、僵蠶 6g、蜈蚣 2 條（去頭足）白芍 24g、天麻 6g、半夏 30g、桂枝 6g、紅花 4g、生薏仁 15g。水煎服，每日 1 劑。5 天後疼痛減輕

復診，脈沉細滑，於上方加紫見齒 15g，又服 10 天後三叉神經痛止。停服卡馬西平並無不適。上方照服 10 劑鞏固療效。於 1997 年 12 月 16 日再次來我院送來錦旗表示感謝，並訴自服上方鞏固藥 10 劑後療效佳，近半年一直未出現疼痛，病癒。

【按語】家父認為，三叉神經痛，風陽上擾居多，由於病久必入絡故常挾痰瘀為患。應用本方重在止痙定痛，熄風潛陽，養血活血，主要用於風陽上擾，絡脈瘀阻的三叉神經痛、偏頭痛及面肌痙攣效果較好。本人將上方用於臨床，辨證施治無一不效。若有鬱熱加梔子 6g、黃芩 6g；若舌苔滑膩，加半夏 10g、膽南星 6g。

（智振宇）

十四、抽動症

鄒治文經驗

多發性抽動症，又稱抽動穢語綜合徵。其臨床特徵為慢性、波動性、多發性運動肌突然快速、重複的抽動，並伴有不自主發聲和語言障礙，以及行為障礙，病程持續時間長，可影響記憶力，學習困難，有的因不能適應學校生活而停學。

【診斷標準】參照 1995 年《中國精神疾病分類方案與診斷標準》第 2 版修訂本（CCMD-2-R）發表的有關多發性抽動症的診斷標準。

1. 起病於 21 歲之前，大多數在 2 ～ 15 歲之間。

2. 主要表現為多種抽動動作和一種或多種不自主發聲，兩者出現於病程某些時候，但不一定同時存在。

3. 抽動症狀每日反覆出現多次，幾乎天天如此，但在數周或數日內症狀的強度有變化，並能受意志克制數分鐘至數小時，病程至少持續 1 年，且在 1 年之中症狀緩解不超過兩個月以上。

4. 不自主抽動或發聲，不能用其他疾病來解釋。

中醫證候診斷標準：

1. **抽動**：突然、快速而複雜，多發性抽動，進行性、波動性、此起彼落，呈慢性過程。

常由面部開始，如：眨眼、咧嘴、縮鼻，漸波及頸、肩部肌肉而後達軀幹及上下肢，步態異常等。

2. **異常發聲：**不由自主地發出喉中乾咳聲、吭吭聲、吼叫聲。

3. **注意力不集中：**記憶力減退，學習成績下降，性情急躁。

4. 病情反覆多變，常與感冒、活動量增加、學習緊張及受批評等因素有關。

中醫證候分型標準：

「腎陰虧損，肝風內動」為多見，我們觀察病例以此型為主。形體偏瘦，五心煩熱，大便秘結，擠眼擠眉，甩手，踮腳，抖腿，蹬足，腰部肌肉抽動，喉中出聲，性情急躁，有時口出穢語，睡眠不安，舌質紅或紅絳，苔少或光剝，脈細數或弦細。

【中藥治療】治療以平肝潛陽、滋補肝腎為主，從肝論治為大法。

【組成】方用自擬基本方：生地黃、枸杞子、生龍骨、僵蠶、鉤藤、白芍、葛根等。

生地黃、枸杞子滋養肝腎之陰；生龍骨、僵蠶、鉤藤平肝潛陽熄風；白芍酸收斂陰，養血涵肝，使木得條達；葛根藥性平和，氣味俱薄，輕揚升散，伍入滋陰養血，平肝熄風方中，可調其升降。以上藥證相合，故療效滿意。

水煎服，每日 1 劑，3 個月為 1 個療程。

療效標準：

【臨床治癒】經治 1 ～ 4 個療程，主要症狀如多種抽動、動作和多種不自主發聲消失，學習成績顯著提高，停藥後隨訪2年內不復發。

【好轉】經治1～4個療程，抽動部分消失或有所好轉，學習成績有提高，但不穩定，或治癒後1年內有反覆。

【無效】經治2個療程以上抽動無明顯改善。

【治療結果】本組400例中，治癒288例，占72%；好轉106例，占26.5%；無效6例，占1.5%，總有效98.5%。復發病例6例，占1.5%，其中2例治癒後半年內復發，3例治癒後1年內復發，此5例雖經再次治療2～3個月均獲得痊癒但仍列入好轉病例中。1例為2次復發列入無效病例中。

【討論】

目前人們普遍認為多發性抽動症是一種起病於兒童期，由遺傳因素決定的神經精神疾病。患病率至少在0.05%以上，近年來，本病的發病有明顯增多的趨勢。有人提出原發性和繼發性的觀點：原發性主要與遺傳因素有關，而繼發性主要與非遺傳因素（生物因素、環境因素及心理等多種因素）有關。筆者認為此觀點有一定現實意義，對本病的發生和發展越來越占主要地位。例如家長對小孩管教過嚴、「望子成龍」、兒童學習負擔過重、不良家庭環境、長期緊張焦慮不安等引起心理障礙等。另外感冒因素不可忽視，特別應注意防止上呼吸道感染。本病常因上感、情緒緊張而加重病情。由於症狀特徵明顯，易於診斷。但早期僅表現為眨眼、動鼻、乾咳聲，常被誤診為慢性眼結膜炎、鼻炎或慢性咽炎。

中醫認為本病屬「肝風證」範疇，更確切地說是屬「肝風證」中的「肝陽化風證」。我們根據臨床表現及常見證型，制訂出中醫證候診斷標準及證候分型標準。兒童之體，肝常有餘，肝主風屬木，風善行數變。無論外感六淫或內傷飲食，還是責罰訓斥，皆可因受邪或氣滯鬱熱而導致肝木旺盛。肝木旺則陽亢，陽亢則陰不足，陰不足則筋脈失於濡養，而出現陽動不可自抑的抽動，所以本病最突出的症狀是「抽動」。其病位在肝，肝腎同源，腎陰不足，肝陰亦虛，陰虛則肝陽偏亢。脾為後天之本，脾虛化源不足，腎所藏精隨之減少，陰精不足，筋脈也失其陰液濡養，則陽亢而抽動。

綜上所述，說明本病之本在肝腎脾三臟，尤與肝臟最為密切，其標為風火痰濕。臨床多見本虛標實，虛實兼見。治療上運用「治病必求本」的原則，故提出「從肝論治」，以平肝潛陽，滋補肝腎之陰，達到平衡陰陽。同時注重急者治其標，緩者治其本，或標本兼治，以本為主。根據我們臨床研究也以「肝風內動、腎陰不足證」最為多見。對於這類病兒，治以平肝陽滋腎陰為主，兼以健脾、清心、化痰開竅、安神益智。對病程長，而病情重者可加用活血化瘀之劑。

患兒來診時多已病程較長，常見抽動與異常發聲同時出現或相繼出現。治療後，一組症狀緩解或消失時，又出現另一組症狀，或在原有基礎上又增加新的抽動，反覆無常。本病來漸去緩，病程持續時間長，治療原則及方藥不能改得太快，但可隨症加減。不宜用強迫方法使其一時寧靜，應長期堅持用藥，以鞏固療效，避免復發。

我們採用「滋腎平肝」系列方，不但能控制多發性抽動，消除喉聲，同時能增強記憶力，集中注意力，增進食欲，改善睡眠，消除易驚、遺尿等，起到增強體質，全面調節，不再復發的作用，充分體現中醫治病的整體觀念。經治療的，最快 2 週開始有效，最慢 4 週顯效，一般治療 1 個療程，均有不同程度的好轉，至第 2 個療程顯效增多；至第 3 個療程或第 4 個療程時，常有意外地突然停止抽動，喉聲消失。以後 1 個月為鞏固階段漸停藥。此期表現不急躁，在校不挨批評，或受老師表揚，在家能聽家長話，有自我控制能力。少數嚴重病例（一般病程 5 年以上），同時服多種西藥如氟呱啶醇、泰必利、丙戊酸鈉、妥泰、安定等，有的多種西藥加中藥如蜈蚣、全蠍、羚羊角粉、琥珀等，未能控制多發性抽動，3 ～ 4 年休學在家，年齡在 15 歲以上者，治療須延長至第 5 個療程，才能達到以上療效。因為來診最初 3 個月必須一方面服中藥，一方面漸停所有西藥，而後單服中藥，才能發揮中藥的優勢，不但能控制抽動，同時能消除以前服多種西藥的副作用，如體重增加、肥胖、嗜胖、嗜睡、心律不整，肝腎功能受損等。

中藥治療是一種較好的方法，但應與良好的教育、良好的環境、正確的心理指導相結合。醫師、患者、家長、老師要密切配合，讓兒童輕鬆愉快地生活。本病預後絕大多數良好（但應及時治療，一般治療最少半年），不易復發。少數患兒因用藥僅 3 ～ 4 個月，自以為治癒而停藥，但過半年或 1 年易復發。

（鄒治文　文勝）

十五、類風濕性關節炎

張吉經驗

類風濕性關節炎是一種以慢性對稱性多關節為主的全身性、自身免疫性疾病，臨床上主要表現以四肢小關節對稱性腫脹、疼痛和功能障礙為主，是臨床上常見的疑難病症。

張師多年來在臨床實踐中，對本病的診治，進行了深入的探索研究，不斷總結完善，形成了一套獨特的診治方法，並取得了良好的臨床療效。現總結如下：

1. 辨證審因，重視主症：

類風濕性關節炎為西醫學病名，按其臨床表現，屬於中醫學「痹證」範疇。張師認為，本病因其具有病情頑固、久延難癒、疼痛遍及全身多個關節的特點，又有別於一般的痹證，是痹證中的特殊類型。因此臨床診治本病，他尤為注重辨證審因，抓主症。

張師認為本病的發生，是由於機體正氣不足，肝腎虧虛，外感六淫，入侵經脈，留於關節，瘀滯筋骨，痹阻氣血，氣血運行不暢，滯留骨節，蘊結筋脈而致本病發作。因所感邪氣不同，而本病臨床表現不一，虛實夾雜，老師臨證診治，強調在審因的基礎上，根據臨床表現，進行辨證分析。

他依據中醫理論，結合多年的臨床實踐，總結歸納出診斷本病的七型主症，其各型主症如下：

【**行痹型**】以游走性疼痛為主，多為兩側或多處關節交替性疼痛，輕度腫脹，苔薄白、脈浮緩。

【**痛痹型**】疼痛劇烈，痛有定處，遇寒加重，晨僵，或有腫脹，苔白，脈沉緊。

【**著痹型**】疼痛沉重，關節腫脹明顯，周圍漫腫，晨僵，輕度機能障礙，苔白膩，脈弦滑。

【**熱痹型**】關節腫脹，灼熱疼痛，身熱，屈伸障礙，苔黃，脈滑數。

【**痰濁痹型**】久痹不癒，關節疼痛腫脹，變形，嚴重機能障礙，屈伸不利，肌肉萎縮，關節呈紡錘狀，苔白滑，脈沉弦。

【**腎虛痹型**】周身乏力，或五心煩熱，關節腫大畸形，肌肉消瘦，機能障礙明顯，喪失生活自理能力，舌淡少苔，脈沉細無力。

【**瘀血痹型**】久痹入絡，疼痛劇烈，夜間尤甚，變形明顯，皮色紫暗，舌有瘀斑或瘀點，脈沉細澀。

根據以上各型主症，張師在臨證時，對病人詳辨細查，分清虛實，因人而異進行辨證施治。

2. 扶正祛邪，獨特取穴：

類風濕性關節炎，臨床表現雖然複雜，但主症是本虛標實。本虛是指肝腎陰陽氣血的虧虛，標實是指風寒濕熱之邪和痰濁瘀血，故張師認為治療類風濕性關節炎，要以扶正固本祛邪，調整機體的免疫功能為宗旨。

為此張師臨證針對不同病證，制定出補益肝腎、益氣養血、溫腎壯督、祛風壯骨、滲濕溫經、祛痰化濁，活血化瘀等治療法則。分別採用針、灸、罐、藥綜合治療，收到了滿意的療效。如臨床上的中晚期類風濕病人，臨床主症，多見周身乏力，四肢關節腫大畸形，肌肉消瘦，機能障礙等，鑒於病人患病遷延日久，氣血日漸衰少，肝腎虧虛，肌膚失充，筋骨失養的表現，張師治療上注重補益肝腎，益氣養血，常用黃耆、當歸、何首烏、雞血藤、寄生、熟地、狗脊、懷牛膝等中藥；針灸常取三陰交、足三里、脾俞、肝俞、腎俞等穴，針藥並用，益氣養血，濡筋壯骨，以達扶正祛邪之功。

為了進一步提高針灸治療本病的療效，多年來張師在臨床實踐中，不斷探索，總結出獨特的取穴方法，即督脈三段、病因與局部相結合的三層取穴法。

第一層取督脈三段，一段為大椎及其相應的夾脊穴，二段為至陽及其相應夾脊穴，三段為命門及其相應夾脊穴。

第二層是以病因取穴隨證加減：行痹加風池、風府、風市；痛痹加合谷、阿是穴；著痹加陰陵泉；熱痹加曲池、大椎、痰痹加豐隆、內關；瘀血痹加血海、三陰交、地機；腎虛痹加太谿、照海。

第三層即根據疼痛關節局部取穴法：肩關節加肩髎、肩貞，肘關節加曲池、小海、天井，腕關節加合谷、陽池，指關節加八邪，髖關節加環跳、居髎，膝關節加外膝眼、陽陵泉，踝關節加解谿、丘墟，趾關節加八風。

張師認為臨證採用督脈三段、病因與局部三層取穴法，其意在於此法可以激發上中下三焦之元氣，扶陽益氣，溫經祛邪，活血通絡，消腫止痛，調整臟腑功能及人體的免疫系統。

3. 針藥並重，灸罐結合：

類風濕性關節炎，病程纏綿，日久難癒，患者痛苦難耐。為解除病人的痛苦，攻治這一頑痹痼疾，張師多年來對本病的治療進行了深入的研究探索，總結出了獨特的針藥並重、灸罐結合的綜合治療方法。

張師認為，類風濕性關節炎，不同於一般疾病的治療，主要在於本病病情頑固，病症虛實夾雜，治療上，單純用藥或單純用針，均難以獲滿意療效。針、藥、灸、罐有各自的優勢，臨證治療時，充分發揮綜合治療的優勢，方能取得較好的臨床療效。張師臨證治療類風濕性關節炎，主要治療方法，即針灸取穴，採用督脈三段、病因和局部相結合的三層取穴法。

具體的針刺手法，一般主症表現為實證的均用瀉法，虛證的用補法，針刺督脈、任脈穴時，施平補平瀉，配用艾條灸，起針後拔火罐，一般留罐 5 ～ 10 分鐘。

張師認為針刺時配用艾條灸，可以起到溫通經絡、活血化瘀、祛風蠲痹、消腫散結的作用。正如《神灸經論》所述「夫艾火之用，以炎性熱，而至速體柔而用剛，能消陰翳，專而不守，善入臟腑，取艾之辛香，作柱能通十二經，入三陰，理氣血，效如反掌」。

張師治療時尤其注重灸治督脈、任脈，以壯陽補陰，充實元氣。針灸後拔火罐，主要作用是祛風散寒，通經活絡，行氣活血，消腫止痛，張師認為，治療本病採用拔火罐可吸出瘀血，消除水腫，起到了祛瘀生新的作用，使病邪除，而痹痛得解。而後配合服中藥，祛風壯骨沖劑、化瘀蠲痹沖劑（張師的經驗方）。此方是根據唐・孫思邈《備急千金要方》中「獨活寄生湯」加減而成。

其主要成分有：獨活、寄生、細辛、秦艽、杜仲、熟地、黃蓍、青風藤、海風藤、尋骨風、川烏、當歸、白芍、川芎、皂刺、穿山甲等。製成顆粒，乾燥裝袋備用。

本方的主要作用是祛風濕，散寒通絡，補益肝腎，強筋壯骨，扶陽益氣。具體服法，每天 3 次，每次 1 包（10g），飯後服。針藥並重，灸罐結合，共達扶正祛邪，標本兼顧，整體調整機體免疫功能的目的。

跟師門診學習 3 年，在門診共觀察張師診治類風濕性關節炎 88 例，均取得了良好療效。經統計總有效率達到 96%。總結張師的獨特經驗體會到，針灸並用，灸罐結合，綜合治療類風濕性關節炎，是張師多年來在臨床實踐中創立的獨具特色的治療方法，這對緩解類風濕性關節炎病人的病痛，防治致殘有非常重要的意義。

（張　軍）

十六、痛風性關節炎

（一）張吉經驗

李××，男，56歲，幹部。

【初診】1998年9月12日

【主訴】右大拇趾紅腫熱痛1月餘。

患者1個月前，因在青島參加會議，食海鮮酗酒，而後右大拇趾出現紅腫疼痛，即去醫院診治，經檢查，血沉快，血尿酸高於正常值，診斷為痛風。住院給予消炎靜脈點滴青黴素治療，經住院1個月的治療，症狀改善不明顯，故來診。

【檢查】患者右大拇趾、足背及內踝漫腫局部有壓痛，皮膚呈暗紅色，走路跛行，舌邊尖紅，薄黃膩苔，脈弦滑。

【診斷】痛風性關節炎。

【中醫辨證】濕熱下注，氣血瘀滯。

【治擬】清熱祛濕，活血通絡，消腫止痛，針藥並用。針刺取穴：行間、太白、丘墟、解谿、三陰交、陰陵泉、大椎，諸穴均用瀉法，留針30分鐘。10分鐘行針1次，隔日1次，10次為1個療程。

【中藥處方】銀花12g、連翹12g、山梔子12g、漢防已12g、桑枝15g、萆薢 2g、茯苓20g、黃柏12g、赤白芍12g、丹參15g、地榆12g、威靈仙12g、甘草10g。

經針藥並用治療 1 週後，右大拇趾腫痛有所減輕，足痛內踝腫脹亦減退。連續治療 1 個療程後右大拇趾腫痛消失，足痛內踝腫完全消退，患者行走自如，囑患者注意飲食，忌食海鮮，飲酒，隨訪患者半年，復查血尿酸均在正常範圍。

【按語】痛風性關節炎，屬中醫痹證範疇，目前臨床上治療仍無法根治。張師認為本病由於患者長期恣食膏粱厚味及酗酒，滋生濕熱，損傷脾胃，使之失其運化，濕熱蘊結，流注關節、筋脈，氣血痹阻，瘀血內生，濕熱瘀血互結而致本病發生。故治療本病，以清熱祛濕，活血通絡，消腫止痛為大法，取行間、大椎、解谿配太白、丘墟，清瀉濕熱，通經止痛，取三陰交、陰陵泉，活血化瘀，利濕消腫，再配中藥清熱解毒，利濕通經，化瘀止痛，針藥並用，逐邪外達，腫消痛止。從而在短時間內、迅速緩解了症狀，取得了較好療效。

（張　軍）

（二）劉正才驗案

王××，男，50 歲

【初診】1997 年 8 月 18 日。

【主訴】足大趾趾蹠關節紅腫熱痛反覆發作 2 年多，加重半年。曾在某大醫院查血尿酸為 833μmol/L，診斷為痛風性關節炎。服秋水仙鹼，開始 1 年裏可以控制症狀，近年來秋水仙鹼已不管用，要吃德國進口藥才能止住劇痛，但價格昂貴，1 年多時間就花去萬餘元，且不能防止復發。半年來逐漸加重，還累及其他足趾關節，每於半夜突然發作，劇痛難忍，無法安眠。

【診察】左足大趾蹠趾關節紅腫、小趾蹠趾關節也紅腫熾熱。舌質紅，舌苔黃膩，脈滑數。查血尿酸為 930μmol/L，白細胞 10×10⁹/L，血沉 32mm/h。

【辨證】濕熱下注，瘀阻關節。

【治法】清利濕熱，活血排毒。

【處方】黃柏 15g、蒼朮 15g、苡仁 30g、萆薢 5g、地膚子 15g、松節 15g、秦艽 15g、赤芍 12g、丹皮 12g、川牛膝 10g、紫草 10g、甘草 6g。

【二診】8 月 22 日。述服藥 2 劑後足趾蹠關節疼減輕，3 劑服完就基本不痛，紅腫也明顯消退，自覺症狀好轉。證明上方療效確實，方既對證，勿需更改。再查血象：血尿酸降至 520μmol/L，血沉降至 22mm/h，白血球降至 6×109/L。證明上方療效確實，囑續服 3 劑。

【隨訪】2001 年 3 月 16 日患者帶其子來看病時說，3 年前他的痛風吃了劉先生 5 劑藥就好了，還剩下 1 劑藥留著等病犯（復發）了再吃，可這 3 年一直沒有復發。沒想到 5 劑藥竟治癒了進口藥都沒治好的痛風。而且這張方子他又告訴了其他 3 個痛風朋友，都在 10 劑以內治癒，不復發，不忌口，含高嘌呤的魚蝦雞鴨，照吃不誤。說著患者出示了他精心保存的老師 3 年前給他開的處方。

【按語】痛風，被稱為現代富貴病，在肥胖老年人中較為常見。發作時按濕熱流注關節論治，醫者周知，但能取得如此佳效者卻很少。原因是一般醫者多用清熱利濕之法，而少有配合活血排毒之方。劉師則雙管齊下，使患者血液中的高尿酸毒物從小便排出，因而效如桴鼓。親見劉師用此方治一位年近七旬的痛風老人，也是 3 劑知，6 劑已。

筆者用劉師的原方，藥味劑量不變，也在 6 劑內控制了 2 例痛風急性發作的患者，而且可使血尿酸迅速降至正常。難怪那位王工程師勸劉師拿這個方子去申請專利。

劉師深知臨床科研之艱辛、程式之複雜、實驗之嚴格、手續之繁瑣、觀察之廣泛，非個人和一般單位所能勝任，只一笑置之。

（陳永華　李勤）

十七、脊髓不完全損傷

張吉驗案

金××，男，18歲，韓國青年學生。

【初診】1999年3月18日

【主訴】外傷術後兩下肢不完全癱瘓，二便失禁9月餘。

患者去年6月份因騎摩托車摔傷，當時在本國醫院診斷為不完全性脊髓損傷，先後做二次手術治療。至今仍兩下肢不完全癱瘓，二便失禁，故專程來中國求治於中醫針灸。

【檢查】膝以上感覺存在，神經反射存在，但膝以下反應遲鈍，皮膚痛覺尚存在，功能運動障礙，舌體胖，質暗紅，薄苔，脈沉。證屬：督脈受損，經絡阻滯，治擬疏通督脈，活血通絡，舒筋壯骨，針灸中藥並用，配合按摩，綜合治療。

【取穴】大椎、腰陽關、上髎、中髎、次髎、下髎、秩邊、環跳、承扶、委中、承山、陽陵泉、絕骨、足三里、三陰交、中極、關元、水道、解谿、太谿等穴，施以平補平瀉，留針30分鐘，隔10分鐘行針1次，起針後，按摩背腰兩下肢20分鐘，隔日1次，囑家屬晚上灸中極、關元、足三里、足底部40分鐘。

【中藥處方】黃蓍30g、黨參15g、骨碎補15g、補骨脂12g、枸杞子 12g、狗脊 12g、巴戟天 12g、仙茅 6g、熟地 15g、何首烏 12g、甘草 10g。經 1 個月的針藥並用、灸按結合治療，患者症狀明顯改善，能架拐杖行走，二便已有排便感覺，但仍不能控制，又連續治療 1 個多月，運動障礙部分恢復，二便基本能控制，共治療 2 個半月，療效顯著。

【按語】外傷後致脊髓不完全損傷，屬中醫之督脈損傷，經絡阻滯。張師認為，脊髓不完全損傷，傷及督脈，因「督脈貫脊屬腎」，同時，足少陰腎經亦受損，「足少陰之脈……貫脊屬腎絡膀胱」，因督脈、足少陰腎經與脊髓和腦有密切關係。督脈總督諸陽，腎主骨，生髓，上通於腦，下司二便，故治療以疏通督脈，活血化瘀，舒筋壯骨為主，針藥並用、灸按結合進行綜合治療。針刺取穴，以督脈、背俞穴為主，以疏通督脈，振奮陽氣，配下肢局部經穴，以舒筋通絡，促進下肢關節的屈伸運動，取八髎穴之意在於通陽促進膀胱的氣化功能，修復損傷和恢復二便功能，再配合灸療、按摩，溫經活絡，改善局部血液循環及神經組織損傷處的氧氣和養分的供應，從而促進了脊髓的再生和修復。用中藥主要起益氣補腎，壯骨生髓的作用以扶正。針藥並用、灸按結合，共同促進了功能、感覺的恢復，因而獲得顯著效果。

（張　軍）

十八、頸椎病

管遵惠經驗與驗案

頸椎病又稱頸椎綜合徵。係因頸椎長期勞損，骨質增生，椎間盤突出，韌帶增厚壓迫脊髓、神經根，血液循環功能障礙所致。治療方法：

熱針：

【主穴】脊椎九宮穴、夾頸 4 ～ 7。

【配穴】風池、天柱、大杼、肺俞、肩中俞、肩外俞。

部分患者配合穴位注射（下稱穴注），採用骨寧 2ml、複方當歸 2ml。取穴：頸靈 5、頸靈 6。交替穴注 1 ～ 2 穴/次，0.5ml/穴，10 次為 1 個療程。

典型病例：

張××，女，46 歲，昆明市藥材公司工人。

於 1991 年 11 月 29 日入院，住院號：35173。

頸項疼痛 3 年餘，雙手指麻木半年，加重半月。患者於 1988 年 3 月上旬出現頸項部疼痛。1988 年 3 月 18 日雲南省第一人民醫院 X 光線攝片示：「$C_{5\sim7}$ 骨質增生，C_6 輕度楔形改變，雙側頸椎間孔變形、變窄」。經對症治療後疼痛有所緩解。其後每因寒冷而反覆發作。1991 年 5 月出現雙手指麻木。1990 年 12 月 12 日我院 X 光線攝片：「$C_{5\sim6}$ 椎體退變伴椎間盤病變」。1991 年 10 月中旬因氣候寒冷致頸項疼痛加重，雙臂及手指麻木而收住院。

【檢查】C4～6壓痛，雙夾頸穴壓痛，雙中府、肩井、肩髃、天宗、曲池等穴壓痛，屈頸仰頭試驗（+），轉側回顧試驗（+），擊頂試驗（+），頸神經根牽拉試驗（+），前斜角肌揉壓試驗（+）。

1991年12月2日我院X光線攝片（片號：78887）示：頸椎排列欠佳，生理弧度消失，$C_{5\sim6}$椎間隙變窄，$C_{4\sim7}$椎體後緣骨質增生，C6椎體變扁。診斷：頸椎病。1991年12月17日昆明市第一人民醫院CT檢查（CT號：3987）示：C_6椎體變形，上下椎間隙變窄，生理曲度消失，$C_{5\sim7}$椎體骨質增生，骨性椎管不窄，椎間盤未見脫出、膨出。

舌淡紅夾青，苔薄白，脈細弦。

【診斷】頸椎病。

【辨證】寒濕凝滯，脈絡痹阻。

【治則】祛濕散寒，疏經活絡。

【治法】擬熱針主治。取穴：脊椎九宮穴、中宮$C_{5\sim7}$、坎離宮熱針；夾頸$_{4\sim7}$。配穴：風池、大杼、天柱、肺俞、肩外俞、肩中俞。輔以骨寧2ml、複方當歸2ml穴注。取穴：頸靈5、頸靈6，交替穴注。

【結果】治療4次，頸項疼痛逐漸減輕，治療10次頸項痛明顯減輕，右手指麻木感減輕；治療30次，上症基本消失，活動基本自如，陽性體徵基本消失；治療50次，症狀及體徵消失，活動自如，痊癒出院。隨訪半年，療效鞏固。

【按語】

1. 頸椎病多發於長期伏案工作的中老年人，因頸部長期勞損，外感風寒濕邪等因素，造成人體營衛氣血、臟腑經絡功能失調，使退行性病變的頸椎關節發生慢性炎症，刺激而引起局部肌肉痙攣僵硬。其病變在經脈、肌肉、筋骨，與肝、脾、腎有關。中國醫學認為「七七天癸竭，八八腎氣衰」。《靈樞》云：「邪在腎則病骨痛。」故本病多表現為本虛標實證。

2.《素問・舉痛論》說：「寒氣入經而稽遲，泣而不行，客於脈外則血少，客於脈中則氣不通，故卒然而痛。」「寒氣客於脈外則脈寒，脈寒則縮蜷，縮蜷則脈絀急， 急則外引小絡，故卒然而痛。」臨床上，凡因寒凝而痛者，總以溫經散寒為治療大法，正如《素問・舉痛論》所云：「得炅則痛立止」。《靈樞・壽夭剛柔》曰：「刺寒痹者內熱。」而熱針即能獲得溫經散寒，活絡止痛的直接效果。《素問・針解》云：「刺虛則實之者，針下熱也，氣實乃熱也。」說明提高針體溫度可治療虛證，故熱針的熱效應可直接取效。

3. 觀察 118 例頸椎病患者，頸神經根型發病率最高，占 71.35%。從頸椎 X 光線攝片看，以後緣骨質增生為多，並以 $C_{5\sim7}$ 頸椎段較易發生骨質增生，多數患者頸椎生理弧度變直。

4. 頸椎病的臨床表現與 X 光線攝片的嚴重程度並不一致，治癒病例部分透過 X 光線攝片對比，多數增生病灶無明顯吸收，但臨床症狀得以控制，提示頸椎 X 光線攝片只能作為一種輔助檢查手段，同時也說明頸椎病的症狀大多由於局部無菌性炎症刺激軟組織變化而致。因此，改善局部軟組織血液循環，對治療本病起著重要作用，而熱針的熱效應即可起到此作用。

5. 運用脊椎九宮穴，能直接作用於棘上韌帶、棘間韌帶和黃韌帶，從而增強了韌帶的修復能力，起到保護脊椎過度前屈和使脊椎復位的作用，九宮穴還可以刺激棘神經根後支，調整其神經功能，消除或緩解臨床症狀，坎離宮熱針可達脊椎橫突附近，熱針的熱效應可緩解肌肉和關節韌帶的緊張，因而能止痛和促使生理功能的恢復。穴位注射有藥物效應和調整氣血的雙重治療作用。運用複方當歸液可活血化瘀，舒經通絡。「通則不痛」，骨寧液以抗炎鎮痛，故以熱針主治，輔以穴位注射可起到較好的協同作用。

6. 從臨床實驗研究分析，經熱針治療後，體外血栓形成的長度、濕度、乾重均有不同程度下降，提示熱針在對抑制體外血栓形成，改善血液的流變性及高凝傾向有一定作用，因此，認為熱針可起到活血化瘀作用，從而使血液循環得以改善而達止痛效果。

（管遵惠　管傲然　丁麗玲　李群　易榮　管薇薇）

十九、視神經萎縮

智世宏經驗與驗案

視神經萎縮是一種慢性眼底病變，臨床以視力逐漸減退，最終導致失明為特點。中醫稱為「青盲」。《審視瑤函・青盲證》中云：「目內外並無障翳氣色等病，只自不見者，是乃玄府幽深之源鬱遏，不得發此靈明耳。」《證治準繩・視瞻有色症》中謂：「乃目凡視物有大片，甚則通行，當因其色而別其證以治之。若見青綠藍碧之色，乃肝腎不足之病。」「若視有大黑片者，腎之元氣大傷，膽乏所養，不久盲矣。」其病因很多，如腦膜炎、外傷、營養不良、球後視神經炎、視乳頭水腫等病變後遺症。《證治準繩・視瞻昏渺症》：「有神勞，有血少，有元氣弱，有元精虧而昏渺者，其害不一。」故視神經萎縮的機理多為肝腎不足，氣血虛弱，清氣不升，不得上注於目所致。

【主症】視神經萎縮，外眼正常，視力減退，視野縮小，光感明顯低於正常人或無光感。

【眼底檢查】視乳頭呈蒼白色。舌紅少苔，脈弦細。

【基礎方】生黃蓍 15g、當歸 12g、丹參 12g、茯苓 12g、黨參 15g、生白朮 18g、黃精 15g、枸杞 10g、生地 20g、石斛 12、女貞子 10g。

【用法】水煎服，每日 1 劑，兒童減量。

典型病例：

1. 周××，男，10 歲，陝西漢中人。1997 年 12 月 23 日初診。

【主訴】左眼無光感近 8 年之久。患兒在 1 歲多時隨家長外出遇車禍，當時頭眼部均受傷，在當地醫院治療 10 餘天外傷痊癒。因患兒年幼無法表達，其家長也未發現患兒視力受影響。直至數年後患兒入學，視力普查時才發現左眼失明。遂四處求醫診治療效不佳。曾經陝西省人民醫院、西安市人民醫院、山西省眼科醫院、石家莊和平醫院、北京同仁醫院眼病中心等確診為「視神經萎縮」。治療半年，療效欠佳。經人介紹就診於我院。患兒營養一般，發育正常，言語流利。

【自訴】久視有頭痛、頸項僵痛等不適症狀。經查患兒視野變窄，左眼無光感，左眼視力為 0，右眼視力為 1.0（懷疑視力逐漸減退）（近視力耶格表 1）。左眼瞳孔明顯大於右眼瞳孔，左眼視神經乳頭顯著蒼白，邊緣清楚，動靜脈顯著狹窄，黃斑中心凹，反射減弱，周邊未見明顯異常。納食尚可，二便通暢，舌紅少苔，脈弦細略帶數。

【中醫辨證】肝腎陰虧，絡脈瘀阻。

【治法】滋肝補腎，通絡升清。

【處方】生黃耆 10g、當歸 8g、丹參 9g、茯苓 9g、黨參 9g、生白朮 10g、黃精 10g、枸杞子 8g、生地 15g、石斛 8g、女貞子 6g、密蒙花 6g、青葙子 8g、葛根 15g、蟬衣 4g。每日 1 劑，連服了 3 個月，症狀有所緩解。久視後頭疼，頸椎不適等感覺已減輕，左眼已有光感，但仍不能辨物，眼底，較前略有改善。教其眼保健操，及眼球運動療法，並於原方中加入羚羊角粉 0.3g，繼續服用半年後，雙側瞳孔基本等大，左眼能看到 1m 外的物品輪廓。

2. 王××，男，32 歲，山東人。於 2006 年 4 月 16 日初診。

【主訴】外傷後右眼視物不清 4 年餘，當時右臉頰外傷，經當地醫院清創縫合整形後 1 週癒合出院，遺留有頭暈，右眼視物不清，請眼科會診檢查，右眼血腫，球結膜下瘀血，角膜清，瞳孔散大。眼底檢查除黃斑區有輕度水腫外，餘未見異常。初步診斷為「右眼視網膜震盪」。

治療半月，效果不佳。後又就診於當地地區醫院，經 CT 檢查，有輕度腦水腫，其餘正常，眼底鏡檢查，視乳頭色淡，靜動脈血管變細，診斷為「右眼外傷性視神經萎縮」。經予注射神經生長因數及營養藥物治療半年，療效欠佳。近 4 年來多方求醫，中西藥服用無數，症狀未有緩解，治療無效。近日慕名求治於我院。

【現症】頭暈，右眼視物不清，強光下仍不能辨清物品的顏色和形狀。檢查時發現，右眼下方自覺有一白圈晃動，不能久視。查視力左眼 1.0，右眼 0.1，眼底查視乳頭色淡蒼白，邊緣清楚，動靜脈變窄。二便尚調，舌淡紅，苔薄白，脈弦細。

【中醫辨證】肝腎陰虛，絡脈瘀阻。

【治法】滋補肝腎，活血通絡。

【處方】生黃蓍 15g、當歸 12g、丹參 12g、茯苓 12g、黨參 15g、生白朮 18g、黃精 15g、枸杞子 10g、生地 20g、石斛 12g、女貞子 10g、桑椹子 10g、茺蔚子 10g、夜明砂 10g，每日 1 劑，水煎服。

【二診】20 天後患者訴：服上方療效佳，視力較前好轉。又服 1 個月，右眼已能分辨物體形狀與顏色，無不適，查眼底視乳頭色澤恢復正常，餘未見異常。查視力左眼 1.2，右眼 0.8。囑患者配眼鏡，繼續服藥鞏固療效。

【按語】小兒單眼視力減弱或失明，一般不易被家長及早察覺，直至病情嚴重，雙眼失明方知，如此便耽誤了最佳治療時間。上述 2 例均為外傷後引起，瘀血內停，絡脈受阻，久之肝腎虧虛，氣血不暢，清陽不升，導致肝腎之精血不能上注於目。家父認為凡瞳神內部的慢性眼底疾患，多以肝腎陰虛為根本。故治療多以補肝腎，益氣升陽為主。但久病必入絡，故又需兼活血通絡之品。如兼陰虛有熱可加銀柴胡 10g，大便乾秘加番瀉葉 6g；若兼抽風者加鉤藤 9g、全蠍 6g；舌苔白厚膩者加蒼朮 10g。臨證治療視神經萎縮患者 10 餘例，均用上方加減，療效滿意。

（智振宇）

二十、胃痙攣

智子英經驗與驗案

胃痙攣屬中醫「胃脘痛」範疇。臨床以上腹部突發性的陣痛、刺痛為主，或伴噁心、嘔吐、腹脹、腹痛，起病或急或緩，反覆發作為特點。病因多由外感邪氣，或內傷飲食，致臟腑功能失調，胃失和降，反而上逆，引起胃痛、噁心、腹脹、悸動、眩暈等症，或因情志失暢，久鬱而致氣機受阻，或寒邪客胃，氣滯不通，不通則痛，引發胃痛、腹痛，時痛時止。

【治療】以理氣和胃，降逆止痛為原則。

【基礎方】石菖蒲 12g、鬱金 12g、茯苓 30g、白芍 30g、牡蠣 30g、瓜蔞 15g、炒萊菔子 12g。

【用法】水煎服，每日 1 劑，痛劇者 1 日 2 劑。

【功效】用於治療胃痙攣。臨床以氣逆上沖，臍下悸動，脘腹拘痛為主症。如寒凝胃痛者可加香附 10g、高良薑 10g。

典型病例：

邢××，女，42 歲，忻州人。1985 年 3 月 20 日初診。

【主訴】胃痛、眩暈，發無定時。患者素有胃中不舒，胃脘脹滿，脘腹拘痛，氣逆上沖，心下硬滿，頭蒙頭重。有時自覺臍腹悸動，有時逆氣上沖於胃，胃脘拘急，按之硬痛、悸動。近兩日無明顯誘因，突發眩暈，頭蒙，胃脘拘痛，心下逆滿，發病時臍腹悸動，時而有逆氣上沖胃中，氣沖則脘腹拘痛難忍。按之硬痛，勞累及受熱後均能使眩暈、胃痛加重，舌紅苔燥，脈細滑。

【中醫辨證】痰熱阻絡，氣逆上沖。

【治療】行氣化痰，降氣止痛。

【處方】石菖蒲 12g、鬱金 12g、茯苓 30g、白芍 30g、牡蠣 30g、瓜蔞 15g、炒萊菔子 12g、當歸 12g、川芎 15g、半夏 6g、澤瀉 12g、代赭石 15g。水煎服，每日 1 劑。

【二診】服上方 1 劑後痛止。3 劑氣逆明顯減輕。但覺心下空豁，腹中鳴響，有饑餓感，納食好轉，仍有頭蒙。舌紅苔薄白，脈沉細滑。上方加菊花 15g、半枝蓮 15g。3 劑後痊癒。

【按語】本方係山西省中醫藥研究院（原為山西省中醫研究所）名老中醫智子英經驗方。祖父用此方加減治療胃腸痙攣性疼痛，或伴有臍下悸動，或沖逆不得按者，1 劑痛止，3 劑即癒。本人臨證驗之每用輒效。

（智振宇）

二十一、不孕症

張玉芬經驗與驗案

女子結婚後夫婦同居 2 年以上，配偶生殖功能正常，未避孕而不受孕者稱「原發性不孕」，如曾生育或流產後無避孕又 2 年以上不再受孕者稱「繼發性不孕」。

引起不孕的原因頗多，如古人謂之「五不女」的螺、紋、鼓、角、脈五種屬生理性缺陷。這類女子沒有生育能力，故稱「五不女」(「螺」，指陰戶中有螺旋紋礙於性交者，又作騾，指無生孕能力；「紋」，即「陰紋」，類先天性陰道狹小或缺陷；「鼓」，即「鼓花」，指陰戶繃急似無竅，類處女膜閉鎖；「角」，即「角花」，指陰蒂過長，類陰陽人；「脈」，是女子一生月經全無或月經不調)。

我認為「螺」如果指陰道縱隔或橫隔，「鼓」指處女膜閉鎖，經手術治療也有妊娠機會；「脈」指月經不調、子宮發育不良，不嚴重者均可治療。臨床上屬於後天的病理性不孕，因腎虛而致者多見。

如《聖濟總錄》指出「婦人所以無子，由衝任不足，腎氣虛寒也」。又如《女科經倫》引薛立齋說：「婦人不孕……有腎虛精弱，不能融育成胎，……有嗜欲無度，陰精衰憊」，又如「女人不孕屬衝任伏熱，真陰不足」。《婦人良方大全》曰：「婦人之不孕，亦有因六淫七情之邪有傷衝任，或宿疾淹留，傳遺臟腑；或子宮寒冷，或氣旺血衰，或血中伏熱，又有脾胃虛損，不能營養衝任。」《醫宗金鑒・婦科心法要訣》：「女子不孕之故，由傷其衝任也。」經曰：「女子二七天癸至，任脈通，太衝脈盛，月事以時下，故能有子。」若為三因之邪傷其衝任之脈，則有月經不調，赤白帶下，經漏、經崩等病生焉。或因瘀血積瘀胞中，新血不能成孕，或因胞寒胞熱不能攝精成孕，或因體盛痰多，脂膜壅塞胞中而不孕；皆當審其因，按證調治，自能有子也。

綜上所述，中醫認為不孕大致分為腎虛、宮寒、血虛、血瘀、痰濕、肝鬱等因引起衝任二脈失調，不能攝精受孕。

我認為不孕之機理主要在於腎。中醫認為腎為先天之本，生命之源，元陰元陽之根，五臟六腑之主宰，它的功能是多方面的，如腎為作強之官，出伎巧、藏志、主耳、主骨生髓、藏精髓、主生殖、主水等。所以腎的功能是極為重要的，是臟腑調節之中心，腎既是人體一切陰液之源泉，又是人體一身陽氣之根本，既能滋養自身，還能滋養全身臟腑；既可體現自身的功能，又是全身臟腑功能活動的原動力。

具體到婦人，腎與胞宮、天癸、衝任督帶四脈關係密切，婦人在臟象上有胞宮，生理上有經、孕、產、乳等特點，而婦女的經、孕、產都是臟腑經絡氣血所化生的功能作用於胞宮的體現。《素問・上古天真論》：「女子七歲，腎氣盛，齒更髮長，二七而天癸至，任脈通，太衝脈盛，月事以時下，故有子……」由此看來，天癸是指腎中產生的一種促進人體生長發育和生殖的物質。它直接參與男女精血產生的生理活動，天癸是維持月經、胎孕正常的主要物質，天癸的產生有賴於腎氣的旺盛，腎中真陰的不斷充實，天癸逐漸成熟，月事才能以時下，而能有子。所以腎不僅為先天之本主生殖，而且為生命之源，只有腎氣旺盛，精血充沛，任通衝盛，月事如期，兩精相搏，方能成孕。

近年來，用現代科學方法對腎本質有較多研究，經實驗證明，中醫腎的實質是下丘腦——垂體——性腺、甲狀腺、腎上腺皮質等神經內分泌系統。

現代醫學認為：「月經的產生與調節是下丘腦——垂體——卵巢內分泌途徑回饋作用系統所支配的，它們之間憑著相互依存、相互制約成為調節月經週期的中心環節。」

綜上所述，腎為先天之本、主生殖。女子主生殖的功能是通過腦——腎——衝任——胞宮這條軸進行的，這與現代醫學認為婦女的生理功能是通過大腦中樞——下丘腦——垂體——卵巢軸的調節相仿，所以補腎是治療不孕的根本大法，對促進排卵調經起很重要的作用，但不孕的原因最常見的還有少腹氣滯血瘀，也就是西醫指的輸卵管梗阻、盆腔炎、附件炎、多囊卵巢綜合徵等。

另外，近年來對不明原因的不孕婦女的免疫學研究發現，在這些不孕婦女的體內存在著抗精子抗體、抗卵巢抗體、抗子宮內膜抗體、抗絨毛膜促性腺激素抗體、抗心磷脂抗體、抗卵巢透明帶抗體、組織相溶抗體、ABO 型 RH 型血型抗原、T 細胞亞群精漿免疫抑制物等。在眾多的免疫因素中約有一半的不孕者精漿、宮頸黏液和血清中存在抗精子抗體。

臨床常見三種不孕症的治療：

1. 排卵障礙性不孕：

是最常見的原因，散見月經不調、閉經、崩漏等病症。我採用中藥調周法，其特點既考慮月經週期中卵巢的週期性變化，順應體內的陰陽消長分期用藥，又保持了中醫固有的辨證論治及整體調節的特色，初步體現了現代醫學和中國醫學理論的相互滲透，必要時配合西藥促排卵藥（克羅米芬）但用量較小。

【月經期】此期為陰氣至盛，重陽轉陰階段，由於體內陽氣日盛，血海按時滿盈，在腎陽的作用下，溢瀉排出使經血來潮，但經血能否排出，關鍵在於「通」，舊血不去，則新血不生，因此本期的調治原則為活血調經，推動氣血運行，使胞宮泄而不藏。

【方藥】當歸 9g、川芎 6g、白芍 15g、生地 12g、白朮 12g、茯苓 10g、香附 10g、桃仁 9g、紅花 6g、甘草 6g。
臨床根據患者氣虛、血熱、陰虛、虛寒、血瘀等不同表現佐以益氣、涼血、滋陰、溫經、活血等藥。
經量過少者加牛膝 15g、澤蘭葉 30g、益母草 30g 引血下行。

【卵泡期】約為月經週期的第 4 ～ 13 天，此期為陰長時期，即陰精積累期，治療應補腎益天癸，養血調衝任，使精血充盈，氣血和調，以促使卵泡發育。

【方藥】當歸 9g、川芎 6g、生地 15g、白芍 15g、女貞子

12g、旱蓮草 12g、山萸 10g、山藥 12g、枸杞子 12g、白朮 12g、茯苓 10g、甘草 6g、香附 10g、菟絲子 12g。

卵泡期服藥應用至優勢卵泡直徑 1.8 ～ 2.0cm，若用此方 2 ～ 3 週期卵泡發育不良、內膜達不到 0.8cm 以上，應增強滋腎養陰之功改女貞子、旱蓮草、枸杞子、菟絲子各為 18g；若並用西藥克羅米芬者，重用茯苓 20 ～ 30g、白朮 20g，加澤瀉 15g，取健脾利水之功，以防卵泡過度刺激綜合徵發生。還應根據患者情況隨證加減。

【排卵期】約為月經週期的第 14 天左右，此期是腎之陰精發展到一定程度即將轉陽的階段。此時是陰陽交替，本期宜並補腎陰腎陽，助陰化陽，稍佐活血之品，因勢利導，促發排卵。

【方藥】當歸 15g、川芎 15g、赤白芍各 15g、生地 15g、牛膝 15g、益母草 30g、王不留行 15g、枸杞子 12g、菟絲子 15g、女貞子 12g、旱蓮草 15g、仙靈脾 12g、山萸 10g、甘草 10g。

每日 1 劑，服至排卵後，一般 3 ～ 5 劑。若單用中藥不能使成熟卵泡排出，可加用絨毛膜促性腺激素 5000IU 肌注，同時超音波監測。

【黃體期】約為月經週期第 16 ～ 28 天，此期是陰充陽長，腎陽之氣漸旺，宮暖待孕階段，宜陰陽並補，重用溫腎。若此期男女交媾精合成孕，臟腑氣血在腎陽作用下彙聚衝任，需養胎元；若未成孕，則臟腑氣血下注血海，以期月經來潮。由於陽氣的不斷高漲，易引起心肝經氣火的外擾，故少佐調肝之品。

【方藥】當歸 9g、川芎 6g、巴戟天 12g、菟絲子 12g、覆盆子 12g、仙靈脾 12g、補骨脂 1g、川斷 15g、寄生 12g、柴胡 6g、白朮 12g、茯苓 12g、甘草 6g、香附 10g。

2. 輸卵管梗阻性不孕：

屬中國醫學「胞脈瘀阻」範疇，其根本病機是瘀阻脈絡，在古書中雖無明確敘述，但有些記載極為類似。如《石室秘錄》:「任督之間，倘有疝瘕症，則精不能施，因外有所障也。」結合整體辨證，當以活血化瘀、溫經通脈、軟堅理氣為原則。

【方藥】生牡蠣 30g、夏枯草 30g、莪朮 10g、荔核 15g、益母草 30g、赤芍 15g、浙貝 15g、雞血藤 3g、半枝蓮 30g、香附 10g、當歸 15g、川芎 15g、生地 15g、甘草 6g。

臨床上若一味攻伐，易犯虛虛之戒，若專治補腎則瘀積難除，宜採用週期療法，經後投以活血化瘀之劑，以攻為主，排卵期及黃體期減少攻藥之力，酌加補腎之品，經前加舒肝理氣之品。服藥同時可配合宮腔注射或輸卵管介入治療，擴通後以活血化瘀、清熱解毒、溫經通脈藥治之。

對輸卵管壺腹遠端、傘端阻塞者，不宜行再通術。此類患者的輸卵管「拾卵」功能及輸卵管的蠕動功能已受損，即使手術使之復通，恢復其功能難度較大，可應用「試管嬰兒」等助孕手術。結核性梗阻應加抗結核西藥治療。

3. 免疫不孕：

80 年代以後引起了人們的關注，生殖道的免疫反應是極其複雜的，不論卵子、精子、受精卵、性激素、促性腺激素，以至精漿，都有一定的抗原性而導致免疫反應，造成不孕。

免疫不孕分為同種免疫、局部免疫和自身免疫三類。

同種免疫指男子的精子、精漿作為抗原，在女方體內產生抗體，使精子凝集或使精子失去活力；

局部免疫指有些不孕婦女的子宮頸黏膜或子宮內膜含有產生免疫球蛋白 G 或免疫球蛋白 A 的淋巴樣細胞，子宮頸黏液內含有抗精子的免疫球蛋白 G、免疫球蛋白 A、免疫球蛋白 M，故子宮頸和女性生殖道對精子具有局部免疫作用；

自身免疫是男性精子、精漿或女性卵子、生殖道分泌物、激素等溢出生殖道而進入自身的周圍組織，造成自己身體的免疫反應，在血中產生相應的抗體物質而致不孕。

抗精子抗體（AsAb）產生主要是在生殖道和直腸黏膜損傷或罹患性病、月經病、子宮內人工授精的損傷及子宮內膜炎時，接受的精子及其抗原進入血液，引起免疫應答而產生 AsAb，干擾精子獲能和頂體反應，影響精子的運動，抑制精子穿過宮頸黏液，阻礙精子接觸和穿過透明帶，促進巨噬細胞和白細胞殺傷和吞噬精子，阻斷精卵融合，損傷胚泡植入導致不能受孕。

抗子宮內膜抗體（AEMAb）是一種以子宮內膜為靶抗原的自身抗體，往往與子宮內膜異位症並存，對不孕的影響是多方面的，干擾精子與卵子的運動，並阻礙其結合，干擾孕卵著床和發育，導致受精率、卵裂率降低，抑制胚胎發育而導致不孕或反覆流產。

抗卵巢抗體（AoAb）是一種靶抗原在卵巢顆粒細胞、卵母細胞、黃體細胞和間質細胞的自身抗體，可導致卵巢病理損傷、卵巢早衰，從而使排卵、受精、胚胎著床、雌激素的產生受到不同程度的影響。

抗心磷脂抗體（AcAb）是一種心肌和血管內皮細胞中心磷脂（心磷脂是細胞膜的主要脂質成分）的自身抗體，AcA 可以和滋養細胞表面的心磷脂結合，導致細胞損傷，抑制合體細胞的形成，造成子宮對胚胎接受性降低。

抗絨毛膜促性腺激素抗體（AHCGAb）透過改變絨毛膜促性腺激素生物活性中心的分子構型或立體空間，阻礙激素與受體相互識別，中和了絨毛膜促性腺激素的促黃體效應，導致黃體不能維持，著床期的胚胎被破壞，妊娠終止。

抗卵子透明帶抗體（AzpAb）可阻礙精子與卵子外層的透明帶結合，使透明帶變性，精子不能透過，從而干擾受精影響孕卵著床。

西醫認為免疫性不孕抗體的產生均是由於感染、外傷等因素導致屏障被破壞，異常抗體產生，免疫調節失調而引起的超出正常限度的免疫反應的結果，這類抗體干擾破壞內分泌、排卵、受精、著床等各環節而導致不孕。

透過臨床觀察，我認為免疫不孕多因腎陰不足，引起或引動肝火，火熱煎熬，血黏成瘀，虛火內熱，稍有不慎即易為房事所傷，或致濕熱內侵或致瘀血內停。反之瘀血內停，日久化熱與濕熱之邪相並，亦可消灼腎陰而加重病情，腎陰不足難以攝精受孕，瘀血濕熱內阻，衝任不得相資，更難於妊娠。

從現代中醫研究表明：細胞免疫功能低下是體內正虛的表現，體液免疫功能亢進是邪實之表現。扶正中藥能提高機體的細胞免疫功能，促進免疫屏障的修補，增加免疫機能的穩定性；祛邪中藥能降低亢進的體液免疫功能，消除、破壞免疫平衡的因素。所以治則應為補腎健脾益氣，活血化瘀為主。

【方藥】黃蓍 30g、白朮 15g、防風 10g、生地 15g、山芋 6g、山藥 12g、枸杞子 12g、菟絲子 12g、茯苓 10g、丹參 15g、雞血藤 30g、赤芍 15g 。兼有濕熱加半枝蓮、公英，肝鬱加柴胡、香附。

【病案舉例】

例 1：郭××，女，33 歲，於 2003 年 3 月 21 日初診。藥流後未避孕 8 年。

未孕，素日月經規律，25 天一至，末次月經為 2003 年 3 月 7 日，持續 5 日，經量少，色暗紅，伴腰酸膝軟，小腹冷，面部黯斑，舌質淡黯，苔白，脈沉細，尺脈弱。

【婦科檢查】外陰正常；陰道通暢，分泌物多，質稀；宮頸光；子宮後位，子宮大小 6cm×4cm，活動差；附件正常。

【診斷】繼發性不孕。

【辨證】腎虛不孕。

【治法】溫腎暖宮，調補衝任。

【方藥】當歸 9g、川芎 6g、熟地 15g、白芍 12g、菟絲子 15g、巴戟天 12g、枸杞子 12g、杜仲 10g、甘草 6g、仙靈脾 10g、山萸 6g。服藥 12 劑。

本方以培補腎陽為主，但又宗「陰陽互根」「陰中求陽」之義，佐以滋陰填精益血，使陽得陰助，生化無窮。

【二診】4 月 10 日，4 月 5 日經至，持續 5 日，經量增多，色紅，少腹冷，手足心熱，咽幹口渴，舌質紅，脈細數。

【方藥】當歸 9g、川芎 6g、生地 15g、女貞子 12g、旱蓮草 12g、麥冬 10g、知母 10g、炒艾葉 6g、川斷 15g、寄生 12g、山萸 6g、枸杞子 12g。服藥 10 劑。

行經後胞脈虛，虛火內熾，陰虛內熱，治以養血，滋陰清熱，調衝任，使經血調。以助卵泡生長。

【三診】5 月 18 日，停經 43 天。妊試：陽性。

例 2：李××，女，34 歲，2005 年 4 月 10 日初診。結婚 9 年，1997 年因勞累，妊娠 4 月流產，後因胎停育流產 3 次，均為 50 ～ 60 天，末次流產 2002 年 1 月，半年前輸卵管造影，雙側卵管梗阻，月經不調 2 年，50 ～ 60 天一至，末次月經 2005 年 2 月 15 日，持續 5 日，經量中，色黯紅，有血塊，少腹脹痛，下墜，腰困，脈弦，舌質微暗，苔白。妊試：陰性。化驗：抗精子抗體、抗心磷脂抗體、抗卵巢抗體，均為陽性。

【診斷】繼發不孕（免疫不孕）。輸卵管梗阻，月經不調（後期），證屬胞脈瘀阻、脾腎虛，治宜活血化瘀、軟堅理氣、益腎健脾。

【藥用】生牡蠣 30g、夏枯草 30g、莪朮 10g、益母草 30g、當歸 10g、川芎 6g、防風 15g、白朮 12g、黃蓍 30g、山萸 10g、枸杞子 12g、菟絲子 15g、荔核 12g、香附 10g。方中生牡蠣、夏枯草、莪朮、益母草，活血化瘀，軟堅；荔核、香附理氣散滯止痛；山萸、枸杞子、菟絲子補腎；當歸、川芎，養血調經。

防風、白朮、黃蓍為玉屏風散，益氣固表，可提高機體的免疫功能。先後治療 3 個月，服中藥 65 劑。經輸卵管造影：雙側輸卵管通暢，月經規律，排卵正常。抗精子抗體、抗卵巢抗體、抗心磷脂抗體均為陰性。

2 個月後妊娠。

（張玉芩）

二十二、子宮肌瘤

張玉芬經驗與驗案

子宮肌瘤為婦科常見病、多發病，其發病率為婦女良性腫瘤之首，約占 90%左右，據報導 35 歲以上婦女中每 4 ～ 5 人中就有 1 個。關於其發病原因，過去西醫多數學者認為，由卵巢功能失調，雌激素分泌過多及長期刺激致子宮平滑肌細胞過度增生所致，即所謂的「雌激素假說」。隨著分子生物學技術的普遍應用，有關病因學的研究不斷深入，子宮肌瘤的發生與雌孕激素水準的增高，或肌瘤局部 ER、PR 含量增加有關，生長因子的參與對肌瘤也有促生長作用等。

對於治療，西醫主要以手術治療為主，但多數患者為此恐懼，加之子宮切除後激素水準、血脂代謝及血流變學均有明顯改變，這種改變可能是引起心血管疾病發病率增多的危險因素之一，故患者不易接受；西藥戈那瑞林類治療對肌瘤有明顯的縮小，但往往在停藥後又增大，且有不良反應，如肝腎功能損害、骨質疏鬆、更年期症候群出現等。因此對手術禁忌症者、年齡小於 35 歲、要求保留生育能力、肌瘤小於 2cm、絕經期婦女均可採用中藥治療。子宮肌瘤屬中醫癥瘕範疇。

《靈樞・水脹篇》曰：「石瘕生於胞中，寒氣客於子門，子門閉塞，氣不得通，惡血當瀉不瀉，以留止，日以益大，狀如懷子，月事不以時下，皆生於女子可導而下。」《校注婦人良方》云：「婦人腹中瘀血者，由月經閉積，或產後餘血未盡，或風寒滯瘀，久而不消，則為積聚癥瘕矣。」可見癥瘕積聚均係生於胞中的腫塊。該病多因正氣虛弱，血氣失調，氣滯血瘀，痰濕內阻，積聚而成。「瘀」為基本病機，瘀久成癥。故治癥瘕宜活血行氣，軟堅散結，病久氣血虛弱，須養正氣，故有「養正積自除」之說。

上世紀 70 年代末，我採用加味生化湯治療子宮肌瘤與子宮肥大症，此方是根據《傅青主女科》生化湯加味而成。經過臨床應用數年後，發現加用軟堅散結與理氣藥效果更佳，於是研製成活血消癥顆粒，治療子宮肌瘤。

【方藥】夏枯草 30g、浙貝 15g、生牡蠣 30g、莪朮 10g、穿山甲 15g、益母草 30g、香附 10g、荔核 15g、川芎 15g、赤芍 15g、桃仁 10g、黨參 15g、炮薑 6g、黃蓍 30g、昆布 20g、炙甘草 3g。

方中黃蓍、黨參，健脾益氣、培補氣血，增加機體抗病祛邪能力；穿山甲、莪朮、浙貝、益母草、赤芍、昆布、川芎、桃仁，活血化瘀、軟堅散結、祛瘀生新；夏枯草，清熱解毒、涼血；香附、荔核，行氣導滯止痛；炮薑，溫經；炙甘草，調和諸藥。綜觀全方，標本兼顧，攻補兼施，扶正祛邪，以利正氣恢復，從而達到消除子宮肌瘤之目的。

實驗研究證明：此方可對抗雌激素過多引起的子宮變化，能使增殖的子宮內膜恢復正常，腺體分泌過多現象消失，肌層的單純性肥大漸趨消失，糖元含量接近正常，此方還可加強子宮收縮，加速平滑肌的代謝，改善營養，使硬化的結節變軟，起到軟堅散結的作用。臨床治療子宮肌瘤 586 例，治癒率為 38·4%，顯效率 30·2%，有效率為 28·3%，總有效率為 96·9%。

病案舉例 1：

李××，女，28 歲。1990 年 8 月 1 日初診。結婚兩年，夫妻同居，未孕。月經先期 8 日，經期延長，經量增多 2 年，近半年加重，觸及少腹有塊。山西醫科大學第一附屬醫院診為子宮肌瘤，經西醫治療效果不明顯。1990 年 7 月 20 日月經先期 10 日而至，量多色紅，7 日後量減，淋漓不盡，近 1 週陰道出血增多，色淡紅，質稀，有紫黯血塊，少腹冷痛，氣短懶言，小腹空墜，肢軟無力，少寐多夢，手足心熱，舌質暗淡，苔薄黃，脈沉細數。

證屬氣虛血瘀，陰虛內熱。

治宜益氣養血，活血止血，養陰清熱。

【方藥】 黨參 20g、黃蓍 30g、白朮 15g、當歸 6g、元肉 10g、首烏 10g、生地炭 15g、丹皮炭 12g、艾炭 6g、阿膠（烊化）9g、益母草 30g、合歡花 30g、炒棗仁 15g、甘草 6g。

【二診】 8 月 22 日，服上方 5 劑，血止 3 日，仍感少腹隱隱作痛，神疲納少，腰困，脈沉細，舌質暗淡。

【檢查】 外陰，婚型；陰道，通暢；宮頸，光；子宮，中位，9cm×6cm，質硬，活動差；附件（—）。

血紅蛋白 8g/L；RBC 3.1×10^{12}/L；WBC 5.8×10^{9}/L；PTS 12 萬；超音波顯示：子宮 9.5cm×6cm；黏膜下 3.6cm×3cm 大小之結節。

【診斷】不孕症；子宮肌瘤（癥瘕）並貧血。

【中藥】黨參 15g、白朮 12g、生熟地各 15g、茯苓 15g、黃耆 30g、川斷 15g、益母草 30g、寄生 12g、當歸 24g、川芎 10g、三棱 6g、莪朮 6g、桃仁 10g、炙甘草 3g、炮薑 3g。

【三診】9 月 4 日，服上方 10 劑，自覺精神好，腹痛消，納增，仍覺腰困，乏力，少眠，脈沉細，舌質暗淡。
方同上，加枸杞子 12g 、炒棗仁 12g、柏子仁 15g。

【四診】9 月 10 日，經至 3 日，經量減少，色紅，有血塊，乏力口渴，脈沉細，舌質暗淡。
中藥 5 劑：黃蓍 30g、黨參 15g、白朮 12g、茯苓 12g、當歸 9g、生地炭 15g、丹皮炭 12g、阿膠 9g、炒蒲黃 10g、元參 10g、益母草 30g、炙甘草 30g。

【五診】9 月 20 日，經 7 日止，精神好，脈弦細，舌質暗。

【化驗】血紅蛋白 10.5g/L；RBC 3.9×10^{12}/L；WBC 6.8×10^{9}/L。
改用活血消癥沖劑：每日 3 次，每次 1 小袋，開水沖服。

【六診】11 月 15 日，近 2 月月經規律，經量中，末次月經 11 月 5 日，量中，色紅，有血塊，少腹脹痛，4 日後經量減少，至今淋漓不盡，色淡，時有小血塊，脈沉澀，舌質暗淡。

【檢查】外陰（—），陰道通暢，紫黯血；宮頸頸口處可見約3cm×3cm 大小腫塊堵塞；子宮大小 7cm×5cm，質中；附件（—）。

此乃黏膜下子宮肌瘤，經服中藥後蒂拉長，垂脫於宮頸口。經陰道給予切除。

【七診】1991 年 1 月 20 日，近 2 個月月經規律，量中，時腰困，脈沉細，舌質淡紅。

【檢查】子宮 6.5cm×4.5cm。

【中藥】當歸 9g、川芎 6g、生地 15g、黃耆 30g、黨參 15g、女貞子 12g、旱蓮草 15g、山萸 10g、枸杞子 12g、菟絲子 15g、仙靈脾 12g、巴戟天 15g、白朮 12g、甘草 6g。

【八診】5 月 20 日，停經 43 天，晨感噁心，納欠，脈沉滑，舌質淡紅，妊試（+）。

【診斷】早妊。

【按語】子宮肌瘤屬癥瘕範疇，採用活血祛瘀，軟堅散結治之，但因其患病日久，正氣已衰，故先益氣養血以扶正，正氣充後以攻為主，採用加味生化湯及活血消癥沖劑治之，迫使黏膜下肌瘤垂脫於宮頸口，行手術治之，肌瘤治癒後以補腎法調排卵而妊。

病案舉例 2：

趙××，女，38 歲。2003 年 5 月 12 日初診。

近半年來，經量增多，經期延長，末次月經 4 月 26 日，經量多，有血塊，伴少腹痛，腰困，經期延長 8 日止，舌質暗，苔白，脈沉澀。5 月 10 日 超音波檢查：子宮 9.5cm×5.5cm×6.2cm，前壁 3cm×2.5cm×2cm 及後壁 1.0cm×1.0cm×1.2cm 結節。

【檢查】外陰，婚型；陰道，通暢；宮頸，光；子宮前位 9.5cm×6cm，前壁可觸及結節。

【診斷】子宮肌瘤，經期延長。

【中藥】生牡蠣 30g、浙貝 15g、三棱 6g、莪朮 10g、昆布 20g、茯苓 20g、穿山甲 15g、丹參 15g、川斷 15g、寄生 12g。囑經期停藥。

【二診】6 月 25 日服藥後經量減少，經期 6 日，少腹脹，胸悶，少寐，舌質暗淡，脈弦細。

方同上，加柴胡 6g、白芍 20g、合歡花 30g，20 劑。

【三診】8 月 15 日，月經按時而至，量中，6 日止，時感腰困，舌質淡紅，脈沉細。

【超音波】子宮 7cm×5cm×4.8cm，肌瘤結節消失。方同上 10 劑。

（張玉芬）

二十三、卵巢囊腫

張玉芬經驗與驗案

中醫學無卵巢囊腫之病名，屬腸覃、癥瘕範疇。類似的論述如：《靈樞・水脹》曰：「腸覃何如……寒氣客於腸外，與衛氣相搏，氣不得營，因有所繫，癖而內著，惡氣乃起，息肉乃生，其始生也，大如雞卵，稍以益大，至其成如懷子之狀，久者離歲，按之則堅，推之則移，月事以時下，此其候也。」

所述症狀的描述，類似卵巢囊腫的表現，開始雞蛋大小，漸增大，甚者如懷孕數月大小，包塊可活動，月經仍來潮。我認為本病病因主要為脾失健運，水濕不化，濕聚成痰，痰濕與血瘀結為癥塊。治療原則應以活血化瘀，軟堅散結，同時兼以健脾祛濕，利水散結。

【方藥】生牡蠣 30g、莪朮 10g、浙貝 15g、瞿麥 30g、澤瀉 15g、茯苓 20g、蒼朮 12g、白朮 15g。

病案舉例：

白××，女，28 歲。2004 年 5 月 19 日初診患者 2 年前因經期延長，口服避孕藥 1 月後閉經，經作人工週期 3 個月，經量少，停藥後再次閉經，末次月經 2004 年 2 月。現症：少腹墜脹，疲乏無力，大便溏泄，舌質淡，苔薄白，脈沉遲。

【超音波】子宮 5.1cm×3.1cm×3.5cm，右卵巢 6cm×4cm 囊腫。

【婦查】外陰（—）；陰道：通暢；宮頸：光。

子宮後位，大小為 5.5cm×4cm。

【附件】右側可捫及 6cm×5cm 囊性腫塊。

【診斷】閉經；卵巢囊腫（癥瘕）。

【方藥】莪朮 10g、生牡蠣 30g、澤瀉 12g、茯苓 20g、瞿麥 30g、當歸 15g、牛膝 10g、澤蘭葉 30g、桃仁 10g、紅花 10g、香附 10g、柴胡 6g、黨參 15g、黃耆 30g。20 劑。水煎服。

【二診】6 月 25 日，末次月經 6 月 16 日，經量少，色淡紅，腰困，疲乏無力，持續 5 日止，舌質淡，脈沉細。

【B 超】子宮 5cm×3cm×4cm，雙附件未見異常。

【檢查】右附件未觸及腫塊。

【方藥】當歸 9g、川芎 6g、生地 15g、熟地 10g、女貞子 12g、旱蓮草 15g、山萸 10g、枸杞子 12g、川斷 15g、寄生 12g、菟絲子 15g、黃耆 30g。15 劑，水煎服。

【三診】7 月 29 日，7 月 20 日經至，經量增多，色紅，腰困減輕，少腹時墜冷，經 5 日止，舌質淡紅，脈沉細。方同上，加炒艾葉 6g、炒小茴 6g。10 劑，水煎服。

【按語】本例患者為卵巢囊腫並月經不調，因脾虛失健，痰濕與血結為癥瘕（囊腫），脾虛寒濕凝滯而閉經，兼腎虛沖任失調。故治療宜活血化瘀，軟堅散結，兼以健脾益氣、滋腎溫經、調衝任。方中瞿麥、茯苓、澤瀉，用其利水滲濕、活血通經之功。

（張玉芩）

二十四、多囊卵巢綜合征

張玉芬經驗

多囊卵巢綜合徵是一組複雜的症候群，典型的臨床表現為無排卵、月經失調（閉經、月經稀或不排卵月經），常伴有多毛、肥胖、不孕、卵巢增大。

近 20 年來，對本綜合徵的病理生理有了進一步的認識，目前多認為係下丘腦——垂體——卵巢回饋失調，部分病人與腎上腺、胰腺平衡失調有關。中醫無此病名，類似該症的記載散見於經閉、不孕、癥瘕等篇章中。

我認為本病主要是脾腎虛、痰濕阻滯，兼有血瘀、痰瘀互結胞中所致。治療應以補脾腎、調衝任，兼以健脾化濕、活血軟堅。

臨床上我用中藥人工週期加燥濕活血藥。中藥人工週期在排卵障礙性不孕症已述。

【常用活血藥】莪朮、丹參、赤芍、益母草、雞血藤。

【燥濕藥】瞿麥、茯苓、澤瀉、蒼朮。

（張玉芬）

二十五、功能性子宮出血

（一）張玉芬經驗與驗案

功血屬中醫月經不調、崩漏範疇。我認為此病的發生主要為腎虛所致。腎陰不足，一則水不涵木，以致肝陽偏亢，疏泄太過，導致肝不藏血；二則水不濟火，心火亢盛，以致血熱妄行。兩者都可導致衝任不固引致出血。另一方面，陰陽互根，陰損可以及陽。由於素體陰虛或久病虧損，亦可導致脾腎陽虛，脾虛則不能統血，而腎虛則藏納失固，因此認為本病的主要病機為腎虛。其中腎陰不足為多，同時與肝、脾二臟及衝任二脈的關係也較為密切。此外氣血鬱滯，胞絡瘀阻，血不歸經，也可導致本病。

治療應以補虛為主。進行辨證施治，大體可分為塞流、澄源、復舊幾個階段，採用不同的治療方藥。塞流是止血以治標；澄源是除因以治本；復舊是調經以復常。

1. 塞流：根據急則治其標，緩則治其本的原則，對出血急劇者，首應止血，常用固澀升提法，辨其虛實寒熱加減，虛者，重在培本，調理脾胃，脾氣不足，統攝無權，不補氣不足以攝血；血熱者，火鬱於內，迫血妄行，應清熱涼血，不清熱不足以止血。血瘀者，乃舊血不去，新血不能歸經，故須行血祛瘀。此外若有寒證宜溫之，實證宜瀉之，不過常見的還是虛證、熱證、瘀證。

【方藥】當歸 9g、川芎 6g、生地炭 15g、生地榆 20g、阿膠（烊化）9g、益母草 30g、黃蓍 30g、黨參 15g、白朮 12g、茯苓 10g、茜草 6g、貫眾炭 15g、棕櫚炭 15g、甘草 3g。

若身熱口乾、舌質紅，加丹皮炭、地骨皮；若少腹冷脹，加艾炭、炒小茴。

對功能性子宮出血期的治療，若接近既往月經正常週期，子宮內膜厚達 0.6 ～ 1.3cm 時，應活血通下為主，目的是盡量不擾亂胞宮自身的生理藏瀉。若子宮內膜厚為 0.2 ～ 0.5cm 時，以塞流為主，對於病程長，陰道反覆不規則出血者，應注意是否有每月 1 次出血明顯增多，似素日經量的週期變化，如有此變化，可視為月經週期，順其自然，3 ～ 5 日後，以塞為主。順應胞宮的生理藏瀉是止血與調周的有序治療。

2. **澄源復舊**：止血之後採用澄源復舊治其本，無論病起何臟，「四臟相移，必歸脾腎」「五臟之傷，窮必及腎」。月經的正常與否取決於腎氣盛衰，腎為衝任之本，故應著重補腎，兼理肝脾氣血。從根本上調整月經週期以恢復其按期排卵的生理常態。治療時要根據婦女生長發育的不同時期進行調理。青春期，腎氣初盛，外邪侵襲易被傷及衝任二脈，故應以補腎為主。產育期，胎產哺乳易傷血，血虛則肝失所養，致血不循經而妄行。此期也易感外邪而成熱證，故應注意補血養肝兼清熱。更年期，腎氣已衰，氣血皆虛，全賴後天水穀滋養，而水穀的化生又依賴於脾胃，故應注意健脾。

臨床上分三型治療：

1. 氣血虛：

【主症】出血量多或淋漓不止，經色淡紅，質清稀。神疲，氣短，懶言，面色蒼白或萎黃、浮腫、食少、心悸、失眠。舌質淡，苔薄白，脈沉細。治則補氣養血。

【方藥】黃蓍 30g、黨參 15g、白朮 12g、升麻 3g、柴胡 3g、熟地 15g、當歸 9g、阿膠（烊化）9g、煅牡蠣 12g、煅龍骨 15g、菟絲子 12g、枸杞子 15g、合歡花 30g、炒棗仁 15g、甘草 6g。

方中蓍、參、朮、草，補脾益氣，升麻、柴胡升舉中陽，當歸、熟地養血，阿膠養血止血，煅龍骨、煅牡蠣斂血安神，菟絲子、枸杞子補腎益精，合歡花、炒棗仁安神。

2. 肝腎陰虛：

【主症】經量多，色鮮紅，頭暈，目眩，耳鳴，腰痛，口乾，心煩熱，兩顴紅，脈沉細數或弦數，舌質紅，少苔。治則滋補肝腎、養陰清熱。

【方藥】熟地 12g、山茱萸 15g、枸杞子 12g、龜板 9g、甘草 6g、白芍 15g、白朮 12g、柴胡 6g、當歸 9g、菟絲子 12g、女貞子 12g、旱蓮草 12g。

方中熟地、山萸、枸杞子填精養血，龜板、枸杞子益精滋陰，當歸、白芍滋補肝腎，菟絲子，補腎益精，柴胡、白朮疏肝健脾，女貞子、旱蓮草滋腎益肝。

3. 脾腎陽虛:

【主症】經色淡，質稀量多，面色晦暗，浮腫，頭暈健忘，四肢不溫，腰酸腿軟，腹冷喜溫，便溏，脈沉弱，舌質淡，苔薄白。

【治則】補腎助陽，佐以健脾。

【方藥】菟絲子 12g、仙靈脾 15g、肉桂 6g、枸杞子 12g、山藥 15g、補骨脂 10g、黨參 15g、白朮 12g、黃蓍 30g、甘草 6g、當歸 9g。

方中菟絲子、仙靈脾、肉桂溫腎壯陽；當歸、枸杞子，溫養精血；山藥、黨參、白朮、黃蓍、甘草，健脾補中；補骨脂溫腎澀血。

功能性子宮出血患者由於出血量多或出血時間長，常常導致貧血，因此治療應積極止血，糾正貧血，臥床休息，增加營養，急性大出血時應住院治療，必要時給予輸血或刮宮止血。

病案舉例：

王××，女，48 歲。月經紊亂 3 年。1 ～ 3 個月一行，經行 8 ～ 15 天，現陰道出血 20 日，量多，色淡，有血塊，身疲乏力，少寐多夢，身熱，口乾，舌質紅，脈沉細。

【方藥】當歸 9g、川芎 6g、生地炭 15g、生地榆 10g、茜草 10g、益母草 30g、貫眾炭 15g、棕櫚炭 15g、烏賊骨 15g、黨參 15g、黃蓍 30g、合歡花 30g、炒棗仁 15g、炙龜板（先煎）9g、阿膠（烊化）9g、甘草 6g、川斷 15g、山萸 10g。

服藥後血止，血止後給予滋腎調肝，扶脾固衝任，方藥治療 30 劑痊癒。

（張玉芩）

（二）張達旭經驗

崩漏湯治崩漏：

【組方】金櫻子 30g、芡實 30g、熟地 10g、白朮 10g、黃蓍 30g、黑薑 10gw、黨參 30g、海螵蛸 30g、金櫻子 30g、升麻 9g、山藥 30g。

【功效】益氣固本，養血止血。

【主治】暴崩下血，或淋漓不淨，色淡質薄，面色㿠白或虛浮，身體倦怠，四肢不溫，氣短懶言，胸悶納呆，大便溏薄，舌體胖嫩，或有齒印，苔薄潤，脈細弱。

【方義分析】本方由固本止崩湯《傅青主女科》化裁而成。脾統血，脾虛則清陽下陷，統攝無權，衝任不固，故出血量多，或淋漓不淨，脾虛氣弱，血失溫煦，故血色淡質薄，中氣不足則氣短懶言。

身體倦怠，脾陽不運，則四肢不溫，面色㿠白或虛浮，胸悶納呆，大便溏薄，苔薄潤，舌體胖嫩，脈細弱，均為脾虛血少之候，方中參、蓍、白朮、芡實益氣健脾，固經攝血；熟地養血滋陰，黑薑溫中止血，加升麻、山藥以助參蓍益氣升攝之力，金櫻子酸能收斂，澀能固脫，海蛸鹹澀收斂止血，全方重在益氣舉陷，固本止血。

（張達旭）

二十六、盆腔炎

張玉芬經驗與驗案

盆腔炎是指女性內生殖器及其周圍的結締組織、盆腔腹膜發生炎症，是婦科的一種常見病、多發病，發病率較高。可局限在一個部位，也可多個部位發生或涉及整個內生殖器，嚴重時可引起盆腔腹膜炎、彌漫性腹膜炎、菌毒血症。在急性盆腔炎階段如未能及時治療，或炎症起病緩慢，忽視治療，均可逐漸演變成慢性盆腔炎，反覆發作，給患者造成痛苦，影響健康和生活。

中國醫學中沒有這一病名，但根據其主要症狀特點，可散見於中國醫學的癥瘕、不孕、痛經、帶下症、月經不調、熱入血室等篇章中。

如《金匱要略》記載：「婦人年五十所，病下利（血）數日不止，暮即發熱，少腹裏急，腹滿，手掌煩熱，唇口乾燥，何也？師曰：此病屬帶下。何以故？曾經半產，瘀血在少腹不去。何以知之？其症唇口乾燥，故知之，當以溫經湯主之。」《婦人良方大全》記載：「婦人月經痞塞不通，或產後餘穢未盡，因而乘風取涼，為風冷所乘，血得冷則瘀血也。瘀血在內，則時時體熱面黃，瘀血不消，則為積聚癥瘕矣。」

這些描述很接近盆腔炎的經過。本病多由於婦女經期產後血室已開而攝生不慎，或經期同房，或宮腔手術消毒不嚴等，導致濕熱（毒）之邪入侵胞宮、胞脈、胞絡、衝任，阻滯氣血而起。本病急性期表現為濕熱（毒）之邪與氣血相互搏結，正邪相爭，病理特點主要為邪實。若病邪纏綿日久不癒，正氣受損，邪實正虛，濕熱鬱滯，遏伏不去，又可表現為寒熱錯雜，虛實轉化的證候。

1. 急性盆腔炎：

【主症】高熱惡寒，下腹疼痛拒按，帶下量多色黃，臭穢，陰中灼痛，腹脹便秘，口乾舌燥，舌苔黃膩或燥，舌質紅，脈洪數或滑數。根據其症屬實證、熱證，濕熱之邪直犯下焦，邪正相爭、營衛不和，故高熱惡寒，阻遏氣血，不通則痛，故下腹疼痛拒按，損傷衝任，帶下量多色黃，化腐則臭穢，舌苔黃膩，脈滑數均為濕熱之象。口乾舌燥，便秘脈數，舌質紅為內熱熾盛，治療時著重清熱解毒，利濕，兼以活血理氣。

【方藥】金銀花 30g、連翹 18g、蒲公英 30g、黃芩 15g、土茯苓 20g、車前子 9g、雞血藤 15g、赤芍 15g、元胡 15g、萊菔子 15g、炒枳殼 3g。

【方中】銀花、連翹、公英清熱解毒；黃芩清熱燥濕；土茯苓滲濕解毒；車前子清熱利水，使熱從尿出；雞血藤、赤芍活血化瘀；元胡活血止痛；萊菔子、炒枳殼，理氣除脹。

如腹脹便乾，加大黃 6g；脘悶納呆，加陳皮 9g、山楂 10g；如出現膿毒血症時，邪毒傳入營分，症見神昏譫語，抽搐等，同時可用安宮牛黃丸或紫雪丹。

2. 慢性盆腔炎：

慢性盆腔炎主要是由於餘毒未清而至血瘀氣滯。表現為局部迴圈障礙、充血、水腫以及黏連等病理變化。證屬血瘀氣滯，治療時應以活血理氣為主。由於慢性盆腔炎的病程較長，常導致機體虛損，臨床上出現許多兼證，如肝腎陰虛（手足心熱，潮熱煩悶，腰酸肢困等）。

此證與現代醫學植物神經功能紊亂相似。有時也出現脾腎陽虛證（食少腹脹，畏寒肢冷，精神倦怠，帶下綿綿，下肢水腫），此證可能與代謝機能低下，消化功能減退及吸收功能障礙有關，另外還可出現少腹冷痛、胸悶、善太息等症狀，所以臨床表現較為複雜，我臨床分兩型治療：

⑴ 氣滯血瘀：

【主症】少腹墜脹疼痛，經前、經期及勞累後加重，月經不調，經量多少不定，色紫有塊，乳房脅肋作脹，舌質紫，或有瘀點，脈弦。

此證為血瘀氣滯，血瘀少腹而致腹痛，瘀血停滯，胞脈受阻，而經前、經期、勞累後加重，經血壅滯月經不調，經色紫有塊。由血瘀而致氣滯，氣機不暢故胸脅乳房作脹，舌質紫或有瘀點，脈弦均為血瘀氣滯之象。

【治則】活血化瘀，行氣止痛。

【方藥】當歸 15g、丹參 15g、赤芍 15g、香附 10g、烏藥 9g、木香 6g、雞血藤 30g、柴胡 6g。

【方中】當歸、丹參、赤芍、雞血藤，活血化瘀，香附、烏藥、木香、柴胡疏肝理氣止痛。

若腰困甚，加川斷 15g、寄生 15g；帶多色黃，加土茯苓 15g、茵陳 9g、黃柏 15g；若少腹腫塊，推之不移，按之痛甚，加三棱 9g、莪朮 10g、夏枯草 30g、生牡蠣 30g。

(2) **寒濕凝泄：**

【主症】下腹脹痛或腰　部痛或冷痛，畏寒肢冷，月經後期，量少，色紫有塊，經行腹痛，得溫則舒，帶多清稀，舌質暗淡或有瘀斑，苔白膩，脈沉弦。

素體陽虛或過食生冷，久坐濕地，或外感濕邪，濕從寒化，寒濕內盛，侵及胞脈，客於衝任，阻滯氣血，傷及任帶，而見諸症。

【治則】溫經散寒，理氣祛瘀止痛。

【方藥】當歸 15g、川芎 10g、赤芍 15g、延胡索 10g、沒藥 6g、生蒲黃 9g、五靈脂 9g、炒小茴 6g、炮薑 6g、桂心 9g。

【方中】蒲黃、五靈脂、當歸、川芎、赤芍、沒藥、延胡索，活血化瘀，行氣止痛；桂心、小茴、炮薑，溫經散寒。若腰骶部冷痛明顯，加杜仲、續斷、巴戟天，溫腎強腰止痛。

病案舉例 1：

陳××，女，36 歲。初診 2004 年 8 月 12 日。停經 50 天，因不慎跌倒，陰道出血多，伴下墜、腰困、腹痛，陰道掉出肉樣組織後，出血減少，腹痛減輕，2 日後寒熱往來，腹痛拒按，全身酸楚，不思飲食，頭痛，小便黃，脈弦數，舌質暗紅，苔黃。T38℃，P92 次/分。化驗：血色素 10.5g/L，白細胞計數 12×10^9/L，中性 86%，BP120/80mmHg。診斷：流產後感染（急性盆腔炎）。

【方藥】公英 30g、地丁 15g、銀花 20g、土茯苓 15g、黃芩 12g、防風 10g、當歸 15g、川芎 9g、桃仁 10g、炙甘草 6g、炒芥穗 9g、益母草 30g。同時給予抗生素消炎治療。

【二診】8 月 17 日服藥 5 劑後燒已退，腹痛微，陰道出血止，食增，脈沉弦，舌質暗紅。

【化驗】血象正常。

【檢查】外陰（—）；陰道，通暢；宮頸，光；子宮中位，6cm×4cm，周圍壓痛（—）；附件（—）。

繼服 5 劑，停用抗生素。

【按語】本例為完全流產繼發感染（急性盆腔炎），流產後血室正開，濕毒之邪入侵胞宮、胞脈，濕毒之邪與氣血相搏，正邪相爭而發熱惡寒，故以清熱解毒為主，加生化湯，以促進子宮收縮而血止。

病案舉例 2：

李××，女，38 歲。初診 2005 年 6 月 16 日。少腹墜脹痛年餘，近 20 天加重，伴有腰　酸痛，右下腹時有刺痛，肛門墜脹感，經期或勞累後加重，帶多色黃，脅肋作痛，月經規律，色黯紅，大便不爽，舌質暗有瘀點，苔黃膩，脈弦澀。超音波：子宮 6cm×4cm×3cm，右附件 4cm×3cm 包塊。

【檢查】外陰，婚產型，陰道分泌物多，色黃。

宮頸，輕糜；子宮 6cm×4cm×4cm，周圍壓痛，活動差；附件，右側可觸及 4cm×3cm 包塊，壓痛，不活動。

【方藥】當歸 15g、川芎 12g、丹參 15g、赤芍 15g、雞血藤 30g、三棱 10g、莪朮 10g、公英 20g、地丁 15g、茵陳 10g、半枝蓮 30g、川楝子 15g。10 劑，水煎服。

【二診】7 月 5 日，6 月 28 日經至，經量中，色黯紅，有血塊，少腹脹痛冷，持續 5 日止，舌質暗，脈弦。

【中藥】方同上，加艾葉 6g、烏藥 10g、生牡蠣 20g。10 劑，水煎服。

【三診】7 月 20 日，腹痛明顯減輕，白帶減少，時感腰困，上方去公英、地丁，加川斷 15g、寄生 12g。

【四診】8 月 10 日，月經按時而至，腹痛微。

【超音波】子宮 6cm×4cm×3cm。

雙附件未見異常。

【按語】本例為慢性盆腔炎。炎性包塊、無明顯急性盆腔炎病史，病程纏綿。主因，濕熱蘊結於胞宮、衝任，阻遏血、氣運行致血瘀氣泄，濕瘀互結，積久成，則見下腹癥塊。治以清熱除濕止帶，活血軟堅為主，兼以理氣止痛。

（張玉芬）

二十七、流產

張玉芬經驗與驗案

先兆流產、習慣性流產是婦女常見病，其發病率達10%。對流產的防治，國內外西醫主要用黃體酮製劑。現在普遍認為除了可用於黃體酮缺乏的孕婦外，應禁用於早期妊娠。

國外文獻報導，過去匈牙利所有孕婦的30%都用黃體酮作為激素支持療法，而對照研究表明，這種應用可引起子代的尿道下裂。

也有報導，孕期應用其他孕激素，如炔諾酮和羥孕酮，可引起嬰兒尿道下裂和其他生殖泌尿系的異常，用羥孕酮還可引起法樂氏四聯症（先天性心臟病）和腎上腺皮質癌，用炔諾酮可致女嬰男性化、腦積水或脊膜脊髓膨出等畸形，故妊娠期應慎用或禁用。因此，有些國家提出只限於妊娠12週後使用，有些國家已作為淘汰藥物。

中藥作為安胎療法之一，其歷史悠久，歷代醫家對保胎治法各異，方藥甚多，如朱丹溪認為「墮因內熱而虛者」為多，提出「產前宜清熱」，黃芩、白朮為保胎聖藥；《金匱要略》白朮散、當歸散二方均用白朮，可見張仲景對安胎的臨證思路在脾胃；傅青主有「安胎重脾胃，補其氣不足，泄其火有餘」之論；張錫純則認為「男女生育，皆賴腎氣做強，腎旺自能蔭胎焉」，治療滑胎用「壽胎丸」；《景岳全書》「婦人規」方「泰山磐石散」。

集諸醫家之長，我認為先兆流產和習慣性流產（胎漏、胎動不安、滑胎）其病機為：

1. **腎虛：**

稟賦素弱，先天不足，腎氣虛弱；或孕後不慎房事，損傷腎氣，腎虛衝任不固，胎失所繫，以致胎元不固。

2. **氣血虛弱：**

平素體弱血虛，或孕後脾胃受損，化源不足，或因故損傷氣血，氣虛不攝，血虛失養，胎氣不固。

3. **血熱：**

素體陽盛，或七情鬱結化熱，或外感邪熱，或陰虛生熱，熱擾衝任，損傷胎氣。治宜採用益腎繫胎，補氣養血，養胎載胎，清熱以安胎。

【方藥】 黃蓍 30g、菟絲子 15g、黃芩 15g、黨參 15g、當歸 15g、白朮 9g、川斷 15g、寄生 15g、炒杜仲 9g、生地 15g、熟地 9g、砂仁 6g、阿膠 9g、白芍 15g、甘草 3g。

方中黃蓍益氣補中以載胎；菟絲子既補腎陽又補腎陰；黃芩清熱止血安胎，此三味藥為君藥。

當歸補血止痛以安胎；黨參補中益氣，生津養血；白朮補氣健脾安胎；川斷，補益肝腎，補而不滯，具安胎止漏之功效；寄生、杜仲，補腎養血而安胎，此六味藥為輔助君藥以加強治療主症，為臣藥。

生地，清熱涼血，養陰生津；熟地，養血滋陰，補精益髓；砂仁，行氣和中，止嘔安胎；阿膠，補血止血；白芍，養血斂陽，緩急止痛，此五味藥配合君、臣藥加強治療作用為佐藥。

甘草，補脾益氣，緩和藥性，調和諸藥為使藥。全方共奏補腎，益氣養血，清熱安胎之功效。

臨床觀察治療 580 例，有效率 96.6%，優於壽胎丸組及黃體酮對照組。經統計學處理具有顯著性差異。服藥後新生兒、幼兒身高、體重、健康狀況、智商狀況均與正常群體無差異。

初步機理探討：

從治療結果看，用藥後患者絨毛膜促性腺激素（HCG）均呈不同幅度上升，達到同期妊娠正常值範圍。HCG 是妊娠早期最早指標，其主要功能是延長孕婦黃體期，妊娠黃體 4 週後開始功能減退，HCG 可延長至 6 ～ 8 週至胎盤產生孕激素。若此期間孕激素分泌不足可導致流產。此外 HCG 具有免疫抑製作用，使著床胚胎不被排斥。

由此推測，由於中藥的作用，HCG 上升，提高了胎盤功能，使其能夠分泌足量孕激素從而維持其妊娠過程。又由於免疫抑製作用增強，使著床胚胎不被排斥。

動物實驗研究證實，該方藥能顯著增加流產模型的孕鼠胎仔和胎盤重量，明顯抑制妊娠大鼠離體子宮肌的收縮，特別是黃芩對子宮平滑肌收縮有明顯抑製作用，川斷、白芍有弱的抑製作用。菟絲子具有雌激素樣活性，而雌激素對維持妊娠起著重要的作用。

本方還能明顯提高 ATP 酶、SDH、ACP 活性，降低 AKP 活性，增加糖元和 RNA 含量。動物急性、長期毒性及生殖毒性試驗，均未見致畸作用及毒性反應。說明此方保胎既有效又安全。

病案舉例：

王××，32 歲。曾流產 6 次，均為 40 ～ 50 天，胎停育，末次流產在 2 年前。現停經 38 天，陰道少量出血，輕微腹痛，下墜，腰困，妊試(+)，舌質微紅，脈沉滑，尿 HCG38。

【方藥】當歸 6g、黃耆 30g、黨參 15g、生地炭 15g、炒黃芩 12g、炒白朮 10g、菟絲子 12g、川斷 15g、寄生 12g、阿膠（烊化）9g、白芍 20g、炒杜仲 9g、枸杞子 12g、砂仁 6g、甘草 6g。

服上藥 5 劑血止，症減，尿 HCG48。

改生地炭為生地，繼服 10 劑。

【超音波】宮內妊囊 3.5cm×2.5cm，見胎芽及心管搏動。足月妊娠後順產 1 男嬰。

（張玉芬）

二十八、小兒盜汗

時毓民經驗與驗案

王××，男性，5 歲。2000 年 9 月 12 日初診。

【主訴】盜汗 5 月餘。患兒每於整夜遍身出汗濕衣、枕，需 2 次換衣。日間也時有多汗，動則更甚，易乏力，食納差，面色萎黃，舌質淡紅，脈細軟。證屬脾氣虧虛，表衛不固，治擬益氣健脾固表法。

【方用】生黃耆 12g、炒白朮 5g、防風 3g、煅龍骨 15g、煅牡蠣 15g、麻黃根 10g、炒穀芽 10g。每日 1 劑。

2 週後復診，遍身多汗已減，食量略增，於原方中加碧桃乾 10g、生山楂 10g。服藥 1 月後多汗消失，食欲明顯改善，體重增加，面色好轉。

【按語】盜汗在小兒時期多見，以脾氣虛為主。《湯液本草》曰：「黃耆，治氣虛盜汗並自汗……」方用玉屏風散加味。玉屏風散源於《究源方》，已沿用 800 餘年。該方以黃耆補氣固表為君藥，白朮健脾固表為臣藥，防風引黃耆走表而禦風邪，防風得黃耆不致發散太過，全方配合嚴密，相得益彰。方中加煅龍骨、煅牡蠣、麻黃根、碧桃乾意在加強斂汗作用。炒白朮、炒穀芽、生山楂健脾消食，改進食慾，故收效神速。

（時毓民）

二十九、反覆呼吸道感染

時毓民經驗與驗案

李××，女性，6歲

【初診】1997年2月1日。

【主訴】3年來反覆感冒。患兒平素經常流涕、咳嗽，每月1次，形體消瘦，面色萎黃，胃納較差，夜寐不寧，多汗，兩便尚調。

【體檢】咽部輕度充血，扁桃體略大，肺呼吸音粗，舌苔薄白，脈細濡。

【查血】CD354.16%, CD432.20%, CD823.84%, CD198.19%, CD208.00%.。

證屬脾肺兩虛，治擬健脾益氣法。

【方用】炙黃蓍12g、太子參12g、炒白朮10g、淮山藥15g、北沙參10g、夜交藤10g、炙甘草3g、陳皮3g。

經上方治療2月，食慾改善，感冒減少，於原方去太子參，加黨參10g、炒苡仁12g、茯苓30g。再用藥2月。小兒未再有感冒，復查血：CD369.50%, CD438.78%, CD822.42%, CD 1912.70%, CD2016.67%，已恢復至正常值。患兒面色轉潤，夜寐已甯，體重增加明顯。

【按語】反覆呼吸道感染以7歲以下小兒多見，此因小兒免疫系統尚未發育完善，易患呼吸道感染之故。正如《小兒藥證直訣》曰：「五臟六腑，成而未全……全而未壯」。可見反覆呼吸道感染小兒臟腑虛弱，尤以脾胃氣虛多見，故以補益脾肺為要。《本草匯言》曰：「黃蓍，補肺健脾，實衛斂汗。」

本方以黃蓍為君，輔以太子參、白朮、山藥、炒苡仁益氣健脾，北沙參養肺陰，夜交藤安神，大劑量茯苓有健脾安神功效，從而提高了患兒的抗病能力，細胞免疫功能提高，致使正氣記憶體，而邪不可干。近年實驗研究證實，黃蓍多糖可提高小鼠脾細胞溶血空斑，促進抗體形成，並能提高 IGg1 及 IGg3 的水準。黃蓍多糖能增強 NK 細胞活性，刺激 NK 細胞增殖。黃蓍尚能抑制病毒及溶血性鏈球菌、肺炎雙球菌、葡萄球菌、結核桿菌等多種病菌。

（時毓民）

三十、川崎病

時毓民經驗與驗案

虞××，男性，17 個月

【初診】2000 年 2 月 10 日。

【主訴】患兒因高熱 1 週入院，體溫達 39 ～ 40℃，納呆少食，神萎。

【體檢】於軀幹部可見斑丘疹，手掌、腳底出現彌漫性紅斑，眼結合膜充血明顯，右頸部捫及黃豆大小淋巴結數個，心肺無異常發現，舌質紅絳，苔薄白，脈滑數。入院後給予大劑量丙種球蛋白靜脈注射。

【中醫辨證】氣營兩燔，治擬清熱解毒，涼血滋陰法。

【方用】水牛角（先煎）15g、生地黃 10g、玄參 5g、丹皮 5g、赤芍 5g、黃芩 5g、生石膏 15g、僵蠶 5g、生甘草 3g。

1 週後患兒體溫降至正常，但出現納呆少食，神萎，手足部脫皮，唇乾紅，面色蒼白，心音低，舌質偏紅，脈細數。彩色超聲心動圖檢查示冠狀動脈擴張。

【中醫辨證】氣陰兩虛。予益氣養陰法。

【方用】炙黃蓍 10g、黨參 5g、玄參 5g、北沙參 5g、山藥 10g、陳皮 3g、石斛 5g、炙甘草 3g。

1 週後患兒納食增加，神萎好轉。原方加丹參 10g 當歸 5g。治療 2 週後患兒面色好轉，心音正常，繼用前方加減，2 月後復查彩色超聲心動圖顯示冠狀動脈擴張消失。

【按語】川崎病又稱皮膚黏膜淋巴結綜合徵，可能由於免疫失調所致，多發生於嬰幼兒時期。此病在中醫屬「溫病」範疇。

病初邪入氣營，應以清熱解毒涼血為主。病後期血熱灼傷氣陰，熱毒內陷於心，心失血養，心氣虛衰，心脈瘀滯，故用益氣養陰，活血化瘀法。該病例用較大劑量黃蓍合黨參補氣，輔以養陰及活血化瘀藥，獲得滿意療效。

（時毓民）

三十一、小兒脫肛

時毓民經驗與驗案

王××，女性，3歲

【初診】2002年3月1日。

【主訴】1年來經常腹瀉，便後脫肛。患兒大便稀薄，每日3～5次，便後脫肛，家長需用手將脫出肛門復位。

【檢查】見面色萎黃，形體消瘦，口唇淡白，舌質淡紅，脈細軟。

【中醫辨證】屬氣虛下陷，治擬補中益氣，升提下陷。

【藥用】炙黃耆15g、黨參10g、炒白朮10g、升麻5g、柴胡5g、陳皮3g、山藥12g、煨葛根10g、煨訶子5g。

用藥2週，瀉止，偶有脫肛，面色及食納仍差，於原方去煨訶子、煨葛根，加焦山楂10g、炒穀芽10g、蒼朮5g。1月後面色好轉，食納改善，二便正常，未再脫肛。

【按語】脫肛指肛管、直腸脫垂於肛門外的病症。在《諸病源候論·小兒雜病諸候》中最早記載了「脫肛者，肛門脫出也。多因久痢後大腸虛冷所為」。其主要原因是小兒氣血未旺，元氣不實，或稟賦怯弱，若久瀉傷脾，久咳傷氣，最易發生脫肛。治療以補氣升陽固澀為基本法則。

《醫宗說約小兒科節抄·脫肛》曰：「小兒脫肛有二症，瀉痢之氣虛應補。補中益氣去當歸……」

本例以補中益氣湯為基本方，黃蓍為君藥，用量相對較大，加山藥、炒白朮健脾，煨葛根、煨訶子固澀，使藥至病除。

（時毓民）

三十二、缺鐵性貧血

時毓民經驗與驗案

錢××，男性，3歲。

【初診】1998年月12日。

【主訴】面色蒼白2月餘。患兒平時納呆少食，有挑食習慣，近來面色及口唇蒼白，神萎，食慾欠佳，舌質淡紅，苔薄白，脈無力。

【血化驗】血色素90g/L，平均血紅蛋白濃度27%，血清鐵8μmol/L。確診為缺鐵性貧血。證屬氣血不足，治擬益氣養血，健脾助運。

【藥用】炙黃蓍12g、黨參10g、當歸10g、陳皮3g、炒白朮10g、佛手3g、茯苓10g、炒麥芽10g、炙甘草3g。

另囑多吃蔬菜、雞蛋、雞鴨血湯、黑木耳等。服藥1月後，諸症消失，面色好轉。查血色素120g/L，平均血紅蛋白33%，血清鐵12μmol/L。已基本正常。

【按語】小兒缺鐵性貧血較為常見，多發生於6個月到3歲小兒。《諸病源候論・小兒雜病諸候・羸瘦候》曰：「夫羸瘦不生肌膚，皆為脾胃不和，不能飲食，故血氣衰弱，不能榮於肌膚。」

本例取當歸補血湯意，以黃蓍為君，適加當歸以益氣生血，佐以健脾胃，促進腸胃吸收，另加佛手、陳皮行氣。取得較好效果。

實驗研究證實，黃蓍可促進骨髓的造血功能，顯著提高環磷酰胺處理後小鼠白細胞、骨髓有核細胞、脾結節數，保護紅細胞的變形能力。

（時毓民）

三十三、小兒腦癱

管遵惠經驗與驗案

小兒腦性癱瘓是指出生前到出生後 1 個月內發育期非進行性腦損傷所致的綜合徵。臨床主要表現為中樞性運動功能障礙和姿勢異常，可伴有智力低下，驚厥，行為異常，語言障礙等。屬中國醫學「五遲」「五軟」「五硬」範疇。治療方法：

1. 舌針取穴：

心穴、脾穴、肝穴、腎穴、中矩、舌柱、金津、玉液。針刺方法：醫者左手墊紗布敷料，固定舌體於口外，進行針刺。補法：選用 30#1 寸或 1.5 寸針灸毫針，在選定的穴位上，拇指向前小弧度捻轉 3 或 9 次，稍停，為 1 度補法。一般行 1 度或 3 度手法，不留針，捻轉時，進針 0.5 ～ 1 分許，勿令太深，一般不會出血。瀉法：選用 28#1 寸或 1.5 寸針灸毫針，進針 1 ～ 2 分，拇指向後大弧度捻轉 6 次，稍停，為 1 度瀉法，一般行 2 度或 4 度手法，不留針。舌底穴位中矩、舌柱、金津、玉液進針要稍深，針刺瀉法個別穴位可能會出血。

2. 頭針取穴：

益腦 16 穴：①囟門前三針：前髮際上 1 寸，水準旁開 1.5 寸，計 3 穴；向前平刺 0.5 ～ 0.8 寸。②枕骨後三針：後髮際上 2 寸，腦戶下 0.5 寸，水平旁開 1.5 寸，計 3 穴；向下平刺 0.5 ～ 0.8 寸。③頭顳左三針：頭顳左側，角孫穴上 2 寸，水平旁開 1.5 寸，計 3 穴；向下平刺 0.5 ～ 0.8 寸。④頭顳右三針：頭顳右側，角孫穴上 2 寸，水平旁開 1.5 寸，計 3 穴；向下平刺 0.5 ～ 0.8 寸。⑤巔頂四神針：百會穴前後左右各 1.5 寸，計 4 穴；向百會方向平刺 0.5 ～ 0.8 寸。以上 16 穴，可根據癱瘓部位選擇取穴，亦可全部取穴。針刺方法：用 29#或 30#1 寸毫針，針與頭皮呈 15° 角沿皮刺入達帽狀腱膜層，快速捻轉 6 次或 9 次，留針 20 分鐘。一般針刺組根據臨床症狀選用運動區、舞蹈震顫控制區等，按頭針常規刺法操作。

3. **體針取穴：**

上肢癱：肩髃、曲池、支溝、合谷、後谿、八邪、少海、支正、勞宮；下肢癱：髀關、伏兔、風市、陰市、陽陵泉、絕骨、太衝、足三里、三陰交、解谿、跟腱；智慧低下，語言障礙：啞門、風府、風池、翳明、天容、人中、承漿、廉泉。針刺手法：補法：選用 30#1 寸毫針刺入選定穴位，拇指向前捻轉 3 次或 9 次，稍停，為 1 度補法，一般行 3 度或 9 度手法。在捻針時，進針深度 0.5 寸左右，不留針，疾速出針後按壓針孔。瀉法：選用 28#或 30#1 寸或 1.5 寸毫針，在選定穴位上，進針 1 寸左右拇指向後大弧度捻轉 6 次，稍停，為 1 度瀉法，一般行 6 次或 8 度手法，不留針。出針後，用消毒棉球輕擦針眼。

4. **療程：**隔日 1 次或每週針刺 2 次，30 次為 1 個療程；每療程後休息 7 天。

病案舉例：

楊××，女，5 歲。香港人，1999 年 10 月 11 日初診。患兒足月剖腹產，出生後第 4 天出現溶血性黃疸、發熱、角弓反張、抽搐。香港某醫院診斷為「新生兒膽紅素腦病」，採用 2 次換血療法及對症處理，1 個月黃疸消退。8 個月後始偶發單音，雙下肢痙攣癱瘓。

1996 年經香港醫院檢查確診為「小兒腦癱」。先後在香港、英國、美國等多家醫院醫治無效；後赴廣州、北京等地針灸治療 3 個月餘，收效不顯。

【檢查】 表情癡呆，反應遲鈍，聽力減退，不會言語，僅能發單音「啊」「媽」。雙手臂不自主運動，持物不穩，膝、踝反射亢進，雙足輕度下垂內翻，在大人牽拉下呈剪刀型步態行走，多動不甯，智力明顯低於同齡兒童。脈細滑，舌淡紅，苔白膩。

【辨證】 肝腎虧損，精乏髓涸，痰蒙心竅，筋骨失養。

【中醫診斷】 五遲，五軟。

【西醫診斷】 小兒腦癱（混合型）。

【治則】 調補肝腎，填精益髓，醒腦開竅，強筋壯骨。採用舌針、頭針、體針綜合治療，36 次後，聽力基本正常，會說「吃飯」「再見」等簡單語言，可單獨行走，雙手持物較靈活。治療 8 個月後，會接電話，能分辨出親人聲音，可以準確辨認 20 以內數位。治療 160 次後，患兒可以說簡單言語，可讀、寫 100 多個字，能單獨跑步和上下樓，生活能自理。智測檢查明顯好轉，智力接近正常。

【按語】

1. 小兒腦癱屬中國醫學「五遲」「五軟」範圍。

其病機主要為先天稟賦不足，後天失養或感受邪毒，髓海受損，致肝腎虧損，心脾不足，氣血虧虛，精乏髓涸，心竅蒙蔽，筋脈失養，腎為先天之本，主骨，生髓，藏精，通於腦，腦為髓之海，為精明之府，賴心氣、脾氣、肝陰、腎精所充養。病理改變涉及到腎、肝、心、脾及腦、髓、骨、脈等多個臟腑器官，故中醫臨床常以調補肝腎、益精生髓、醒腦開竅、養心益智、疏經通絡、強筋壯骨為基本治療法則。

2. 舌為心之苗，又為脾之外候。

《靈樞・脈度》篇云：「心氣通於舌，心和則舌能知五味矣。」心為五臟六腑之大主，脾是「後天之本」。故《靈樞・邪氣臟腑病形》篇說：「十二經脈，三百六十五絡，其血氣皆上面而走空竅。……其濁氣出於胃，走唇舌而為味。」從生理上說，臟腑精氣必榮於舌；以病理而言，臟腑氣血病變亦反映於舌，基於舌與全身臟腑器官的整體聯繫，故舌針具有醒腦益智、通關開竅、補益心脾、調和氣血之功。

3. 腦為元神之府，頭為諸陽之會。

益腦 16 穴，通調督脈，振奮諸陽經氣，起到充實髓海、健腦益智之效。兼以經絡辨證，循經取穴，疏經通絡，濡養經筋，調補肝腎，強筋壯骨。諸法合用，相輔相成，相得益彰，故能獲得較好的臨床療效。

（管遵惠　管傲然　丁麗玲　李群　易榮　管薇薇）

三十四、新生兒鼻炎

李乃庚經驗與驗案

新生兒鼻炎的主要症狀是鼻塞不通，吮乳時影響呼吸，使小兒啼哭不安。如用藥不得法，常致纏綿不癒。

多年來，我們使用自擬的鼻炎散外敷患兒前囟門，取得了滿意的效果。特介紹如下：

1. **治療方法**：鼻炎散藥物組成：製川烏、製草烏、細辛、川芎各等分共研細末備用。

【用法】取鼻炎散 10g，再加生薑汁適量拌和成軟膏狀，裝入 4cm×5cm 大小的單層紗布袋內，掐成扁平形，濕敷在患兒囟門，以油紙覆蓋，繃帶固定。如未癒，3 天後再換藥濕敷 1 次即可。

2. **療效觀察**：我們曾系統觀察 30 例，顯效 24 例，好轉 3 例，無效 3 例，總有效率為 90%。

典型病例：

陳姓女嬰，出生 34 天，該患兒在出生後 1 周即鼻塞流涕，偶有咳嗽。曾服感冒沖劑，並用慶大黴素等藥物霧化吸入，嗎液、滴鼻淨滴鼻，咳嗽愈，但鼻塞不通，時流清涕。近 10 天來鼻塞加重，呼吸不暢，吮乳時啼哭不安，在我院門診時予服疏風宣肺通竅之中藥湯劑，亦未見好轉。除鼻塞呼吸不暢外，體檢和實驗室檢查均無異常發現。診斷為新生兒鼻炎（風寒證），用鼻炎散藥袋濕敷前囟門，第3天復診時鼻塞完全消失，呼吸通暢，吮乳正常。家長恐鼻塞再發，要求鞏固治療，遂開芳香通竅防感冒的中藥研末作藥枕。隨訪3月餘，未再復發。

【按語】小兒肺氣怯弱，衛外功能未固。而肺開竅於鼻，主皮毛，每當受寒邪則最易鼻塞流涕。新生兒鼻腔尤為嬌嫩，血管豐富，受寒邪侵襲，則寒凝氣滯，血流不暢，致使鼻腔黏膜呈現長時間的持續充血腫脹，在臨床上則表現為鼻塞不通。雖診斷為鼻炎，往往並非感染所致，而是寒邪稽留局部，使鼻黏膜功能受阻的表現。所以新生兒鼻炎常表現為體溫和血象正常，鼻塞不通的症狀突出而持久不癒。

在治療上，因此症並非感染，故抗生素不易取效。而寒邪客於鼻腔局部，口服中藥也難直達病所，因此常屢治不癒。使用滴鼻劑雖能取效一時，但不能去除病因，藥效一過，鼻塞依然，如反覆長期使用滴鼻劑，還會使患兒鼻黏膜增厚，誘發藥物性鼻炎，增加治癒的難度。

在臨床實踐中，我們用鼻炎散濕敷患兒前囟門之所以能取得較好的效果，是根據督脈經主人的一身陽氣，在督脈經的囟門（上星穴）處濕敷辛溫通竅的製川烏、製草烏、細辛、川芎、生薑汁，能鼓舞陽氣，驅除陳寒，宣通痹塞；且上星穴循經鼻腔，是治療鼻炎的要穴，在此處敷藥正可謂法簡而效宏。但是使用以上藥物濕敷，仍須遵循辨證施治的原則，若非寒證鼻炎，應當慎用。

（李乃庚）

三十五、小兒皮膚病

李乃庚經驗

小兒皮膚嬌嫩，若為熱毒外侵，濕熱內蘊，溢於肌表而見肌膚破潰、赤爛流脂水或皮疹紅赤癢痛等小兒膿皮病、濕疹、蟲咬皮炎、癢疹等繼發感染，以及膿疱瘡、暑癤等疾病。

為了提高療效，在臨床實踐中，我們常用塗洗療法治療這些疾病，確有簡、便、廉、驗的優點，深受家長們的歡迎，現介紹如下：

1. 常用方藥：

蒲公英 30g、紫地丁 30g、黃芩 15g、黃柏 15g。

2. 使用方法：

將上藥加水 1000ml，煎取藥汁 500ml，塗洗患處，如周身皆有，可將此方藥量加倍，煎水洗澡，每日 1 ～ 2 次，洗後不用其他水清洗，如局部破潰較重者，可加用茶葉汁調適量的如意金黃散（《醫宗金鑒》方）外敷患處，每日 1 次。

3. 療效觀察：

一般塗 3 ～ 5 天可痊癒，我們曾系統觀察 43 例，治癒 35 例，好轉 8 例。治癒的 35 例中，僅 4 例因合併感染化膿較嚴重，且有發熱全身症狀，同時使用了抗生素治療。

【按語】小兒膿皮病常為熱毒侵淫所致，方中四藥都能清熱解毒，但又各有所長，蒲公英清熱解毒，善消腫散結，地丁清熱解毒，善涼血消腫，黃芩、黃柏善瀉火燥濕，排膿解毒。

凡葡萄球菌和鏈球所致的多種感染性皮膚病，皆能取得滿意的療效。

本方為煎洗患處，或濕敷浸漬創面的外治用藥，有藥徑效捷的優點，對一些外症伴有繼發感染，局部有破潰，赤爛流膿水，屬熱毒外侵，濕熱凝聚者最為適宜。尚若感染嚴重，伴有發熱等全身症狀者應中西醫結合治療，提高療效。

（李乃庚）

三十六、小兒出牙熱

李乃庚經驗

發熱是兒科的常見病症之一，其中因出牙而發熱的亦不少見，但由於現代兒科書籍較少有專門論述，臨床常作為感染治療。古籍中把出牙和「變蒸」相混而論，並認為這種發熱「不須治，待其自退」，至使兒科臨床上對小兒出牙發熱每多誤診誤治。

本人經過多年的臨床觀察，將出牙引起的發熱診斷為出牙熱，並用自擬的翹荷飲治療，取得了較好的療效，現介紹如下：

出牙熱有以下臨床症狀特點：首先發熱都為低熱，體溫常在 38℃以內，有少數可高至 38.5℃，哭鬧，煩躁不安，夜間尤甚，少數夜眠驚惕，或睡中驚哭；口水增多，常欲啃咬衣物或他人手指等，新牙萌發處牙齦紅腫或腫脹，新牙將出時，牙齦咬合，面色暗微紫；出門齒和磨齒時，發熱症狀較輕，而萌發犬齒時，特別是上、下犬齒同時萌發，其發熱和其他臨床症狀常較重。出牙熱的血象大都正常，少數患兒伴有其他併發症時白血球或淋巴球偏高。

以上症狀特點雖因人不同，症狀輕重各異，但只要注意口腔檢查，注意詢問病史，就會做出正確的診斷。

牙齦屬胃，今牙齦紅腫、發熱、疼痛，治療以清熱和胃，消腫止痛為原則，本人常用自擬翹荷飲加減。

【常用藥物】連翹 10g、薄荷 5g、生石膏 15g、大麥冬 10g、蘇葉 5g、鉤藤 10g、望江南 10g、焦楂麴各 10g、甘草 5g。上藥先用冷水浸泡 30 分鐘，只煎 1 次，得藥液 150ml 左右，分 2 天服完，每天服 3～4 次。一般 1～2 劑諸症即可緩解。

出牙熱常伴有其他併發症，要注意鑒別診斷。常見的併發症有感冒、積滯等。因為出牙發熱時患兒消化功能和衛外功能相對減弱，容易感冒，飲食停滯。若體溫不超過 38.5℃，雖見有流涕、咳嗽、咽紅等症狀，仍可用翹荷飲加炙冬花、炙紫菀各 10g 等宣肺止咳之品。

見有食少腹脹，口臭苔膩等症狀時，可用翹荷飲加萊菔子、海南子各 10g 以消導助運。如果體溫超過 38.5℃或牙已出，牙齦無明顯腫脹見有發熱，則不能診斷為出牙熱，應查找其他原因進行治療。

（李乃康）

三十七、內傷鼻塞流涕

李乃庚經驗

鼻塞流涕外感可見，內傷也可見，如何診斷治療，以防誤診誤治，筆者經過學習前賢經驗，結合個人多年的兒科臨床實踐，從病因分析、鑒別診斷、選用方藥三個方面，談一點體會，以冀教正。

1. 病因分析：

外感鼻塞流涕，都為六淫之氣所致，尤以感冒風寒之邪為多見，故常伴有寒熱、咳嗽、汗少、咽紅、倦怠、煩躁等表實症狀。而內傷鼻塞流涕，常伴有厭食、易汗、面色㿠白等諸多正氣不足之象，就虛實而分，屬內傷虛證，從臨床觀察，主要原因：

一是先天不足。在內傷鼻塞流涕的患兒中，經調查，他們的父母身體瘦弱者占 34%，其中面色㿠白易出汗的父母占 46%，可見在諸多遺傳的基因中，皮膚的色澤和功能的遺傳尤為明顯。除遺傳因素外，妊娠期孕婦患病用藥不當，飲食習慣不良，或早產、雙胎，胎元不足，都是內傷鼻塞流涕的先天因素。

二是後天失調。小兒寒溫適宜，乳食有節，至關重要，若出生後衣被過暖，汗出過多，使薄弱藩籬更加脆弱，每遇風寒，則鼻塞流涕。再就是餵養不當，久而厭食、挑食，又恐營養不夠，濫加滋補，零食過多，脾胃不堪重負，日漸凋蔽，胃不納穀、脾不散精，肺脾之氣日衰，衛外功能不固，則盜汗自汗，鼻塞多涕。

三是濫用針藥。在內傷鼻塞流涕的病例中，幾乎百分之百的患兒都已經是治療無效，而來中醫診治。其中有的是患兒父母用自備的感冒藥，將患兒當感冒治，豈不知濫用解表劑，過多發汗而損傷衛陽，使已虛的肺氣更虛，導致鼻塞流涕長期不癒。有的是醫生不知辨證求因，濫用抗生素、激素等藥物，擾亂機體的內環境，抑制體內的正氣，使患兒胃納減少，抵抗力下降，鼻塞流涕不止，甚則涕如清水，綿綿不斷。

以上是我們今天臨床上常見的內傷鼻塞流涕的主要病因。不同的時代和特殊的環境，還會有其不同的病因。

作為醫生，我們應學習前賢能從病人的生活時代、生活環境等多方面分析病因。要掌握中醫整體恒動的辨證觀，才能提高療效。不要一見到鼻塞流涕就是外感風寒，以減少誤診誤治。

2. 鑒別診斷：

內傷鼻塞流涕與外感鼻塞流涕的鑒別診斷，可以從病史、全身症狀、季節和口腔檢查四個方面進行綜合考慮，現列表如下：

	病史	全身症狀	季節	口腔檢查
內傷鼻塞流涕	病史長或反覆發作	面色少華，平素易汗，手足心熱，但常嬉戲如常	天冷多見，受暖或處溫室則鼻塞流涕消失	舌苔薄淨或花剝，咽不紅，乳蛾常有慢性種大，上腭多淡白色或如蒙乳皮狀
外感鼻塞流涕	病史短，只見於感冒時	有外感急性面容，神倦或煩躁	四季都有，受暖或處溫室則鼻塞流涕不見好轉	舌苔薄白或薄黃，咽紅乳蛾多急性紅腫，上腭多粉紅或深紅色

鼻塞流涕的症狀，既是外感病的苗芽，又是內傷病的根荏，鑒別的要領是要詳問病史，進行以上四個方面的全面綜合考慮，才能做出正確的判斷。

善學者，是芽是荏，一目了然；不善學者，以荏為芽，一錯再錯，屢見不鮮，當為醫者戒。

3. 選用方藥：

鼻塞流涕的誤治，要害是濫用解表發汗，耗傷衛陽。濫用抗生素或苦寒之品，損及脾胃。而內傷鼻塞流涕者，原本就常表現為衛表不固，脾胃虛弱等證。故治療立法應遵從益氣固表，扶正驅邪為總則。

選方用藥常重用耆、防、參、朮為主藥。現就內傷鼻塞流涕的幾個常見病分述如下：

(1) 鼻鼽。「鼽者，鼻出清涕也」(《素問玄機病式》)。故鼻鼽的主要症狀是鼻塞流涕，甚則涕如清水，綿綿不斷，經久不癒，反覆發作，小兒鼻鼽還常伴見易汗，面色少華，厭食等症。此都因肺脾氣虛，衛表不固所致，治療當溫養肺脾之氣，故筆者常用經驗方鼻鼽湯治療。

【處方】黃蓍 30g，黨參 10g，茯苓 10g，白朮 10g，防風 5g，細辛 2g，五味子 5g，甘草 5g，水煎服。常能獲得一劑知、二劑已的療效。

方中參蓍補氣，苓、朮健脾，防風、細辛溫肺祛寒，助脾散精，五味子收斂肺氣，甘草調和諸藥。使肺氣旺則衛表固，脾氣升則涕液止。鼻鼽乃內傷虛證，非外感實證，若不辨虛實，誤用解表發散，則犯虛虛之戒。另外鼻鼽和鼽嚏，只有一字之差，症狀上也有類同之處，但為兩個不同的病證，臨床上還應加以區別。

(2) 新生兒鼻炎。新生芽兒，若過暖多汗，腠理空虛，偶冒風寒，則鼻塞流涕，初期作傷風感冒治，予以解表，常不效。漸至鼻塞不通，吮乳時影響呼吸，使小兒啼哭不安。再診謂為新生兒鼻炎，服用抗生素消炎不見好轉，因其並非感染所致。用麻黃素等收縮血管藥滴鼻，能取效一時，但不能治癒。究其病因乃過汗已久，耗陰傷陽，心營受損，衛陽尤虛，寒伏於內，使鼻塞不癒。故病屬內傷，並非外感。治當溫經散寒，因小兒不宜過多服藥，筆者常用細辛、川芎、製草烏、製川烏等量研末，濕敷患兒囟門穴，而獲良效。

因督脈經主人一身之陽氣。在督脈經的囟門（上星穴）敷溫經散寒的藥能鼓舞陽氣，驅除陳寒，宣通痹塞，且上星穴循經鼻腔，故該病用藥外敷，雖法簡而能效宏。

(3) 久咳。久咳的病因甚多，症狀表現不一，其中有一種營養不良、免疫功能低下的「易感兒」，常久咳不癒，或反覆咳嗽，且經常鼻塞流涕。

臨床常診斷為支氣管炎、肺炎，醫者常專施消炎祛邪之品，而咳嗽流涕不見好轉者甚多。再經辨證求因，患兒常伴有易汗，食少，面色少華，乳蛾慢性腫大，舌苔花剝等症，實為肺脾不足之證。其雖有鼻塞流涕，是源於內傷，而非外感，若濫用消炎解表之品，反受其害。

筆者常用經驗方扶正祛邪而獲良效，主要藥物有黃蓍、黨參、炙冬花、炙紫菀、大麥冬、枸杞子、杏仁、冬瓜子、細辛、辛荑。

方中黃蓍、黨參補肺脾之氣，兩藥同用既能補益中上，溫養脾胃，又可入肺補氣，固護衛陽，旨在增強體液和細胞免疫功能，此為正本清源之始。用杏仁、冬瓜子清潤肺氣，化痰止咳。冬花、紫菀兩藥炙用，更善溫潤，清溫並用，順肺守中和之性，咳嗽易平。大麥冬、枸杞子能養肺腎之陰，氣陰雙補，肺脾腎同治，正氣易復。同用細辛、辛荑利清竅除陳寒，鼻塞流涕自癒。

除以上三個病證外，尚有汗證、慢性扁桃體炎、增殖體肥大、遷延性肺炎、鼻淵等慢性病的過程中，也會出現內傷鼻塞流涕的虛證，應注意與外感鼻塞流涕的實證相鑒別，力求做到虛實不相混，攻補不妄投，以提高臨床療效。

（李乃庚）

三十八、帶狀疱疹後遺神經痛

劉正才經驗與驗案

帶狀疱疹後遺神經痛是指帶狀疱疹後，皮疹消退，局部仍有明顯疼痛的一種病症，這種疼痛短則數月，長者數年，給患者帶來很大的痛苦，並在精神上造成一定壓力，而且目前治療帶狀疱疹後遺神經痛的藥物主要是止痛藥和營養神經等藥物，但療效欠佳。我們在劉正才老師的指導下，運用「道家針法」及付中華老師「浮針」的啟發下，摸索出一種特殊針刺手法，「道浮連針」。

【針刺方法】以「道家針法」和浮針手法相結合，「道浮連針」是根據病變發生的部位不同，用不同的穴位，或根據發病部位與神經分部的走向和疱疹發生的部位不同，在患處上下左右循經選擇不同的阿是穴進行針法。

具體操作如下：

【取穴】以阿是穴痛點為中心，上下結合，左右圍攻，孤立病變部位或分割進行包圍的遊擊戰術，以起到局部疏通生津、增液化瘀、活絡止痛的作用。

【選穴】在具體病變部位上下左右距痛點 5 ～ 10cm 處，按無菌操作進行，進針部位用 2.5%碘酒和 75%酒精常規消毒。

【手法】先用毫針直刺阿是穴；然後在距阿是穴 5 ～ 10 寸處

消毒後用浮針採取「蒼龜探穴法」進針，浮針針尖斜面向上，取 10° ～ 15°角刺向痛點，快速進入天部（皮下 0.3 ～ 0.6mm）分肉之間，針尖斜面向上，不需針感，針至病所，此時用手指輕輕觸摸皮下針尖所到處，慢慢進針到 2 ～ 3 寸，然後使用「蒼龍擺尾手法」，以進針點皮膚為中心，拇指與食指夾持針柄，以食指尖接觸患者皮膚作為一固定點，使針具在兩指間保持 10° ～ 15°的平衡面，左右擺動針柄 6 ～ 10 次，擺幅為扇形或雞爪形。

【留針時間】根據疼痛輕重選擇時間，最短可即刺即取，最長留針可長達 48 小時，一般 10 分鐘至 2 小時左右。此時醫者用手觸摸阿是穴和紅腫部位，病者疼痛明顯減輕，然後抽出針芯，軟針留入分肉之間，臥於天部 6 ～24 小時，針柄用膠布固定即可。未出針之前不宜洗澡，抽出軟針後用 75%酒精消毒針眼處，不需包紮，每週 1 ～ 2 次。針治期間停服中西藥。

典型病例 1：

黃××，男，82 歲，1996 年 3 月 6 日初診，患者於 1994 年 12 月初因感冒 1 週後，在左側頸項、背部、胸部、腰腹部皮膚有不適、癢痛感並出現簇集的紅斑、水疱，伴有燒灼痛。經診斷為「帶狀疱疹」。

經中西藥治療月餘後，疱疹消退，痂皮脫落，此時病變部位皮膚乾燥不能近衣，疼痛有加重之勢，曾在多家醫院用各種治療方法均無明顯好轉，遂來我科就診。當時患者從右側第 5

頸椎開始至胸椎到第 2 腰椎及胸腹部皮膚紅色、有散在的皰疹結痂未脫落。皮膚刺痛不可觸摸。以夜間疼痛為甚，表皮乾燥，失眠，煩躁易怒，大便結燥。

查：右側半軀體可見散在的片狀色素減退斑，病變部位皮膚感覺障礙，舌質暗紅，舌苔黃燥，雙脈沉細而弦緊。證屬肝腎陰虛，肺氣不足，燥邪灼絡，瘀血阻絡，治以疏通瀉熱、扶正祛邪、活絡止痛。

採用「道浮連針」經 1 週 2 次治療後，並留針 24 小時後出針，患者疼痛減輕，情緒好轉，穿衣貼膚，睡眠尚可，大便通暢。經過 3 週共 6 次的「道浮連針」治療，疼痛完全緩解，病告痊癒，隨訪半年未復發。

典型病例 2：

王××，男，87 歲，幹部。於 2001 年 3 月初診。患者在某大醫院高幹病房住院，因 2 年前左側胸背部出現帶狀分佈成簇丘疱疹伴疼痛，當年在該院時診斷為「帶狀疱疹」，對症治療後丘疱疹結痂消退，但疼痛未減，時輕時重，反覆發作，重則夜間不能入眠，痛苦不堪。

查體：左側胸背部可見帶狀分佈的素斑，無丘疱疹，無壓痛，舌質紫紅，舌面光、無苔。

診斷：帶狀疱疹後遺症神經痛，證屬氣滯血瘀，血熱致瘀，濕邪蘊結。予以「道浮連針」治療，每 2 天 1 次，共 6 次，12 天疼痛消除而痊癒。

【按語】帶狀疱疹後遺神經痛主要表現為，病變受損部位有明顯的燒灼痛、竄痛、刺痛，而且是疼痛處固定不移，反覆發作。帶狀疱疹是一種因病毒感染引起的皮膚病，本病簇集水泡呈帶狀分佈，伴局部刺痛為主症。多發生於單側，有些患者常於皮膚損害消退後遺留較長時間的神經痛。經久不癒。

中醫辨證為「瘀血阻滯」證範疇，但是在臨床實踐中，單純運用活血通絡或化瘀藥方治療往往難收其效，特別是中老年患此病後更難止住疼痛。

筆者跟隨劉師十多年，觀察到劉師善於繼承前人的學術和他人的臨床經驗，並在實踐中不斷探索，形成自己的特色。於是我們在劉師的啟發下，認真分析了本病頑固難治的原因主要在於老年患此病後期多因氣虛陰虧，血瘀阻滯，又因熱病日久或過用苦寒除濕之品，更致陰津不足，氣滯血瘀，經絡失養，肌膚枯燥，分肉黏滯。

92 例患者均有不同程度的口乾唇燥，舌紅暗少苔，脈細滑而弦。血瘀與陰虛密切相關，陰虛是諸多致瘀因素的重要方面，是血瘀的重要病理基礎。所以治療的關鍵在於養陰，「增水可以行舟」，陰液充足，有利於瘀血化解。

針對本病病機，我們便在繼承前人，學習他人的基礎上，創出「道浮連針」以鬆解之法濡潤脈絡，增水行血則有利於血液的運行，而且陰津為血液的組成部分，水津充足，血氣自然暢通，「通則不痛」所以本人重點在「通」字和「鬆」字上下功夫，蒼龜探穴目的在「通」，蒼龍擺尾目的在「鬆」，通則疏通經絡，鬆則津液來潮。如此局部陰津、氣血得到補充，瘀血易於化解，經絡暢通則痛自除。

同劉師將「道浮連針」的具體針法取名「阿天臥龍術」。阿，是指痛點阿是穴；天，是指皮膚下至筋膜骨天人地三部之天部，分肉之間；龍，是指蒼龜探穴，蒼龍擺尾；臥，指留針靜臥半小時以上。可見「阿天臥龍術」是對我們「道浮連針」針法的高度概況。此針法對多種痛症均有捷效，尤其對其肢體軟組織扭傷痛症有立杆見影的作用。

（陳永華）

三十九、神經性皮炎

（一）楊介賓經驗與驗案

局限性神經性皮炎的臨床特徵：

好發於頸、肘、腰　、眼瞼處；開始先覺局部搔癢，後出現群集粟粒至米粒大扁平丘疹，表現光滑發亮，丘疹呈淡褐色，久之發展成苔蘚樣斑塊。

播散性神經性皮炎的臨床特徵：

皮疹與局限性神經性皮炎相似，但分佈廣泛，好發於頭、肘窩、腰等處；搔癢劇烈，夜間尤甚；慢性病程，癒後易復發；組織病理檢查示表皮角化過度，棘層肥厚，表皮突延長，可伴有輕度海綿形成。真皮部毛細血管增生，血管周圍有淋巴細胞浸潤。或可見真皮成纖維母細胞增生，呈纖維化。

【治療方法】先將病損部位常規消毒，用梅花針中度叩刺 3 分鐘，令皮損處潮紅，微出血，再選用大小適度的火罐拔於叩刺處 15 分鐘，可吸出 10 ～ 20ml 的瘀血，揩淨，然後以優質脫脂棉少許，攤開狀如蟬翼薄片，不能有空洞，大小正好覆蓋皮損，貼於皮損上，自上而下或自左而右火柴點燃，令其一閃而過迅速燃完，然後再換一張，如法再貼再灸，如此 5 壯。

【療程】每 3 日 1 次，10 次為 1 個療程，1 個療程後觀察結果。

典型病例：

伍××，男，24 歲。2006 年 4 月 10 日初診。

項部皮膚增厚 3 年，奇癢加重 1 月。

患者自訴於 3 年前不明原因項部及肘彎皮膚逐漸增厚，1 月前奇癢難忍，經成都市第二人民醫院、四川省皮膚研究所等治療無效。

【檢查】項部有 3cm×3cm 之皮膚增厚，狀如牛項之皮，乾燥皸裂，微有脫屑，搔後有淡紅色米粒狀液體溢出。經成都中醫藥大學附屬醫院皮膚科門診診斷為神經性皮炎。此乃血虛風燥、脈絡不暢所致，治宜養血活血、疏風潤燥。

【方法】皮損局部常規消毒，先用梅花針叩打局部至輕微出血，加拔火罐 15 分鐘，揩淨瘀血，然後根據病損部位面積大小，以優質脫脂棉少許，攤開狀如蟬翼薄片，貼於皮損上，自上而下灸之，連灸 5 壯，每隔 3 日治療 1 次，經首次治療後奇癢明顯減輕，3 次後已基本不癢，增厚皮膚已見消退，連續治療 5 次後局部皮膚接近正常，隨訪至今，未見復發。

【按語】神經性皮炎是一種常見的皮膚神經功能障礙性皮膚病，其基本特點是頸、肘、膝及　尾部等出現紅斑、丘疹，融和成片，表面粗糙，紋理加深，對稱分佈，劇烈瘙癢。

本病病因病機尚不十分清楚，目前認為可能與神經系統功能障礙、大腦皮質興奮和抑制平衡失調有關。

主要誘因有神經精神因素（包括性情急躁、思慮過多、精神緊張、情緒憂鬱、過度疲勞、睡眠不佳等）、飲食（包括飲酒及食辛辣、魚腥等）、胃腸道功能障礙（包括消化不良或便秘等）和內分泌失調（如更年期）。其他如感染性病灶的致敏以及局部受毛織品、硬質衣領或化學物質等刺激，亦可成為致病誘因。而搔抓、摩擦是誘發本病及形成苔蘚樣皮損的重要條件，搔抓可使瘙癢加重，瘙癢加重後越想搔抓，造成皮損越抓越癢，越癢越抓，越抓越厚的惡性循環。

【治療方面】多從心理，局部外用糖皮質激素軟膏、溶液、塗膜劑及物理治療方面如用紫外線治療、磁療、礦泉浴、氦氖鐳射皮損或穴位照射等方法著手。但長期激素類藥物使用不僅會產生藥物依賴性和許多併發症，如消化性潰瘍、血糖升高、骨質疏鬆等，而且容易引起局部皮膚萎縮、色素沉著、多毛、感染等副作用，還易復發。

中國醫學稱本病為「牛皮癬」，因其皮損如牛項之皮，又因其好發於頸部，故稱為「攝領瘡」「鈕扣風」，有的因其頑固難治，叫「頑癬」。

隋代《諸病源候論・攝領瘡候》指出：「攝領瘡，如癬之類，生於領上癢痛，衣領拂著即劇，是衣領揩所作，故名攝領瘡也」。其根據病發部位，首次提出了「攝領瘡」病名。宋代《聖濟總錄・諸癬瘡》則提出「牛皮癬」病名。明代《外科正宗・頑癬》從其外觀形態又作了進一步描述：「牛皮癬如牛項之皮，頑硬且堅，抓之如朽木」。清代《外科大成》和《醫宗金鑒》不僅對本病症狀有了進一步描述，而且指出其病因不外風熱濕濁四者，治療上主張內外結合，並制定了一些內服外塗的方藥，至今仍有一定的治療價值。

【病因病機方面】情志不遂，風邪侵擾，以致營血失和，經脈失疏為本病主要病因病機特點。

【治療】以辨證論治為主，綜合眾多醫家報道，目前中醫針灸辨證論治治療神經性皮炎，方法多樣，其中灸法以其經濟簡便、易於操作、療效確切，顯示了它在此領域的優勢。灸法有通調氣血、消腫止痛、溫散寒邪、清泄熱毒壅滯等功效。

現代研究證實，灸時產生的熱量，可激勵人體穴位內生物分子的氫鍵，產生諧振吸收效應，由神經——體液系統傳遞人體細胞所需的能量。灸時的紅外輻射可為機體細胞的代謝活動、免疫功能提供所必需的能量，也能給缺乏能量的病態細胞提供活化能。

楊氏「貼棉灸加叩刺拔罐」法是全國 500 位名老中醫藥專家學術經驗繼承人導師楊介賓教授獨創並經多年臨床驗證有效的一種治療方法，由梅花針的叩刺出血，刺激皮損局部血液循環，加強皮損內外交通，使灸熱易於進入，同時灸熱的不斷滲入，加快皮膚局部血液循環，使毛孔擴大，表皮舒張，改善皮膚微循環，調節皮下神經，提高機體的免疫功能，皮膚表面雜質和內部油垢及排泄物的清除，使丘疹消除，皮損消退，並達到止癢之功效；同時棉灸燃燒產生的局部高溫，使皮損處的致病菌變性壞死，從而達到治療的目的。

楊氏「貼棉灸加叩刺拔罐」法具有操作簡便、見效快、成功率高、安全無害、無痛苦、無毒副作用、經濟環保、療程短，並可隨皮損面積大小不同而靈活掌握棉貼的大小，使皮損部位受熱均勻，療效更加顯著等特點，此法有較好的臨床應用前景，為治療神經性皮炎提供了一種安全有效的治療方法。

（楊運寬　閆曉瑞　李繼書　王展）

（二）田從豁經驗與驗案

雷××，男，45 歲，幹部。因長期工作緊張，思慮過度，1 年前開始在眼瞼部及耳廓 邊緣局部瘙癢。現雙上眼瞼瘙癢難耐，在耳垂及雙手背亦分佈多處皮損。病灶皮膚均已乾燥堅硬，局部增厚，呈苔蘚樣改變。患者曾多次就診西醫，診斷為「神經性皮炎」，用過多種藥物均不見好轉，病灶處皮膚愈來愈厚，面積逐漸增大。

【查體】一般狀態良好，除睡眠欠佳外，無明顯不適，舌淡紅，苔白，脈弦。

【辨證】血虛風燥，日久氣血失和，瘀滯皮表，診為牛皮癬

（西醫診為神經性皮炎）。

【治法】活血祛風，祛瘀生新。

先以火針點刺局部增厚苔蘚處，後用大椎放血拔罐，放血量約 5ml，針刺取風門、膈俞、肝俞、脾俞、曲池。用瀉法，留針 20 分鐘，隔日治療 1 次。

經第 1 次治療後，患者即感局部痛癢明顯好轉。經治療 10 次後，皮膚瘙癢已除，增厚的苔蘚樣改變漸漸消退，已漸漸長出正常皮膚。

【按語】神經性皮炎，中醫又名「牛皮癬」。多由營血不足，血虛生風化燥，皮膚失養所致。此病雖以血虛為本，風燥為標，但血虛日久，氣血失和，血運失司，氣血凝滯，瘀而不行，阻於肌膚，是其繼發的病理改變。故雖血虛而不能純用補法，雖有風燥不能單純祛風，正所謂「治風先治血，血行風自滅」。故以祛瘀生新為法。使病灶局部瘀血去而新血自生，新血生則肌膚得以濡養，配以風門、膈俞、脾俞、曲池等穴，活血理氣，疏風通脈，達到理想效果。

（李其英）

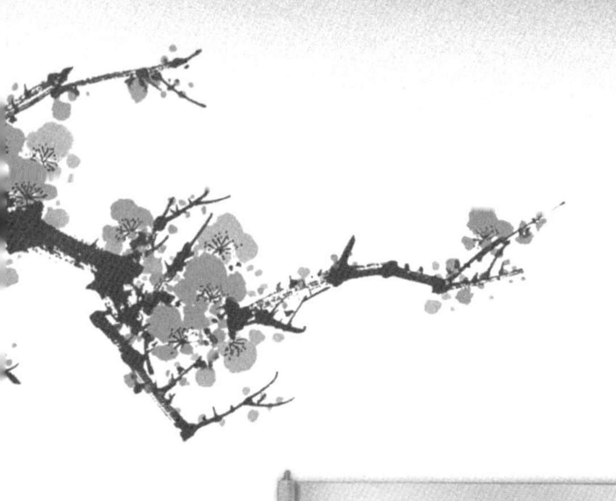

第二部分

名醫
經驗雜談

一、李乃庚藥量應用經驗
（從使用玉露散說起）

前人說「中醫不傳之秘在用量上」。要提高臨床療效，掌握藥量的增減十分重要。

1980 年夏季，門診來了一位 2 歲的男孩，腹瀉已 2 個多月，屢經輸液、輸血和多種中西藥治療仍未痊癒，乃至形體羸瘦，近來泄瀉無度，整天肛門有黃色稀水流出。因患兒病情重篤，欲收其住院，家長謂今日慕名而來只求中藥一試。見家長淒苦懇切之狀，深感重任在肩，遂表示盡力而為。但因患兒病情深重，實難一藥而癒，囑其務須復診。

因患兒舌苔黃膩，口渴多飲，經消導化濕，清腸止瀉皆無濟於事。翻遍資料只有《古今圖書集成・醫部全錄》中記有「泄瀉無度，玉露散主之」頗為切合，遂依法炮製，給患兒服玉露散每次 2g，每日 3 次，連服 2 天仍不見效，度量其病情，前思後慮，仍覺此症屬暑邪濕熱，胃經實火。

玉露散較為合拍，今不見效是劑量不足，而患兒口渴多飲，畏服散劑，遂用生石膏、寒水石各 30g，並去甘草改用滑石 30g。於第四次複診時開 1 劑，囑其家長給患兒煎作飲料，頻頻多服，第二日患兒又來複診，家長喜上眉梢，說藥後口渴大減，腹瀉已止。繼用原方 1 劑，百日沉疴，就此漸癒。

嗣後筆者將玉露散用於治療小兒暑熱瀉，曾連續 4 年系統觀察 175 例，總有效率 93%，特別對一些重型暑熱瀉，常能取得立竿見影的效果。

例如：患兒王××，13 個月，發熱腹瀉 4 小時，大便已 6 次，為稀黃水，量多，暴注下迫。口乾欲飲，作嘔欲吐，陣陣煩躁，眼窩稍凹陷，舌苔薄淨，質紅，口唇乾紅，體溫 38℃，大便常規陰性。白細胞 12.0×10^9/L，中性 0.71，淋巴細胞 0.29。症屬外感暑邪，內蘊濕熱，治以清熱利濕。擬玉露散煎服，藥物為生石膏、寒水石、滑石各 30g，1 劑熱退瀉止而痊癒。

在研究和使用玉露散的過程，筆者有以下體會：

1. 在臨床實踐中，我們學習前賢的經驗，結合自己的體會，對玉露散做了兩點改動，一是改散劑為湯劑，二是改甘草為滑石。

宋代醫家的用藥特點是以丸、散等成藥為主，湯劑很少，錢乙為宋代名家，用藥也不例外，不僅講究劑型，而且量少宜服，獨具兒科風格，對後世影響深遠。玉露散作散劑服用，也具有這些優點。

但是，我們在臨床中發現，凡是暑熱瀉的患兒，多數口渴欲飲，如服散劑，同時還需口服補液，或靜脈補液，不如用大劑量玉露散湯劑作飲料，既能代藥，又能補液，一舉兩得，方便病人。臨床實踐證明，這樣效果更好，這是我們改散為湯的原因。

錢乙玉露散是由寒水石、石膏、甘草組成，歷代醫家有遵原方的，也有進行加減的，例如，朱丹溪用玉露散時都將石膏易滑石。由於小兒暑熱瀉，都因暑邪濕熱為患，治療時不但要清暑邪，還當利濕熱。一味滑石對水瀉尿少的暑熱瀉是恰到好處的。再在暑熱瀉的患者，經口腔或靜脈補液後常易腹脹。而甘草有甘能滿中之弊，所以，我們就將玉露散中的甘草改為滑石。改後的玉露散煎劑，澄清後淡黃色，無特殊氣味，患兒喜歡飲服。

2. 在運用玉露散的過程中，我們覺得對玉露散的適應證，應該嚴格掌握。我們的診斷標準有 3 條：

①發病於夏秋季節，氣候炎熱，常為暑邪所傷，亦稱火瀉。

②泄瀉稀水。日行 6 次以上，口渴多飲，小便色黃量少，舌質紅，苔薄黃。

③大便常規，可找到食物殘渣和脂肪球，紅、白細胞極少或不見。其中特別是第 1 條的發病季節和第 2 條臨床症狀中的口渴、尿黃、舌質紅更重要，若為寒瀉或脾虛瀉絕對不能用。

3. 在使用玉露散時還應掌握兩個原則：一是藥量宜大不宜小；二是可暫服，不可久服。

就是數月嬰兒，只要辨證準確，我們也是給各 30g 的常規藥量，只是分多次頻服。若伴有發熱口渴嚴重者，1 日可服 2 ～ 3 劑，常能取得奇效，但是絕不可久服，如果兩天之內不見效果，儘管從辨證的角度仍屬熱瀉，仍應停用玉露散，進一步查明原因，改用他法治療，因為再用不但難以取效，而且會使患兒胃納不振，綿綿腹痛。

4. 玉露散為錢乙首創，在《小兒藥證直訣》中，以時間為限，把「五月十五日」以後至「八月十五日」以前，這段時間中的小兒「夏秋吐瀉」都單用玉露散或玉露散配合益黃散治療，可見錢乙對玉露散的重視和臨床應用之多。錢乙以後，玉露散受到歷代醫家重視。例如元代的朱丹溪，明代的薛鎧、萬全、王肯堂，清代的吳謙都推崇用玉露散治療小兒暑熱瀉。

朱丹溪在《幼科全書》中說：「五六月間泄瀉，其間寒少熱多，玉露散調服。」薛鎧在《保嬰撮要》中說：「若夏至後吐瀉身熱，用玉露散之類。」王肯堂在《證治準繩》中說：「吐瀉，昏睡不露睛者，胃實熱，錢氏玉露散主之。」萬全在《育嬰家秘》中說：「小兒暑吐瀉，邪熱在下焦則瀉，在上焦則吐，亡津必渴，用玉露散。」吳謙在《醫宗金鑒・幼科心法要訣》中說：「火瀉內熱或傷暑，暴迫下注腹疼痛，煩渴瀉黃小溲赤，玉露四苓可收功。」由此可見，玉露散是歷代醫家治療小兒暑熱瀉的要方。

而查閱現代方書和兒科著作，對錢乙玉露散的介紹很少，簡直鮮為人知了。按我們多年來的臨床觀察，玉露散治療小兒暑熱瀉，療效卓著，應該繼承和發揚，並需研究和提高。

5. 玉露散錢乙主要用於治療小兒腹瀉，但是從有關資料和我們的膚淺體會，此方還能用於治療其他溫熱病。例如《小兒藥證直訣》中記載一病例：「四大王宮五太尉，因墜秋千發驚搐，醫以發熱藥，治之不癒，錢氏曰：本急驚，後生大熱，當先退其熱，以大黃丸、玉露散解之不癒……」這是記載錢乙用玉露散配合其他藥退熱止驚的一個失敗的病例。然而可以看出，錢乙用玉露散，不但可用於治療腹瀉，而且還可用於治療高熱驚厥。

清代吳鞠通將玉露散中的甘草改為滑石，又加上通草、杏仁、銀花等清暑利竅藥，取名「三石湯」。他在《溫病條辨·中焦篇》41 條中說：「暑溫蔓延三焦，舌滑微黃，邪在氣分，三石湯主之。」

我們系統觀察的 175 個病例，其中有 21 例伴見中等度以上發熱，未用其他藥物，單服玉露散後即熱退瀉止。這說明錢乙玉露散不但在治療小兒暑熱瀉上有很好的療效，而且對治療某些小兒溫熱病，還有一定的研究價值。

（李乃庚）

二、李乃庚用藥經驗

——麥芽斷乳的劑量

用麥芽斷乳，始於元代《丹溪纂要》，此後歷代醫籍多有記載，現在仍為常用，但有人用之有效，有人用之無效，原因何在？細考起來頗有啟發。

首先文獻記載中有人主張用炒麥芽斷乳，有人主張用生麥芽斷乳，在臨床上生、炒不一，這樣臨床療效當然不同。

劉愛如氏為研究炒麥芽和生麥芽對哺乳期乳腺分泌的影響，用不同炮製的麥芽，灌服母鼠，實驗結果，生麥芽組的仔鼠體重比炒麥芽及對照組的增長快，有顯著性差異。

古人認為麥芽生用力猛，能消面食積滯，炒用則性緩，可健胃回乳，從古人經驗到現代研究，就回乳而言，應用炒麥芽似乎可以肯定。然而問題並非如此，用炒麥芽斷乳，有時同樣療效不佳。

項育民氏透過進一步研究認為：麥芽有催乳和回乳的雙向作用，關鍵不在於生用和炒用，而是小劑量能催乳，大劑量能回乳。臨床上麥芽用到 30g 以上就能抑制乳汁分泌，回乳劑量可用到 100 ～ 200g。

根據以上的研究，用大劑量的炒麥芽斷乳提高了療效，但有時仍不理想。是否還有值得研究的其他因素？

我們重新檢閱有關資料，最早記載這個單方的朱丹溪在其《纂要方》中寫道：「消乳，麥蘗二兩，炒為末，作四服，湯調下。」到明代李時診也記錄用炒麥芽散劑斷乳。

我們知道朱丹溪是一個「曾遍歷吳中」崇尚實踐的名醫。麥芽回乳，可能來自民間，又經過他自己的實踐而記錄下來。從用炒麥芽和大劑量已看出他的記錄是來源於實踐，所以經得起實踐的檢驗。而在劑型上，丹溪用散劑，現在臨床都用煎劑。

現代研究已證明，麥芽能助消化，主要是其酵素類成分的作用，要保證澱粉酶的活性，麥芽不宜煎煮。那麼，炒麥芽用於斷乳，經過煎煮是否對回乳的有效成分亦有破壞，而用散劑則療效更好呢？仍值得我們進一步研究。

由此使我們想到，臨床上不管使用單方還是複方，最好起碼注意三個問題：一曰炮製；二曰劑量；三曰劑型。每張處方如果都能認真地注意到這三個問題，可能臨床療效就會大有提高。

（李乃庚）

三、李乃庚用藥經驗
——外用內服盡相宜的蒲公英

蒲公英是一個名副其實的平民藥物，它不但價格低廉，而且可以到路邊田野間即採即用，它不但能煎煮內服，而且可以搗爛外敷。它的用量可大可小，根據病情輕重少至數克，多至數百克，使急病速癒而不傷人。

筆者有一年到農村採藥，被村醫邀至一農民家，診治一中年男性患者，只見患者赤身露臥，周身丘疹、泡疹，兩下肢赤爛流黃色脂水。曾多次到大醫院治療，都診斷為濕疹感染，先後住院 3 次，醫藥費逾千元，現已無錢就醫，目下患者病情又逐漸加重，雖天氣漸涼，但不敢穿衣，每當穿上衣褲一日內則粘連膿血，剝脫不下，村醫要求以中藥治之。

筆者遂以經驗方蒲丁洗劑給予治療，因其創面特大，囑其採集大劑量新鮮蒲公英、紫花地丁煎水洗澡，一日洗 2 ～ 3 次。半月後患者追至筆者醫院復診，周身瘡疹已癒 90％以上，唯遺有兩股內側丘疹、赤爛、流脂水，伴黃色結痂，恐其再次漫延，求能根治。

遂以青黛、枯礬、黃芩、黃柏研細末，囑其用蒲丁洗劑洗後，再用麻油調藥粉，外敷患處。1 個月後濕疹告癒，患者特送錦旗致謝。

筆者上世紀 80 年代在醫療隊治療一急性乳腺炎患者，曾用市售蒲公英 120g、急性子 20g，煎煮 2 次，合併兩次煎液，分4次1天服完，並用藥渣局部濕熱敷，連用3劑，腫消痛止而癒。

蒲公英清熱解毒，不但能治療外症，還能治療多種內、婦科疾病。對一些急症重症常以大劑量而獲顯效。真可謂至賤而有大功。

（李乃庚）

四、李乃庚用藥經驗

——重用黃耆治失語

陳××，6 歲，男孩，1982 年 10 月 12 日初診。其母代訴：B 型腦炎後失語 3 個多月，經多方治療無效，現胃納不馨，精神委靡，需人攙扶方能行走數步，呼其名能有反應，但不言語，見其面色萎黃，口唇淡白，舌苔薄淨，舌質淡紅水滑，脈緩無力，二便正常。

證屬溫病之後，元氣大傷，脾腎兩虛，腦髓失養。治當大補元氣，溫養脾腎。

【處方】黃蓍 50g、黨參 10g、生白朮 10g、當歸 10g、生白芍 10g、白茯苓 10g、山萸肉 10g、枸杞子 10g、破故紙 6g、核桃 1 個（打碎）。3 劑。每劑煎 2 次，合併 2 次藥液，共約 300ml，分 2 天服完，每日服 3 次。

上藥服完 2 劑，患兒即開始說話，自謂饑餓要飯吃。嗣後語言逐漸恢復，但行走尚不穩健，二診時於原方中加川牛膝 10g，再服 3 劑而漸癒。

【按語】B 型腦炎屬中醫的「暑溫」範疇，凡溫病後期的治療，常以養陰為大法。但觀此患兒以往用藥，凡養陰、清熱、熄風、化痰之類盡重用久服而未癒。再觀其面色、舌苔、脈象，實為久病氣虛，腦髓失養。故選用《醫林改錯》的可保立蘇湯加減治療。

方中重用黃蓍大補元氣，黨參、白朮、茯苓、甘草益氣健脾。當歸、白芍養血柔肝，山萸肉、枸杞子、破故紙、核桃仁溫養腎經，諸藥合用，共奏益氣養血，溫補脾腎之功，使病後失語康復。

（李乃庚）

五、裴正學藥量應用經驗

藥量之運用是中醫臨床之重大課題，吾師裴正學教授對此尤為重視，輒謂「先賢治病每在分厘之間講求藥物之殊效」，他說《金匱》枳朮湯，枳實之量大於白朮，主治「心下堅，大如盤，邊如旋盤，水飲所作之症」；後經張元素改為枳朮丸，方中白朮用量大於枳實，則成為通常健脾和中，增進飲食之劑。

張仲景用大黃、枳實、厚朴三藥，因藥量不同而形成作用完全不同的三方。

一曰厚朴三物湯：厚朴八兩、枳實五枚、大黃四兩，主治「痛而閉」者；

二曰小承氣湯：大黃四兩、枳實三枚、厚朴二兩，主治「下利譫語，有燥屎」者；

三曰大黃厚朴湯：厚朴一尺、大黃六兩、枳實四枚，主治「支飲停胸」者。

古往今來，如此因藥量不同而主治迥然有別之方劑不勝枚舉。吾師不僅繼承先賢藥量運用之經驗，而且有自己的創新和發揮，更重要的是他將現代科學技術對藥物研究之成果靈活運用於臨床，形成自己遣方用藥的之特色，並在治療中輒獲奇效。吾有幸跟師學習，對他臨床藥量運用之經驗略知一二，現總結如下：

1.大劑量之用藥：

川烏、草烏、細辛均為有毒藥物，歷代醫家運用時小心謹慎，以小劑量為主；而吾師在治療風濕性或類風濕性關節炎時，常以桂枝芍藥知母湯為基礎方，並以川烏、草烏各 15g，細辛 20g 投之。

他謂川烏、草烏氣同、味同、歸經同，現代藥理學研究證明其中均含有烏頭堿，其毒性全在此鹼，而此鹼在高溫 90℃以上時，毒性消失。細辛之有效成分主要是甲基丁香酚，有毒成分則主要是黃樟醚，而後者揮發性強，長時間的煎煮，黃樟醚得以揮發，則盡去其毒。

因此吾師在大劑量用此三味藥時，囑患者務必將三藥先煎 1 小時，然後再與其他藥物共煎半小時，如此則不但無毒，其止痛作用卻絲毫未減。

丹參、黃耆為養血補氣之品，吾師在治療肝病時，常以丹參 30g、黃耆 30g 培補正氣，有助於肝功之恢復。蓋機體之易感性和免疫清除功能對肝臟之發病有巨大影響，而機體之易感性與免疫清除功能屬中醫之正氣範疇。吾師認為正氣盛則不易感染，免疫功能強，因此在方中重用此兩藥，使肝臟獲得強大的清除能力。

懷牛膝苦酸而性平，歸肝腎二經，具有補益肝腎、利尿通淋、引火下行之功。《本草經疏》謂其：「走而能守，性善下行。」張錫純在鎮肝熄風湯中重用懷牛膝 30g，以引血下行，治療高血壓、血管神經性頭痛等療效明顯。而吾師在治療高壓超過 160mmHg、低壓超過 100mmHg 時，常將懷牛膝用至

60g，取意於古方而不拘泥於古方，他謂此與現代醫學運用利尿劑治療高血壓有異曲同工之處。

山萸肉具有補養肝腎之功，因而在以六味地黃湯為基礎的一系列方劑中，常以培補腎陰，一般劑量為 6 ～ 12g。而吾師在治療血液病時，常將此藥用量增至 20 ～ 30g，謂腎主骨，骨生髓，髓血同源。現代醫學實驗研究證明大劑量山萸肉具有改善骨髓造血功能。

澤瀉甘淡性寒，歸肝腎與膀胱經，具有利水滲濕之功，常用劑量為 5 ～ 10g，但吾師在治療腦積水、耳源性眩暈等水濕內盛之證時，常將此藥用至 20 ～ 30g。謂其顯著的利尿作用，能增加水分、尿素氮、氯化物的排泄，降低顱內壓，減輕腦積水及內耳水腫等。

生薏仁甘淡性寒，利濕清熱而健脾。而肝癌之病機則為肝鬱氣滯，鬱久化火，肝木剋土，脾虛生濕，故吾師在治療肝癌時，常用大劑量（30 ～ 40g）生薏仁，以清利濕熱，軟堅散結而獲效，現代實驗研究證明其煎劑對癌細胞有一定的抑製作用。

2.劑量因病而異：

升麻具有發表頭疹、升陽舉陷之功。古方在取其發表頭疹之功時，常用劑量為三錢（10g 左右），《閻氏小兒方論》之升麻葛根湯升麻用量為三錢（9g）；用以升陽舉陷時，則以小劑量（1 ～ 6g）為主，《脾胃論》之補中益氣湯升麻用量為二錢（6g），《醫學衷中參西錄》之升陷湯升麻用量為一錢（3g），

《東垣試效方》之普濟消毒飲升麻用量為一錢（3g）。

吾師在運用時亦按此律，在治療單純疱疹、水痘等疾病時恒為 10 ～ 15g，而以升麻與柴胡相配，升陽舉陷時，則用 3 ～ 6g。他說：「麻疹為外邪鬱結，發則散之，故可予以大劑之升麻，而與柴胡相配時，柴胡升陽氣於胸次，升麻升陽氣於巔頂，二者序貫式共湊升陽舉陷之功，升麻劑量不宜過大。」

木香辛苦性溫，歸脾、胃、大腸、膽、三焦經，具行氣止痛之功；草寇辛、溫，歸脾、胃經，具有燥濕行氣、溫中止嘔之功。吾師將丹參與此二藥相配，名曰「裴氏小丹參飲」，治療消化系統疾病每有奇效，其中木香、草寇之劑量不同，則療效亦不同。膽系疾病，用量分別為 10 ～ 15g；胃脘疾病，卻為 3 ～ 6g。

吾師認為：大劑量木香、草寇之功效以擴張膽管為主，小劑量木香、草寇之功效則以調節胃腸為主。

3. 小劑量之用藥：

五味子酸甘性溫，歸肺、心、腎經，現代藥理學研究證明本品研末內服，有顯著降低轉氨酶之作用，吾師在肝病轉氨酶上升時，常在方中加入五味子粉 3 ～ 6g，用量一般較小，因其具有收斂之功，而肝喜條達，治療此髒之病不宜太過收斂。

冰片辛苦微寒，性走而不守，為通竅之大劑。吾師在治療清竅不通時，常在方中加入此藥 0.03 ～ 0.1g，並與細辛（3g）相配，蓋冰片通竅止痛，配以細辛達表入裏，寒溫相合，可代替麝香通諸竅之不利、開經絡之壅遏。

以上論述，對吾師裴正學教授藥量運用之經驗只見一斑。但從中亦可窺見吾師用藥之特色。

其方中之藥物用量，既有經典之用量，亦包含當今最新、最有效的時方用量，更飽含著吾師自己四十多年來之經驗用量。他的遣方用藥當大則大，當小則小，大可直中病的，小可畫龍點睛，同一藥物，不同劑量隨證加減，古為今用，洋為中用，中西結合，與時俱進，汲取現代科技研究成果，促進中醫藥事業的發展，救病患於疾苦之中。

（張桂瓊）

六、時毓民運用黃耆

治療兒科疾病的經驗

黃耆始載於《神農本草經》，列為上品。其性甘，微溫，入脾肺經。功效有補氣升陽、固表止汗、托瘡生肌、利水退腫等。據分析黃耆含有多糖類、皂甙、黃酮、膽鹼、多種氨基酸等。臨床多用於哮喘、反覆呼吸道感染、腎臟病、血液病及心臟病等。

小兒時期臟腑嬌嫩，形氣未充，一旦患病，則邪氣易實，正氣易虛。實證往往可迅速轉化為虛證，或者虛實並存。黃耆是一味補氣的要藥，生用益氣固表，炙用補中益氣。

黃耆在兒科疾病中應用較廣泛，其生用益氣固表，利水消腫，托毒，治盜汗、自汗、浮腫、癤癰等；炙用補中益氣，治一切氣虛症象。

黃耆在小兒中的用量一般為 1 歲內 5g，1 至 5 歲 10g，5 歲以上 12g，如病情需要可酌情加量。

黃耆副作用小，臨床及現代醫學研究證實作用廣泛，療效可靠，在兒科疾病中得到了廣泛的應用。

對黃耆的應用補充如下：

1. 黃耆在小兒的劑量不要超過 30g，劑量過大易產生胸悶、納呆。

2. 有人認為黃蓍補藥，感冒時不能應用。我的經驗是黃蓍有抗病毒作用，且可提高人體免疫力，在感冒時應用無禁忌，還可適當減輕病情。

3. 新生兒也可以應用黃蓍，劑量為每次 5g。

4. 黃蓍的用量除與年齡有關外，尚需根據病情酌量增減，如脫肛、腎病時應加大劑量才可起效。

（時毓民）

七、李乃庚藥物配伍經驗

1.黃耆

【主治】氣虛衛表不固，免疫功能低下而患支氣管炎，汗證、虛寒型肺炎等病證。

【指徵】久咳不癒，面色少華，易汗，乳蛾慢性腫大，舌苔薄白、薄淨或花剝。

【禁忌】外感發熱、無汗的新咳，舌苔黃膩等實證不用。

【配伍】

配炙冬花、炙紫菀、枸杞子、女貞子治療久咳不癒。

配麻黃根、黨參等治療汗證。

配煅龍牡、紋軍、防風、小胡麻治療頑固性蕁麻疹。

配青蒿、桂枝、白芍等治氣陰虛，營衛不和的發熱。

配黃藥子、急性子、防風、赤芍治療扁平疣。

配黨參、升麻治療中氣不足、胸悶、善太息。

配防風、玉蝴蝶、辛荑、細辛治療鼻炎伴乳蛾肥大，睡眠打鼾。

配生地、地龍乾、蜈蚣、枸杞子治療小兒抽動症。

【用量】煎服 1 日量最少 10g，最多 60g。

【體會】

(1) 黃耆甘溫、善補氣陽，因小兒為稚陰稚陽之體，臨床多氣陰皆不足，用藥需護陽益陰，故對久病體弱者，筆者用黃耆常配以大麥冬、五竹、女貞子等同用。

(2) 凡氣虛、表虛、易汗、乳蛾肥大、久咳不癒者必用。

(3) 雖久病氣虛，若有新感發熱者，黃耆慎用，因黃耆助熱，使發熱加重。

(4) 黃耆常都生用，但用於健脾止瀉者，要炒用。補益中氣時可用炙黃耆。

2. 薄荷

【主治】風熱感冒、小兒高熱驚厥、痲疹、風疹、猩紅熱、過敏性皮疹、急性扁桃體炎、食少腹脹等症。以下情況必用：① 凡小兒流涕、噴嚏、咽紅、發熱無汗，需要發汗解表者必用；② 凡小兒外感風邪內停積滯者必用；③ 凡小兒患發疹性疾病初期，需要疏風透疹者必用。

【指徵】① 噴嚏流涕；② 咽部紅赤或乳蛾紅腫；③ 發熱不出汗；④ 舌苔薄淨或薄黃。以上四項見到兩項以上即可用薄荷。

【禁忌】有以下情況者不宜使用薄荷：表虛多汗者；急性扁桃體炎已經化膿者；小兒發疹性疾病已到中後期者；陰虛發熱、傷食發熱、疳積發熱者。若誤用則汗出傷陰，邪不解而衛更虛。

【配伍】

配鉤藤、望江南治高熱驚厥。

配香附、萊菔子，治風邪挾滯腹脹。

配杏仁、生石膏，治肺炎喘嗽。

配牛蒡子、桔梗、板藍根等，治急性扁桃體炎。

配生石膏，同杵煎服，治高熱無汗。

配蟬衣等，治過敏性皮炎。

配連翹等，疏風透疹。

【用量】內服最少 3g，最多 10g。外用時最多 30 ～ 60g，夏天小兒高熱可用薄荷煎水洗澡。

【體會】薄荷入肺經，能疏風散熱，使邪從汗解，所以有溫病用薄荷猶如傷寒用麻黃之說，其關鍵之一是選證得當，關鍵之二是煎劑要後下，久煎則無效。

3.萊菔子

【主治】積滯腹脹、支氣管炎、哮喘、百日咳、傷食瀉等。凡是需要消食導滯、下氣定喘、化痰止咳、理氣消脹者都用此藥。

【指徵】有以下四項之中一項者即可用：咳聲重濁多痰者；氣喘喉間有痰聲者；舌苔白膩或淡黃膩者；腹脹大便溏或乾結者。

【禁忌】無積滯、痰喘徵象者，氣虛者都不宜用，以免犯虛虛實實之戒。

【配伍】

配山楂、神麴、陳皮、海南葯治積滯腹脹。

配蘇子、白芥子等，治支氣管炎、哮喘等。

配海南葯、木香等，治下痢後重。

配天絲窩1只、薑竹茹，治療百日咳。

【用量】5～10g。

【體會】凡積滯挾有風邪，咳喘兼有外感者，可用生萊菔子，凡為痰喘、積滯、下痢可用炒萊菔子，不管生用熟用，皆要用於有痰、有積的實證方可取效。

4.生石膏

【主治】外感壯熱，發疹性疾病的高熱期，肺炎、口瘡、暑熱瀉、胃熱證、高熱驚厥等。

【指徵】有以下四項之一項者即可使用生石膏：小兒發疹性疾病高熱期、熱毒熾盛；高熱、口渴欲飲；面赤氣粗，甚則肺熱喘急；舌苔黃，舌質紅，甚則口舌生瘡。

【禁忌】生石膏能除實熱，凡屬虛熱者，脾胃虛寒者不宜用，誤用後傷及脾胃，令患兒飲食減少，甚則寒凝於內而致腹痛。

【配伍】

配知母、丹皮、生地等，用於發疹性疾病高熱期。

配寒水石、滑石，用於小兒暑熱瀉，嚴重者可日服2劑。

配麻黃、杏仁、甘草，治肺炎喘嗽。

配薄荷同杵，解肌發汗，退溫病初期之高熱。

配萊菔子、大黃、燈芯草，治小兒口瘡。

配知母、甘草、粳米，治陽明經證氣分有熱。

【用量】30～60g，為煎劑的1日用量。

【體會】取效的關鍵是準確掌據適應證，如雖是陽明熱，生石膏只能解陽明經證氣分有熱，若陽明腑實證則宜下，而非生石膏所能取效。再就是生石膏要先煎，只有合用寒水石、滑石治暑熱瀉的處方方可同煎。

5.桂枝

【主治】風寒表證，肢體酸痛，胸痹痰飲，尿少浮腫，衛陽不固，寒濕痹阻等病證。

【指徵】素體陽虛，面色㿠白，四肢欠溫，汗出惡風，舌苔薄，舌質淡。

【禁忌】凡陰虛陽亢之證不用，溫熱病不用，血證不用。因桂枝為肉桂之嫩枝，其性辛溫，誤用則耗傷陰津。桂枝能通脈行血，血證用之會加重出血。

【配伍】

配白芍、甘草、生薑、紅棗，治外感風寒，有汗表不解。

配白芍、甘草、龍骨、牡蠣、生薑、紅棗等，對自汗、盜汗，心煩心悸者甚好。

配白芍、甘草、蒼耳子、銀花、大黃、生薑、紅棗等，治風疹塊而伴有腹痛者，若無腹痛可合用玉屏風散治之。

【用量】2～9g。

【體會】桂枝的使用常離不開桂枝湯，而桂枝湯的類方有20餘種，取效的關鍵是要掌握桂枝湯的和營衛、調陰陽的總的原則。

6.麻黃

【主治】肺寒咳嗽、支氣管炎、百日咳、肺炎、風水腫、風疹瘙癢等病證。凡見風寒束表、肺閉咳喘者則用之。

【指徵】惡寒無汗、咳嗽氣喘；脈緊，舌苔薄白。

【禁忌】凡有汗之外感證，體虛自汗盜汗者，陰虛火旺、頭痛眩暈者不宜用。誤用則傷入之元氣，甚則能汗多亡陽。風水腫屬急性腎小球腎炎，測血壓高者不宜用，可用紫背浮萍換麻黃，因麻黃能使血壓升高。

【配伍】

炙麻黃配杏仁、甘草等，治肺炎風寒閉肺。

配生石膏、杏仁、甘草，治肺炎脈浮有熱，麻黃與生石膏的用量，常為 1：10。

炙麻黃配蘇子、萊菔子、白芥子、杏仁、陳皮、製半夏，治咳嗽氣喘、喉間痰聲漉漉之小兒支氣管炎。

配連翹、赤小豆、杏仁、甘草、薑、棗等，治急性腎小球腎炎，如血壓高者，麻黃要少用或以紫草浮萍代用。

【體會】麻黃能解表發汗，開肺閉而定喘，若寒邪在表，無汗，發熱口不渴，當生用。發汗解表還可以配桂技，或配葛根，以助麻黃發汗之力。若表邪不甚，而咳喘明顯，且痰多者，可用灸麻黃，還可以配杏仁、蘇子、川朴等，以助麻黃溫肺寒、止咳定喘。

（李乃庚）

八、裴正學藥物配伍經驗

複方是中醫臨床治療的主要形式，而藥物間的配伍是影響複方療效的重要因素。裴師早在上世紀 80 年代就提出了中西醫結合的十六字方針：「西醫診斷，中醫辨證，中藥為主，西藥為輔」，引起了國內醫學界之關注。

裴師臨證處方的藥物配伍是在這一方針的指導下，即注意到整體、宏觀，又注意到局部、微觀；即注意到病原的致病性，又注意到機體的反應性。全面掌握病情，中西病證結合，藥物配伍精妙，臨床療效顯著。現將其經驗介紹如下：

1.配伍經驗舉例：

(1) **慢性支氣管炎**：此病之臨床，裴師常以麻杏石甘湯加減權變，形成一套藥物配伍相對固定的用藥模式。「肺主皮毛」，麻黃開腠理、見陽光、宣肺疏風散寒，生石膏清肺熱、生肺津，二者相配宣肺而不助熱，清熱而不涼竭，相制相成。杏仁微溫，蘇葉辛溫，二者相伍，前者重在潤肺化痰，後者意在外散風寒，共奏宣肺止咳化痰之效。燥濕化痰合二陳湯，恢復脾胃功能，祛痰而不傷正，取其欲劫之而先聚之之意。宣通氣機，白前、前胡與桔梗共用，白前、前胡降氣，桔梗提氣，使之升降有司。酌加公英、敗醬辛涼解表之品，亦可疏解風熱，組方溫涼相濟，性味和平，集宣、清、升、降於一體，痰可化、喘能平，有不同程度的抑制或解除氣管痙攣，預防治療炎症反應，促進痰液的排出吸收等作用。

對於腎不納氣者，溫補下元之肉桂與治咳逆上氣，養血潤肺的當歸合用，以溫腎納氣平喘。少加厚朴增強降氣平喘，寬胸除滿之力。三藥相合，治本顧下，標本兼顧；對於寒飲內停者，達表入裏之細辛與溫裏散寒之乾薑共伍，外散風寒，內溫裏寒。少加五味子酸收斂氣，配伍嚴謹，開中有合，宣中有降，使之散不傷正，收不留邪；對於胸悶著者，枳殼、桔梗一升一降，二者合用，寬胸理氣；百部、紫菀兩藥共用，溫而不熱，潤而不寒，止咳化痰，對於新、久咳著者皆可適用；對於咽乾、乾咳無痰者，生地、麥冬、元參、貝母共奏養陰潤肺，瀉火解毒之功；對於浮腫，氣喘不得臥，哮鳴著者葶藶子、大棗相配，既可瀉肺中痰水，又能養胃和中，固扶肺氣；對於喘而無痰者阿膠補虛養陰止咳，烏梅、粟殼酸澀、收斂止咳，共奏補虛收斂止咳之力；對於肺脾氣虛，痰濕瘫盛者，三子養清湯與生脈散合用，雖萊菔子能削弱人參的補氣作用，屬相惡，在配伍原則上相惡應當避免，但也有可以利用的一面。兩者合用，相制相成。

⑵ **病毒性肝炎：**裴師治療肝病，輒遵《金匱》「見肝之病，知肝傳脾」之說。認識到，肝病患者脾、胃、膽、胰消化系統疾患常併發，常用疏肝健脾法，以柴胡疏肝散加味，自擬膽胰合症方（柴胡、枳實、白芍、甘草、川芎、香附、大黃、黃連、黃芩、元胡、川楝子、製乳沒、丹參、木香、草寇、乾薑、川椒、公英、敗醬），方中柴胡疏肝合金鈴子散，疏肝解

鬱。六腑以通為用，大黃、黃連、黃芩、公英、敗醬意在清熱除濕，通腑瀉熱；對於中寒不利，乾薑、川椒溫中散寒，又有助熱之弊，二者合用，相畏、相殺，相互制約，存利除弊。丹參、木香、草寇命名小丹參飲，三味配伍，藥性平和，與製乳沒合用，氣血並治，瘀化氣暢，疼痛自止，相須、相使，提高療效。其中木香、草寇多則解痙擴管，少則健脾和胃。相比《時方歌括》之丹參飲，物美價廉，效亦不遜。方雖龐雜，理據充分，對肝、膽、胰等消化系統疾患，臨床應手取效。

裴師謂：轉氨酶高乃有餘也，當損其有餘，辨病用秦艽、板藍根、二花、連翹、公英、敗醬、半枝蓮、白花蛇舌草、五味子粉清熱解毒以降酶；白蛋白、球蛋白比例失調乃不足也，當補其不足，用生地、丹參養血活血，黨參、黃蓍補氣，黃精養陰；當歸、白芍養血柔肝，氣血雙補，扶正固本。黃疸者茵陳、梔子相配，清熱利濕退黃；山楂、神麴共伍，健脾和胃活血；肝硬化腹水，車前子清熱利水，大腹皮、葫蘆皮溫陽利水，溫涼相濟、相輔相成；肝脾腫大，三棱、莪朮破血行氣消積，穿山甲、鱉甲補氣血，活血消腫，補中寓消，相制相成；泛酸生龍牡、烏賊骨、明礬、鬱金、煅瓦楞止酸護胃；貧血重用土大黃；對伴有消化道少量出血者，降逆平沖之生赭石、健胃平沖之肉桂與瀉火止血平沖的大黃相配，共奏平沖止血之功，相得益彰。

⑶ **慢性腎炎**：裴師謂：慢性腎炎之中醫病機，應責之於肺、脾、腎三臟。常用益氣健脾、高原導水、溫陽化水、活血化瘀、清熱利水諸法加減進退。慢性腎炎常見浮腫、高血壓、

蛋白尿或血尿，裴老在確認此三類症狀的基礎上，將此病分為三個類型：伴腰膝酸軟、身冷、小便不利，以桂附八味丸為基本方；伴顏面萎黃、體乏無力、食欲不振，以四君子湯為基本方；伴顏面浮腫、咳嗽、咯痰者以麻杏石甘湯為基本方。

臨床權變，腰以上水腫，當發其汗，提壺揭蓋，用麻黃、白術以開鬼門，潔淨府；腰以下水腫當利小便，用大腹皮、葫蘆皮溫陽利水，澤瀉、車前子清熱利水，共奏利尿活血消腫之功。每方車前子、牛膝配伍，溫腎利水，引藥歸經。

對於血尿者，苦澀，直入膀胱經，具有收斂止血，化瘀利尿作用的血餘炭與補血止血之阿膠合用，止血而不留瘀。尿中有蛋白者行氣利水之蘇梗與活血利水之益母草相配，行氣活血利水尿清。針對腎功能衰竭患者，臨床均可見噁心、嘔吐、納呆、便溏之主證候，中醫辨證當屬濕滯中焦，脾胃升降失司，法當溫腎健脾，活血行氣，清熱除濕。大黃、水蛭、二花、白花蛇舌草、車前子、益母草、丹參、黃蓍共用。其水蛭乃辨病用藥，現代藥理證明其具有預防和治療腎小球血管基底膜增生等作用，大黃降胃氣，附子升脾氣，由是清者自升，濁者自降，停滯於中焦之濕邪乃得解矣！二花、白花蛇舌草意在清熱解毒，車前子、益母草活血利水，黃蓍、丹參二味，一補氣，一補血，氣血雙補，扶正固本。

(4) **冠心病**：裴師認為：此病源於胸陽不振，痰濕內生，氣滯血瘀。治當宣鬱通陽，活血化瘀，補益氣血。常用方以瓜蔞薤白半夏湯為首選，臨床隨證加減。

胸悶痛以清輕向上之川芎與通下達上之降香相配行氣，相輔相成；紅花、赤芍、丹參色赤入心，活血化瘀力專，二者合用，行氣活血效著；心律緩慢麻黃、細辛宣郁通陽，附子、白芍陽助和營，共助藥勢，以鼓邪外出，通陽而不耗氣，祛邪而不傷正，相制相成；心律快以桂枝、川芎行氣和營衛，紫石英、靈磁石、生龍牡、珍珠母，重鎮安心復脈，與養心生津之葛根、甘草共奏行氣養心，重鎮復脈之功；咳嗽，咯痰以茯苓、白朮健脾除濕，桂枝、杏仁溫陽利濕化痰，二者合用，一利一溫，溫而不熱，利而不峻；氣短、乏力、脈結以桂枝溫心陽，炙甘草益心氣，麥冬、生地養心陰，阿膠養心血，陰陽氣血並補，陰血足而血脈充，陽氣足而心脈通；血壓偏低以黨參、麥冬、五味子共用，氣陰復、血壓升；血壓高責於《素問・調經論》「血之與氣並走於上，則成大厥」之述，以龜板、鱉甲、生龍牡、白芍、生地滋陰潛陽；以牛膝引藥歸經；年老體虛血壓高少入桂枝、附子少火生氣，陰中求陽，標本兼治；每方輒加水蛭，漢三七破血之大劑，藥猛效著。

裴老謂：「破淤逐血之漢三七與水蛭合用，其對瘀血之證，功專力宏，處方時與他藥配伍能達到『邪氣盡去，瘀血可除，祛邪扶正』之功效。」可謂用藥如用兵，兵不在多，獨選其能，藥不貴繁，獨取其效。

(5) **腫瘤**：裴師輒謂：「積聚之成，乃正氣之虛」，治療腫瘤總以扶正固本為法。裴師擬定之「蘭州方」（北沙參、潞黨參、太子參、人參須、生地、山萸肉）可適應所有癌症患者。同時注意到腫瘤是以虛為本，以實為標，寒熱錯雜，虛實夾雜，注重「甚者從之，微者逆之」。根據病位及病種的不同，予以不同的藥物配伍，臨證權變。如活血化瘀、軟堅散結慣用三棱、莪朮、海藻、昆布、乳香、沒藥、穿山甲、皂角刺破積聚、散瘀結之峻品，與扶正固本藥物相合，消補兼施，破血而不傷正，散邪氣而不傷正氣。在扶正的基礎上祛邪，便可制約和減少藥物的毒性，以達到治療目的。

2. 體會：

裴師認為：藥物之配伍正如廚師之烹調，烹調精當則口味驟增，配伍精當則療效驟增。古人注重臨床權變，辨證施治，其實質就是注重藥物之配伍。一張好的方劑應當有好的配伍，檢驗方劑的好壞，標準只有一條，那就是臨床療效。藥物之配伍組成複方，經煎煮、炮製、劑型不同、給藥途徑方式方法的不同，作用於人體，其間藥物之間發生著眾多反應變化（如化學變化等）。而且中藥大多具有一種以上的功效，其多種功效在一個具體方劑中並非全部發揮作用，效用的發揮常因方而異。中醫注重「從師學藝」，就是要學老師臨證用藥之配伍，也說明中醫臨床之藥物配伍，除源於經典及歷代醫家論著之配伍原則外，還包括每位醫生獨特的用藥配伍經驗。中醫學的理、法、方、藥均是臨床實踐的產物，並非實驗研究的產物。將各種藥對的配伍關係，以及配伍禁忌的「十八反」「十九畏」視為固定不變的觀點，有礙中藥配伍理論的深入理解、靈活應用和發展創新。因此，只有在臨床實踐中不斷總結歷代及現代醫家的臨證藥物配伍之經驗，才能使中醫學不斷發展。

（黃邦榮　吳柏宏　張桂瓊）

九、李乃庚聞香防治疾病經驗

中醫外治療法源遠流長，用香囊、香袋防病治病有悠久的歷史。早在西漢初期，我國勞動人民就已使用。但至今未得到人們應有的重視。近年來，我院兒科從中醫理論出發，對古醫籍中的醫案配方進行發掘，整理並結合民間製作香囊、香袋的經驗，研製成「保兒泰」中藥藥物領帶。

臨床應用 6 千多條，具有一定的防病治病效果，深受兒童和家長們的歡迎。我們還用半年的時間對使用「保兒泰」的 67 名兒童進行了系統的臨床觀察和免疫功能的測定，從實驗檢測和臨床症狀都證明能提高小兒的免疫功能，有預防和治療疾病的作用。透過多年的臨床實踐和學習，我們的體會是：

1. 使用香囊防病治病在中國有悠久的歷史，長沙東郊馬王堆一號漢墓，距今 2 100 多年，此墓屍體手中握有香囊 1 個，鄰箱中放有香囊 4 個，繡袋 6 個，繡花枕 1 個，薰爐 2 個，這些物件中均裝有藥物。經有關部門鑒定，這些藥物屬樟科、雲香科等科屬的芳香藥物，有辟穢消毒、避免傳染、防病治病的作用。三國時名醫華佗提出了「聞香除病」的理論。唐代孫思邈在《千金方》中記載了用絳囊「避疫氣，令人不傳」的方藥。直到今天，民間每逢端午，室內懸掛菖蒲、艾葉，小兒佩戴香藥袋，這一傳統習俗，是群眾防治某些流行病的方法之一。我院的「保兒泰」中藥領帶，就是在發掘傳統醫藥，總結民間經驗的基礎上研製而成的。

2. 保兒泰的作用機制：

保兒泰主要由蒼朮、甘松、菖蒲、山奈、藁本、雄黃、香白芷、冰片等藥物組成，經粉碎後混合密封，用時做成領帶、香荷包等形狀，所用藥物均有芳香竄透、揮發度較高的特點，具祛風辟穢、醒脾健胃的功能。現代研究認為，這些芳香易揮發的藥物主要由呼吸道黏膜和消化道黏膜發揮作用。

人體鼻腔、咽喉壁及口腔、食道等黏膜有豐富的血管和腺體，黏膜下有許多感官神經分佈，不但對揮發藥物有吸收作用，而且香味的刺激，能提高人體臟腑的生理功能。實驗證明很多香料藥物刺激黏膜後，能產生較多的免疫球蛋白，這種球蛋白是小兒抗禦細菌和病毒等感染的必要物質。

保兒泰中有祛風避邪、芳香健脾、開胃助運的藥物，透過刺激黏膜和黏膜吸收，能增加呼吸道和消化道腺體的分泌，提高血清中乃至分泌液中的免疫球蛋白的含量，提高消化酶的活力，達到防治呼吸道、腸道疾病，增進食慾，振奮精神，提高人體抗病力的作用。

3. 應用保兒泰的適應證：

⑴ **反覆感冒**：適用於年幼體弱，衛外功能不固。如由分泌型免疫球蛋白 A 含量不足而反覆感冒的患兒，佩戴保兒泰效果更好。

⑵ **反覆泄瀉**：小兒脾常不足，若體質羸弱，以至營養不良易併發他病。這種小兒佩戴保兒泰，有醒脾健胃之功。

⑶ **體弱兒**：如先天稟賦不足，後天護養失調，易罹患各種疾病，尤其在某些疾病流行時，佩戴保兒泰，有一定預防作用。

⑷ **厭食症**：挑食厭食，面黃形瘦，睡眠不實，入睡多汗。除進行合理餵養外，經常佩戴保兒泰能增進食慾，強壯體質。

4. 目前我院的保兒泰還只用於以上所講的四個適應證，應用範圍還不廣，根據俄羅斯開設的一所以香花治病的醫院研究成果顯示，不同的香花具有不同的治療作用。例如，聞了天竺花，能促進睡眠；聞了迷迭香能治療氣喘病，而我們在臨床上也常用一些芳香中藥做藥枕治療鼻竇炎、血管神經性頭痛等，效果常比其他療法顯著。

2004 年春，筆者應邀參加在韓國舉辦的香草世界博覽會，看到韓國人不但把香草用於防病治病，而且更多的是用於改善生活，延年益壽，其香草的劑型之多。不但有水、油、膏、丹、散等，作聞、搽、薰、洗、按摩等用，還將香草做成各種日常食品、調料、飲料、酒類等。就連大米，也有用香草薰製過的，作為日常食用。可見香草在韓國使用之廣，令人歎為觀止。我們應該深入地、分門別類地研究，以挖掘這一古老而又富有生命力的傳統療法。

（李乃庚）

十、李乃庚運用外治療法
治療兒科疾病經驗

外治療法，源遠流長，方法眾多，用在兒科範圍的，除用藥物在體表某部位作敷、貼、薰、洗、吹、點、塗、擦外，還包括使用一些手法和器械進行的治療。

筆者所著的《小兒外治療法》一書中，記錄了兒科使用的外治方法有 70 餘種，外治方藥 580 個，可治療 150 多個病證，可見外治療法在兒科使用甚為廣泛。

外治療法有很多優點，在兒科臨床中顯得尤為突出。

首先是小兒服藥困難，懼怕打針，西藥副作用日漸嚴重。外治療法具有安全、有效、痛苦少的優點。

再就是小兒肌膚薄嫩，臟器清靈，只要用之得當，常能取得藥徑效捷的效果。

三是外治的方法靈活多樣，簡便易學，而且外治的應用範圍廣泛，可以用於小兒內科、外科、皮膚科、五官科等各科疾病，有些配合手法和器械，還可以做急診搶救。

四是外治藥物易得而價廉。

五是有些外治法可以作為劑型改革的借鑒。例如香袋預防感冒，噴霧治療咳嗽，這些給藥途徑和劑型，在醫療保健的實踐中，已顯示出廣闊的前景。當然，繼承和發揚外治療法，還有很多工作要我們去努力。

外治療法的作用機理，目前還處於探索研究階段，根據已有資料，可以歸納為以下幾個方面：

首先是藥物由皮膚、黏膜的吸收和滲透，發揮治療作用。

二是由腧穴的作用，促使經絡通暢，氣血調和而達到治療目的。

三是由藥物氣味和刺激，提高機體免疫功能，起到防病治病的作用。

四是藥物外治的局部作用。

最近還有人經過細胞生物學研究，人體穴位有低電阻性，穴位治療有放大效應，這種穴位效應可以放大 1 萬倍。綜合觀察外治療法的機理，是一個複雜的過程，大多不是單一作用。皮膚黏膜的吸收，經絡腧穴的得氣、免疫功能的改善、藥物局部效能的發揮，常是相互聯繫，互相滲透，共同作用於人體，而達到扶正祛邪，防病治病的目的。

下面我分別介紹外治小藥櫃的配備和使用；兒科外治的用藥原則；幾種常用的外治療法以及外治療法研究中存在的幾個問題：

1.外治小藥櫃的配備和使用：

在 10 多年前，我們用藥物外治療法，都是開處方讓病人家長自己去配方、加工，囑其外用方法和注意事項，後來在實踐中感到不方便病人，加之配方、加工、使用環節多，病人不易領會和掌握，往往影響療效。為此我們開設了小兒外治室，在小兒外治室設立了兒科外治小藥櫃。外治小藥櫃共配備了冰片、大黃、枯礬、黃柏、五倍子、芒硝、青黛、肉桂、附子、細辛、黃芩、牡蠣、龍骨、巴豆、蒼朮、苦參、白芥子、吳茱萸、川連、川烏、草烏、麻黃、小茴香、川椒、梔子、血餘炭、朱砂、藤黃、生薑汁等 29 味藥物，以上藥物除巴豆、生薑汁和藤黃外，全部加工成散劑、瓶儲備用。

這些藥物的配備是根據外治常選用猛藥、生藥、香藥的經驗和本地區的常見病選擇的，為了方便使用，避免差錯，我們還將以上藥物按其功能分類放置，貼上標籤，常用藥放在易取處，有毒藥放在隱蔽處。並配備好乳缽、戥子、藥袋、膠布等器具，以方便調劑使用。

在使用小藥櫃的藥物時，不要忘記使用民間草藥和食品中的藥物，因為這些藥物在外治中占的比重較大，有時可作配伍用，有時作為賦形劑，例如酒、醋、藥汁、蔥白、蒜頭、仙人掌等等，我們初步統計，常用的這類藥物有 40 多種，這些藥物大大豐富了小藥櫃的內容，要特別注意的是，小藥櫃的藥物是散劑，乾燥的散劑外敷不易吸收，濕用能提高藥效 50%。如果在選用民間草藥和食品中的藥物注意用香串之品，更有助於藥效的發揮，有人做過研究，外用藥配伍芳香品，可以使藥效提高 80% ～ 90%。

小藥櫃除以上備用藥物外，還根據季節不同，定期或不定期配一些複方製劑。如冬病夏治的發疱劑，聞香防病的保爾泰，治療皮膚感染的蒲丁洗劑等，以適應臨床需要。近幾年中藥劑型改革有較大的突破，江蘇天江製藥廠生產的免煎飲片，也進入我們的小藥櫃，因為使用時間不長，還很難從療效上與原藥材粉劑做比較，但用於灌腸治療潰瘍性結腸炎，似乎效果更明顯。

2. 外治藥的配方和穴位選用：

這裏講兩個原則：一個是配方，要遵循辨證施治，並用辨病奇方的原則；另一個是用藥部位，要掌握循經取穴，注意兒科特點的原則。

(1) **遵循辨證施治，並用辨病奇方**：在臨床工作中，我們體會到搞外治療法不能株守一方，奢望全功，必須貫徹辨證施治的原則。

例如治療感冒，夏天我們常用苦參、連根蔥、生薑煎水令小兒洗浴；冬天用麻黃、細辛、冰片研末，以藥棉包少許塞一側鼻孔，如發熱明顯者用柴胡注射液滴鼻，咳嗽明顯兼用藥物霧化吸入，伴有積滯，兼用芒硝外敷肚臍；特別是冬春季，新生兒感冒後，鼻塞可長時間不癒，甚至呼吸不暢，妨礙吮乳，我們常用制草烏、細辛等研末，生薑汁調敷囟門，效果比其他方法顯著。又如治療小兒腹瀉，我們常用臍療法，但也是辨證用藥，對濕熱瀉、脾虛瀉、傷食瀉，我們分別配備止瀉散 1、2、3 號瓶儲備用。

又如嬰兒濕疹，幹型的我們用濕疹粉（自製方）加山梔末，麻油調敷，濕型的用濕疹粉加枯礬末，麻油調敷，如果濕疹伴有感染，我們就先用蒲丁洗劑（自製方）外洗後，再在患處撲以濕疹粉。有時根據病情，雖同是一方，在藥物配製的分量上應有調整。

總之臨床使用外治療法，正如吳師機所說：外治必如內治，先求其本。遣藥配方，藥味的多少，劑量的大小，常因人、因時、因地而異，不能因襲書本，千篇一律，當然單純地強調辨證施治是不夠的。古人指出：「外治藥中多奇方」。所謂奇方，就是其療效顯著，道理不夠清楚，例如用柳樹葉熬膏治療慢性淋巴結炎，用五倍子散貼臍治療小兒汗症，效果很好，對這些病我們就是辨病施治的方法。

⑵ **掌握循經取穴，注意兒科特點**：我們所講的外治，主要是內病外治，病在臟腑，施治在體表能取得好的療效，原因是體表和內臟相關，這種相關的通路主要是經絡和散佈在經絡上的穴位，推拿、針灸也屬外治範圍，儘管它們早已成為獨立學科，並不斷發展，但是一直很講究循經取穴，我們用藥物外治，也要熟悉經絡學說。但是兒科外治循經取穴有兒科的特點，因為兒科以呼吸、消化兩大系統的疾病較多，因此常用穴位有肺俞、脾俞、胃俞、大腸俞和募穴中的膻中、中脘、天樞等，因為俞穴的募穴，是彙集臟腑經氣，輸注於背部和胸腹部的穴位，這些穴位不但能直接治療臟腑病變，還用於治療與臟腑有關的器官病證。再就是任脈經上的神闕和督脈經上的囟門，是兒科外治常用穴位，特別是神闕穴在兒科外治中用得更多，現在通稱為臍療，因為這裏脂肪少、角質層薄、靜脈多、吸收快，療效更顯著。

在外治的給藥方法上，除上面講的循絡取穴給藥外，還有局部給藥和體表自然孔道給藥法。前者用於外科病較多，後者包括點眼、嗅鼻、吹喉、噴霧、灌腸等，其中特別是噴霧和灌腸在兒科更為常用。

3. 常用外治療法簡介：

《小兒外治療法》一書講了 70 多種外治法，這裏介紹幾種常用的方法：

(1) **蒸汽吸入法**：是用蒸氣吸入器，將藥物霧化後，由病兒從口鼻吸入的一種療法。

【**使用方法**】使用蒸氣吸入器，將藥液噴成霧狀微粒，吸入呼吸道。

【**注意事項**】① 每次噴霧藥液量不要過多，以 15ml 左右為宜，時間不宜過長，每次噴 3 ～ 5 分鐘即可，藥液過多，時間過長，能形成肺水腫，每天噴 2 次，3 天為 1 個療程。

②所用藥液，必須是能作靜脈注射的藥液，如分子過大，不容易為肺泡吸收的藥物，不可以用。

③噴霧時必需有專人操作，以防意外事故發生。

【**療效觀察**】蒸氣吸人法主要用於治療小兒呼吸系統疾病，例如感冒、咳嗽、支氣管炎、肺炎、百日咳等病，我們曾對被診斷為支氣管炎的 1 213 例病人做了初步的療效統計，治癒率達 80.2%，其中對咳嗽痰少者療效顯著，對咳嗽、喉間痰鳴嚴重者效果欠佳。

(2) **灌腸療法**：是將藥物直接注入直腸的一種療法。

【**使用方法**】雷同開塞露的使用方法。將裝有藥物的灌腸球，插入肛門擠入藥液即可。也可用灌腸器或注射器接上導尿管插入肛門注入藥液。

【**注意事項**】①灌腸療法是一種保留灌腸，最好囑病人先排便後灌腸，效果更好些。

②藥液溫度以 38 ～ 40℃為宜，不宜過冷過熱。

③注意動作輕柔，以防損傷腸黏膜。

【療效觀察】灌腸球我們主要用來治療小兒腹瀉，其中我們對小兒腸炎治療 397 例，療效達 91.6%，對小兒菌痢的療效也很好。對單純消化不良，用保留灌腸效果不如用磁療和推拿方法。

⑶ **臍療法**：即在任脈經上的神闕（臍眼）穴施行治療。神闕位於腹部正中，藥物吸收後可直接通於胃腸，輸布全身，所以臍療應用廣泛。例如，上海陳幼銘用藥物敷臍治療流行性感冒，還有人報導用臍療治療慢性支氣管炎、支氣管哮喘等，而我院用臍療法主要治療嬰幼兒腹瀉、痢疾、積滯、功能性腹痛、嬰幼兒腸絞痛、小兒汗症等疾病。

【使用方法】多數是將藥物研成細末用藥汁或醋調成糊狀填於臍眼，再貼以膠布即可。也有用膏劑敷貼或艾灸等。

【注意事項】①膠布過敏者不能用。

②新生兒皮膚薄嫩要慎用。

③臍突者不宜用。

（李乃庚）

十一、黃火文慎用「三生」治腫瘤

我院應用「三生」(生川烏、生南星、生半夏)治腫瘤已有數十年的歷史。我科前主任陳效蓮主任醫師,師從廣州市中醫院黎沛鑾老中醫,黎老的父親是解放前廣東中醫學校(廣州中醫藥大學的前身)名老中醫,祖上三代善用「三生」治病。

他們使用「三生」的特點不僅用量大,每種藥用量 30 ~ 120g/d 不等,而且非用生製品不可,認為生製品抗癌療效好。數十年來治癒不少奇難雜症的病人,可喜的是從未見中毒致死的情況發生。

1. 具有劇毒的抗腫瘤藥「三生」:

(1) **生川烏、生草烏**:川烏為毛茛科植物烏頭的塊根,草烏為毛茛科植物北烏頭或其他多種同屬植物的塊根。

川烏的主根稱烏頭,其旁附生於根的塊根稱附子,附子變形而無稚根者稱天雄。川烏因製法不同有生川烏和製川烏之分。川烏因產地不同名稱各異,分別又稱雪上一支蒿、鐵棒錘、三轉半、一支蒿等。本品藥性辛、苦,熱,有毒;有祛風濕,散寒止痛作用。臨床多用治風寒濕痹等各種痛症,我科主要用治癌病和癌痛。

(2) **生南星**:天南星為天南星科天南星屬植物天南星及同屬一些植物(如東北天南星、虎掌南星、異葉天南星)的塊莖。因製法不同有生南星、製南星、膽南星、陳南星之分。因產地不同叫法亦異，分別叫蛇六穀、蛇包穀、山苞米、三棒子、敬狗丹、斑杖、大扁老鴉芋頭、野芋頭、大野芋頭、虎掌草、土南星等。本藥性味辛溫、有毒；功用祛痰鎮咳，消痞散結及抗腫瘤作用。我科主要用抗癌治療。

動物實驗證明，本品對肉瘤 S_{180}、肝癌實體瘤 U_{14} 以及 Hela 細胞有抑製作用；天南星複方對小鼠 Lewis、肺癌、肝癌、艾氏腹水癌等多種移植性腫瘤有抑制作用。

⑶ **生半夏**：半夏為天南星科半夏屬植物半夏及同屬植物的地下塊莖，其根莖曬乾者為生半夏，經炮製者為法半夏、薑半夏、清半夏。

因產地不同別名尤多，分別有三葉半夏、小天南星、蠍子草、地珠半夏、羊眼半夏、麻芋果、三步跳、地雷公、泛石子、地鸛鴣、地茨菇、老黃嘴、老和尚頭、野芋頭、老鴉芋頭、捉嘴豆子、地巴豆、天落星、老鸛眼、麻芋子、老瓜蒜、狗芋頭、白雜子、珠半夏、裂刁菜、老鴉眼、鬧絡蛋等。

本藥性味辛溫、有毒，其功用有燥濕化痰、降逆止咳、消痞散結，用治痰核癭瘤、痰多咳喘、痰飲、眩暈，嘔吐等；我們主要用治各種腫瘤。

實驗證明：實驗動物腫瘤如子宮頸癌、肉瘤 180、肝癌實體瘤等均具一定抑瘤作用。

上海某大醫院用本品治療子宮頸癌 247 例，近期治癒 63 例，顯效 24 例，總有效 191 例，占 77.3%；其中 30 例二期病人，近期治癒 21 例，占 70%，有效 29 例。

2.「三生」治癌療效可靠：

毒劇中藥應用得當，能對許多沉屙痼疾有出奇制勝之效。如淡元康報導，用生附片、生川烏、生南星製成的「三生針」注射液治療中、晚期肺癌 166 例，結果部分緩解（PR）7.4%，穩定 59.6%，其生存期明顯高於化療對照組（$P<0.05$），而無明顯的毒副作用。其他類似報導也不少。但若應用不當就能導致中毒反應，甚至危及生命。因此，有人喻之為「躁悍之將，善用之奏效甚捷，不善用之為害非輕」。

不少臨床醫師害怕「三生」之毒，對烏頭、半夏、天南星等絕少使用，或用量極小，根本達不到治療效果，錯過了治療的最佳時機，貽誤了病情，致使「黴疴成膏肓之變」。現就如何應用劇毒中藥「三生」於臨床以發揮它的最大效能及預防中毒作一探討，以拋磚引玉：

回顧中醫治療腫瘤病等頑疾，多採用「以毒攻毒」之法。中國醫聖張仲景開創了用劇毒藥治療瘀、痰、奇、怪病等頑症的先河，在其《傷寒雜病論》一書中共用各種毒藥 24 種，如烏頭、附子、甘遂、大戟、巴豆等中藥。明代名醫李梃在《醫學問答》中指出「藥之治病，無非以毒拔毒，以毒攻毒」。明代張景岳在《景岳全市》指出「藥以治病，以毒為能」。清代葉天士是有名的喜用毒藥治病的中醫專家，在治療積聚癥瘕等疑難病時多用蜈蚣、全蠍、水蛭、壁虎等有毒藥物。清代醫學家龍之章一生治病，慣用劇毒藥物，他在《蠢子醫》一書中指出「毒症非毒藥不行，毒症還須毒藥攻」。

現代中醫名家姜春華認為，劇毒藥雖有致人以命的弊端，但峻烈之性，足以截斷病勢，扭轉病機，某些疑難頑固的病症往往非此無效」。又說：「唯其毒，才能治病。」中國中醫研究院廣安門醫院腫瘤科名老中醫段鳳舞強調：「腫瘤非常病，用藥非常藥。」他生前治數以萬計的各種癌症病人，多採用有毒動植物類和礦物類中藥收到良好效果。

可見古今中醫名家所治癒的惡性腫瘤幾乎都與「以毒攻毒」藥物合理、大膽應用密切相關。

再看西醫化學藥物治療癌症的歷史，無非也是「以毒攻毒」。1854 年合成芥子氮成為 1917 年應用於第一次世界大戰的化學武器，芥子氣的同類產品氮芥是 1935 年合成；在 1942 年首次發現其具有抗腫瘤作用；同年 12 月用氮芥治療了第一例放療無效的晚期惡性淋巴瘤病人，取得了短暫但卻令人振奮的療效，從而開創了惡性腫瘤化學治療的新紀元。

此後科學家根據氮芥的化學結構相繼開發了現在還常用的苯丙酸氮芥（美法倉）、苯丁酸氮芥（瘤可寧）和環磷醯胺等同類衍生物。以後科學家又先後研究出抗代謝類藥物、抗腫瘤抗生素、抗腫瘤植物藥以及鉑類抗腫瘤藥等一系列抗腫瘤藥。目前臨床上廣泛應用的抗腫癌西藥約 100 餘種，這一系列的抗腫瘤藥絕大多數都是劇毒藥物，然而正是這些劇毒藥物挽救了世界上數以百萬計的癌症病人的生命。

腫瘤醫生透過單純的化療藥完全可以使一部分敏感腫瘤如絨毛膜上皮癌、惡性淋巴瘤、急性淋巴性白血病、精原細胞瘤、腎母細胞瘤、皮膚癌等癌症病人達到臨床治癒。實踐證明抗癌藥物的療效與化學藥物的毒性成正比，即藥物的毒性（或叫劑量強度）越大其療效就越好。

古今中外治療癌症的有效病例大多離不開「以毒攻毒」法。我科繼承先輩們用「三生」治癌的經驗，用「三生」治療各種腫瘤病獲得良好效果。我的研究方向是鼻咽癌放療合併中藥治療，定期使用「三生」能否提高療效？

以下僅介紹使用「三生」治療鼻咽癌的經驗，希望能夠達到舉一反三效果。

(1) 辨證論治，對症下藥：

辨證論證是中醫學的核心內容。是中醫治病的基本原則。醫生在臨床診治時，根據「四診」收集到的資料，結合病人體質等因素，透過綜合分析，揭示疾病的本質，並依據中醫的理論正確運用這些劇毒藥才能收到預期的效果；若拋棄中醫理論，沒有掌握一定的用藥指徵及用藥時機，濫用劇毒中藥，勢必損傷人體正氣，造成不良的後果。

鼻咽癌的中醫治療。由於病人來院後要很快接受放、化療，故放療前極少病人進行中醫藥治療，絕大多數為放療中尤其放療後以中醫藥治療為主。鼻咽癌的治療主要是放射治療，但療效仍不夠理想；根據上世紀 70 及 80 年代全國各大腫瘤中心的報告，鼻咽癌放療後 5 年生存率在 30% ～ 50%之間，10 年生存率在 27% ～ 30%的水準。治療失敗的原因是局部復發及遠處轉移，因此，對中晚期病人放療後如沒有鞏固治療，復發、轉移是很難避免的。

我們在放療期間及放療後輔以中藥治療，在辨證用藥基礎上間斷使用「三生」進行鞏固治療，比較有效地控制復發及轉移，收到較好的效果。對我院中醫科在 1971 ～ 1978 年以及 1979 ～ 1983 年兩批經根治量放療配合中醫辨證施治，連續服中藥 3 個月以上的鼻咽癌病人進行追蹤觀察，結果表明放療加中藥組療效明顯高於我院單純放療組（表 1）。

表 1　放療加中藥與單純放療生存率比較表

作者	治療方法	治療時間（年）	例數	5年生存率%	10年生存率%
陳效蓮等（中醫科）	放療＋中藥	1971 ～ 1978	182	69.8	52.7
張恩羆等（放療科）	單放	1974	1302	47.0	33.03
陳效蓮等	放療＋中藥	1979 ～ 1993	134	80.59	
張恩羆等	單放	1985	1422	51.6	

現代醫學對鼻咽癌的治療是放療、化療以攻伐腫瘤，極易造成患者機體的陰陽、氣血、臟腑的失調，抗癌能力下降。由於放射線屬毒熱之邪，極易傷陰耗氣，故以肺胃陰虛多見。我們的經驗和做法是：

①放療期間多使用補氣滋陰的藥物，如西洋參、沙參、太子參、生黃蓍、玉竹、玄參、生地、麥冬、菊花、金銀花等養陰益氣、清地解毒的藥物，不用「三生」攻伐，以減輕病人放、化療反應，使病人能順利完成放、化療。

②放療後半年內，一般病人機體未恢復正常，仍有氣陰兩虛表現，應繼續使用養陰益氣藥，並注意調理脾胃，因為脾胃

為後天之本，氣血生化之源；調理脾胃使運化正常，儘快恢復元氣，提高抗癌能力，此期間仍不用「三生」治療。

③放療後半年以上，體液基本恢復正常，而放、化療的作用已消失，我們在應用養陰益氣，滋補肝腎藥物的基礎上應用「三生」攻邪，定期每3～6個月使用大劑量「三生」1個月。

④由於鼻咽癌的復發及轉移在3年內發生，因此必須堅持辨證用藥的基礎上應用「三生」3年以上。3年以後，每半年左右仍應堅持使用「三生」1個月左右。

我們對鼻咽癌的治療始終堅持以扶正為主，輔以解毒散結的原則。從腫瘤實驗研究顯示，扶正培本方藥對荷瘤動物可以提高細胞和機體免疫功能，可以刺激網狀內皮細胞吞噬活性，可以提高骨髓造血功能，可以促進腎上腺皮質功能，可以調整CAMP及CGMP的比值；而「三生」、右上柏、白花蛇舌草等對癌細胞有抑製作用。

現代醫學認為，目前西醫治療腫瘤的三大手段（手術、放療、化療）對於絕大多數腫瘤病人而言（除非腫瘤處於極早期）都不可能把機體內的癌細胞完全消滅。經三大手段治療後，即使達到完全緩解（CR）或者根治，那只不過是臨床上腫瘤已經看不到摸不著罷了，而實際上腫瘤細胞在10^8以下就已經摸不著、看不見了。

癌，英文叫Cancer，它有兩個意思，其一是癌症，其二是螃蟹有許多爪，亦即癌腫會向組織四周伸出許多魔爪，魔爪的長度短則1～2cm，長則3～5cm。手術時醫生會考慮腫瘤附近有不可能切除的重要神經、血管或器官，所以術後往往留下魔爪，如術後不綜合其他治療，當機體抵抗力下降時隨時都可以復發。

放療儘管行根治量放療，對腫瘤內那些乏氧癌細胞還是不能徹底消滅的。化療只能按一定比例殺死癌細胞，而且隨化療療程的增加，癌細胞越來越耐藥。也就是說對大多數惡性腫瘤三大治療手段都不可能完全把癌細胞消滅。

另外，癌症是一種全身性疾病的局部表現，從一粒癌細胞發展到醫院診治，一般已有 2 ～ 5 年時間，在這漫長的時間裏，癌細胞往往已轉移到其他組織器官，只不過來診時由於轉移灶太小，現代醫學檢查手段還不能發現罷了。

但是當癌細胞<106 以下時，機體抵抗力提高，還是可以把它消滅或抑制住不會發展。因此，我科在西醫三大手段治療後堅持扶正培本治療並定期輔以「三生」等祛邪治療，因而取得較好的療效。

⑵ **小量試服，逐漸加量**：基於：

①劇毒中藥「三生」毒性較大，治療量與中毒量接近，藥效與毒性之間沒有嚴格的界線。

②體質因素，每個人對藥物的敏感性和耐受性有極大的不同，藥物應用不當對人體會造成不良的影響。

《神農本草經・序錄》就有「若用毒藥療病，先起如黍粟，病去即止」，這就告誡我們應用劇毒藥治病宜從小量開始試服，逐漸加大劑量，病去即止，以達安全用藥的目的。

要遵照《內經・素問・五常正大論》中指出的「無使過之，傷其正也」。我們用「三生」治療癌症一般從 30g/d 用 1

週，如無不良反應 1 週後加倍至 60g/d，對於康復期維持療效者，一般用 60g/d，持續用藥 1 個月，如用於後期患者一般用至 90g/d，甚至 120g/d，我們科有醫生甚至用到 150g/d 亦未見中毒症狀，但我不主張大劑量使用，應遵循前人告誡「病去即止」,「無使過之傷其正也」。以後每隔 3 ～ 6 個月連用 31 天。我們應用「三生」治病，單藥一般都不超過 120g/d，三者同用總量也不超過 120g。

(3) **依法炮製，減毒增效：**

不少劇毒中藥可透過炮製來減毒，炮製的目的是降低或消除毒性，改變藥性；透過炮製使毒性成分減少，毒性物質分解或轉化。烏頭、半夏、天南星等劇毒藥歷代醫家都強調要炮製後入藥，切忌生用或嚼食生品。

現代研究也表明，這些有毒藥物經炮製後毒性降低。如生附子有劇毒，毒性成分為烏頭鹼，口服 2mg 即可致死，但烏頭鹼經炮製（加熱水煎）後，使烏頭鹼水解為毒性很低的烏頭原鹼和烏頭次鹼；而強心成分消旋去甲烏藥鹼並不因加熱而破壞。其鎮痛成分在腸道鹼性環境中起化學變化，緩慢水解析出烏頭鹼，吸收後發揮鎮痛作用。我們用「三生」治癌症每次用量 30 ～ 120g/d 必須先煎或久煎，一般煎 3 小時左右，最少也要 2 小時以上，從未見中毒出現。除了久煎減毒方法外，其他減毒方法文獻有報導：

①「三生」內服只能入煎劑並配以生薑充分煎透亦可解毒。實驗證明，生薑主要含有薑醇、薑烯等 9 種成分，除有止嘔作用外，同時可使血壓升高，興奮呼吸和血管中樞的作用，

從而對抗「三生」的抑製作用。

②生半夏採用 70℃的白礬水浸泡亦可解毒，有資料認為半夏的辛辣刺激物質是原兒茶醛，它與白礬泡浸形成絡合物從而解毒。

(4) 重視配伍，抑毒增效：

合理的配伍，不僅可減低毒劇中藥的毒性，還可以提高療效。《神農本草經・序錄》指出「若有毒宜制，可用相畏相殺者」。由於生薑能殺半夏、南星毒，故配伍生薑，不但能降低半夏的毒性，而且能增強半夏和胃止嘔的功效起協同作用。

配伍不當則易中毒，有報導，附子或烏頭中毒的病例，其中 6 例與麻黃配伍而發生中毒，選其中 4 例將麻黃去掉再用原量而未發生中毒。我院用「三生」都是辨證使用扶正補虛藥的基礎上加入「三生」使用而未見中毒情況。

(5) 控制劑量，注意安全：

「三生」毒性因品種、產地、採集期、炮製方法不同而差異較大，因此需謹慎控制用藥劑量，勿超量服用或長期服用，注意服藥時間間隔，防止有可能因體內大量蓄積而致中毒。我們的經驗是視病情而定，單藥從 30g/天開始，逐漸增至 60 ～ 120g/d，每日最大用量不要超過 120g，三種藥同用總量也不能超過 120g，而且要間隔 3 ～ 6 個月連續用藥 1 個月。

用「三生」期間叮囑患者及家屬注意以下幾點：①不論單用還是「三生」共用，必須久煎 3 小時左右；②煎劑勿空腹服用，一般為餐後 1 小時左右服用，而且分 2 ～ 3 次服用；③煎劑最好加入蜂蜜服用。

3.「三生」中毒及其解救方法:近年來常有用「三生」的單方、驗方、偏方治病，發生中毒甚至死亡的事例見之報章雜誌。雖然「三生」能治多種奇難雜症有一定的療效，且價格低廉，但如使用不當，便會發生中毒事件。

由於「三生」中毒具有突然發病，來勢兇猛、發展快、病情重等特點，一旦發生中毒事件，送往醫院有時來不及；如果家人及基層醫務人員能就地取材，先行施救，可為醫院搶救贏得一些必要時間。

以下介紹中毒急救方法以供參考：

生半夏誤服 0.1 ～ 1.8g 可中毒，生川烏、生草烏 3 ～ 5g 為致死量。《中藥大辭典》建議煎劑內服，劑量 3 ～ 9g。據邵月如報導，生半夏有毒成分為辛辣酸、膽鹼、高龍膽鹼、原兒茶醛等，所含辛辣醇及酸類對胃腸有刺激作用，所含植物留醇、生物鹼（煙鹼等）對中樞及周圍神經有抑製作用，因此，半夏中毒表現為消化系統刺激症狀及神經系統的抑制甚至麻痹症狀。

1.中毒症狀：

誤食生藥或超量內服一般 15 分鐘～ 3 小時內發病，用量過大可立即發生中毒反應。

輕度中毒：見於服用少量「三生」，可出現口、舌、唇、咽喉灼痛、麻木、噁心、嘔吐等。

中度及重度中毒症狀：表現為口、舌、咽喉灼痛、舌腫大，繼而流涎、噁心、嘔吐、腹痛、口腔黏膜糜爛、聲嘶、語言不清、吞咽困難、喉頭痙攣、面色蒼白、全身麻木、脈弱無力、心跳減慢、血壓下降、呼吸遲緩不規則、四肢厥冷、呼吸循環衰竭而死。小兒誤食中毒即使搶救成功後也有可能導致神經、智力發育障礙。

2. 中毒救治方法：

據《中藥大辭典》等有關書載，建議用以下解毒方法，供參考：

①催吐：對清醒可合作者，用生理鹽水或濃茶或醋或0.2%糅酸洗胃，200～400ml/次，然後用手指或壓舌板、筷子等刺激咽部引起嘔吐，多次重複直至胃內容物排盡變清液為止；對昏迷者則插胃管灌藥反覆洗胃。洗胃後立即內服雞蛋清、牛奶或稀醋 30～100ml/次，以後可少量頻頻吸入，救治時間的早晚與病人的預後關係甚大，應爭取時間儘早進行。

②導瀉：凡服毒 4 小時以上者，毒物已進入腸道，而用導瀉法。如未腹瀉者，一般用硫酸鎂 20～30g 或玄明粉 20g 溶於 200～300ml 水中口服。

③補液：5%葡萄糖鹽水及 10%葡萄糖水 2 000～3 000ml，靜脈點滴以促毒物排泄。

④解毒：洗胃催吐後，取生薑 30g、防風 60g、甘草 15g 用水 4 碗煎成 2 碗，先含漱一半再內服一半。孫思邈《千金方》有「甘草能解百毒」及有文獻報導「得防風則不麻」的記載。

《肘後備急方》載「中半夏毒以生薑汁、乾薑並解之」，可單用生薑汁 5 ～ 20ml/ 次內服，實驗結果表明生薑拮抗半夏毒隨生薑用量的增加而增強。生薑汁可含漱並口服，每 20 分鐘～ 4 小時 1 次。

有作者報導：一老農誤服半夏中毒，經當地藥師用大量生薑搗汁，頻頻給老農漱口食服，半小時後中毒症狀漸消失。

白礬 9g，雞蛋清 2 個調勻後立即內服，並用生薑渣合米醋外擦口唇，可緩解口唇、舌咽灼痛症狀。

取生蜂蜜 120g 加入涼開水攪勻後內服，每 15 ～ 30 分鐘服 1 次，可緩解生川烏中毒症狀。

醋 30 ～ 60ml 加薑汁少許漱口並內服。有報導認為半夏毒性可被酸鹼破壞。

呼吸抑制（麻痹）者，應予吸氧及注射呼吸興奮劑可拉明、咖啡因；必要時人工呼吸或氣管切開上呼吸機等。

【對症處理】如有嘔吐、流涎、瞳孔縮小等症狀者可用阿托品；輕者 1mg/次，中度中毒 2mg/次，重度中毒 3 ～ 5mg/次，靜脈注射或肌肉注射，視情況每 15 分鐘～ 2 小時 1 次，直至面部出現潮紅為止。同時有必要者同時使用激素處理。

【抗感染】中毒超過 6 小時者，應用抗生素以防感染。

（黃火文）

十二、程益春治療糖尿病
及其併發症的辨治經驗瑣談

（一）辨證治療糖尿病

1.益氣健脾法治療消渴病源流初探：

⑴始於《內經》、《金匱要略》：

《內經》對消渴病有著較為詳盡的論述，其中隱含了益氣健脾法治療消渴病的門徑。對於消渴病成因的認識，《內經》重視先天稟賦與飲食因素。《靈樞・五變》說：「五臟皆柔弱者，善病消 。」《靈樞・本臟》則進一步指出：「脾脆善病消 」。明確提出脾臟虛弱是發生消 的重要病因。

又認為本病為「膏粱之疾」（《素問・通評虛實論》）「肥美之所發」（《素問・奇病論》），指出飲食不節，過食肥甘，耗損脾胃，可引發消渴病。對於消渴病「口甘」「溲便之變」等症，也從脾胃入手，應用脾胃運化理論予以解釋。

如《靈樞・口問》說：「中氣不足，溲便為之變。」《素問・奇病論》在解釋「口甘」時說：「此五氣之溢也，名曰脾……津液在脾，故令人口甘也。」

張仲景在《金 要略・消渴水氣小便不利脈證並治》中認識到正氣不足、氣血虛弱是消渴病的重要病機，「寸口脈浮而遲，浮即為虛，遲即為勞，虛則衛氣不足，勞則榮氣竭」。並在治療消渴病的白虎加人參湯、瓜蔞瞿麥丸中創造性地應用了人參、茯苓、薯蕷等健脾之品，開後世補脾益氣治療消渴病之先河。

⑵ 發展於唐、宋、金、元：

漢唐時期服丹石致消渴者頗多，巢元方在《諸病源候論·論消渴候》中就認為服五石散為此病的主因。時醫多因丹石之燥熱，治療強調滋陰除熱，然壯火食氣，燥熱自可消耗脾氣，過用寒涼，亦可戕害脾胃。

後世醫家則逐漸認識到了益氣健脾治療消渴病的重要性。如宋·楊士瀛在《仁齋直指方論·消渴》中指出：「消渴證候，人皆知其心火上炎，腎水下泄……孰知脾土不能制腎水，而心腎二者皆取氣於胃乎？治法總要當服真料參苓白朮散，可以養脾自生津液」。

金·張元素在《醫學啟源》中曾有「四君子湯，治煩熱燥渴」和「白朮散治煩渴，津液內耗，不問陰陽，服之則渴生津液」的論述。李杲為張氏之高徒，他在《蘭室秘藏·消渴門》中記述：「潔古老人分而治之，能食而渴者，白虎加人參湯；不能食而渴者，錢氏白朮散倍加葛根治之」。元·朱丹溪論病強調陰虧，他在治消渴時，亦酌情應用健脾之品。《丹溪心法·消渴》云：「又若強中消渴，其斃可立待也。治法總要當以白朮散養脾土生津液，兼用好粳米煮粥……」

劉河間在消渴病專著《三消論》中說：「或言人惟胃氣為本，脾胃合為表裡，脾胃中州，當受溫補，以調飲食。今消渴者，脾胃極虛，宜溫補，若服寒藥，耗損脾胃，本氣虛乏而難治也。此言不明陰陽寒熱虛實補瀉之道，故妄言而無畏也。……況消渴之病者，本寒濕之陰氣極衰，燥熱之陽氣太甚，更服燥熱之藥，則脾胃之氣竭矣。」

(3) 明清時期得到進一步發揚：

李梴在《醫學入門》中指出：「消渴初宜養肺降心，久則滋腎養脾……養脾則津液自生，參苓白朮散是也。」

以溫補見長的趙獻可更是主張應用七味白朮散、人參生脈散等方治療消渴病，以復脾胃敷布津液之職，反對濫用寒涼：「其間縱有能食者，亦是胃虛引穀自救，若概用寒涼瀉火之藥，如白虎承氣之類，則內熱未除，中寒復生，能不末傳鼓脹耶？」

又如李時珍以黃蓍治渴補虛，並以之為治療消渴並發癰疽之良藥；戴思恭則善於運用黃蓍飲加減治療消渴諸疾。

2.消渴病的治療：

(1) 非藥物療法：

消渴病的病因多為嗜食肥甘厚味或過度勞累、情志失調所引起，因此程老針對患者飲食不規律，服藥不得法，以及在心理和運動等方面存在的問題，提出了治療消渴病的「四平衡」療法。其中特別重視非藥物的治療：

1）飲食平衡：糖尿病的發生與飲食有密切的關係，過食煎炸炙烤、肥甘厚膩是導致消渴病的重要原因，而飲食不節又是直接加重病情的首要因素，所以在本病的治療中，控制飲食是首要療法。

很多病人過分限制碳水化合物的攝入，實際上破壞了人體的正常生理需要，會加重病情。所以，必須作到飲食平衡方能起效。如根據病情調整三大營養素的比例；飲食定時定量，少食多餐；適當增加食物纖維，補充維生素、礦物質、微量元素等等，但必須控制總熱量的攝入。另外，藥膳對改善病情有非常積極的作用，冬瓜、南瓜、苦瓜、馬齒莧、山藥、豬胰子、洋蔥等均可食用。

2）心理平衡：美國醫學博士考爾維爾說：「情緒緊張是引起糖尿病的主要因素之一。」由於個體差異和治療的準確性不同，有相當一部分患者的血糖居高不下，給他們造成了巨大的心理壓力。臨床常見一些患者精神憂鬱，殊不知情志失調是加重病情的又一因素。

朱丹溪曰：「人身諸疾，多生於鬱。」肝氣鬱結，一則木旺剋土，二來鬱久化火，傷津耗液，使本病遷延不癒。

《臨證指南醫案・三消》說：「心境愁鬱，內火自燃，乃消證大病。」由此可見，精神愉悅，心理健康是控制好血糖的重要因素。因此，病家一來要避免情志刺激，二則要進行自我調節，保持心情愉快。

3）運動平衡：糖尿病的一個主要症狀是周身乏力，導致患者懶動嗜臥，這對疾病的好轉是不利的。《難經》曰：「久臥耗氣，久坐傷肉。」唐代王燾更明確地指出消渴病人須「食畢即行步，稍暢而坐……不欲飽食便臥，終日久坐……人欲小勞，但莫久勞疲極，亦不能強所不能堪耳」。運動能夠促進氣血流通，使人體生機旺盛，反之則氣機壅滯，百病由生。

現代實驗研究證實，適當的運動可以降低血糖血脂，增加胰島素的敏感性，促進血液循環，從而可使血糖降低，減少用藥量。需要注意的是，不同體質的人應選擇不同的鍛鍊方式，如太極拳、氣功、散步、快走等，總的原則是不要太過，以不感疲乏為度。

⑵ 從脾論治消渴病：

中國醫學從整體調節入手，立足於辨證施治。對糖尿病具有療效穩定、無明顯毒副作用的特色和優勢。但傳統的中醫治療，每從肺燥、胃熱和腎虛立論，大多以滋陰清熱為法，而倡行從脾論治、益氣為主者甚稀。基於長期的臨床經驗和實驗研究，程師認為糖尿病乃本虛標實之證，脾氣虧虛是其發病的關鍵，提出了「脾」在糖尿病病因病機中的重要地位及以健脾益氣法為主要治療大法的理論體系。他在臨床實踐過程中觀察到有「乏力」症狀者占 89%，以「乏力」為第一主訴的約占 62%，因此健脾法很重要。

從糖尿病的主症特徵看，大量津液從尿中丟失，其臨床表現為一派津液虧耗，程師認為這是氣化不足所致。人體津液是由精微物質氣化所生，中焦氣化不足，不能化血化津生液，不能為機體所用，其精微物質反隨糟粕排出體外，中氣虛即脾氣虛，脾主四肢肌肉，故消渴脾虛，疲乏無力，四肢消瘦。

因此，糖尿病「脾」病為先，造成氣化不足，諸症叢生，然後涉及其他臟腑。脾虛是消渴病重要的病理基礎，以脾為主的氣機升降失常是消渴病的重要病機，而五臟俱虛是消渴病的重要轉歸。

1）脾氣虧虛型：病因病機：多見於 2 型糖尿病患者，三消症狀不太明顯，而以臟腑虛弱症狀為主，脾氣虧虛為最常見。程師認為，此型發病率較高，在脾氣虛的基礎上又多合併其他病機共同發病，在此型基本分型的基礎上，又詳細描述了其他有關分型。這種臟腑定位與病理性質定性相結合的思想，在當今具有代表性，稱為程式健脾法。

其主要病因病機為素體脾虛不健或燥熱之邪久傷中氣，或飲食不節損傷脾胃，或肝氣橫逆，木剋脾土。脾為後天之本，水穀化生之源。胃為陽土，主腐熟水穀，脾為陰土，主運化。脾氣虛則運化無權，濕濁中阻，脾主升，胃主降，脾胃功能失調，升降失司，脾虛不能為胃行其津液，不能輸布水穀精微以濡養周身，從而出現消渴。

① 脾氣虧虛：

【主症】口渴而不欲多飲，倦怠乏力，納少，消瘦，便溏，舌淡，苔白，脈細弱。

【分析】氣虛，津液不得敷布上承則口渴而多飲；脾胃虛弱不能運化水穀精微充養全身故納少，消瘦乏力；脾虛濕勝則便溏；舌淡，苔白，脈細弱，均為脾胃氣虛之候。

【治法】健脾益氣。

【方藥】健脾降糖飲加減（黃蓍 30g、黃精 15g、白朮 9g、山藥 9g、山萸肉 10g、丹參 15g、葛根 30g、雞內金 9g、枸杞 15g、佩蘭 9g、花粉 10g）。

「健脾降糖飲」是程師經驗方，方中重用黃蓍，黃蓍甘、微溫，入脾、肺二經，益氣健脾，補中升陽，善止消渴。《本經》謂其「補虛」，《別錄》謂其「止渴、益氣」。白朮苦、甘溫，歸脾、胃經，長於健脾益氣，又可固表止汗，《珍珠囊》謂其「除濕益氣，和中補陽……生津止渴」。山藥甘平，補脾胃，益肺腎，《本經》謂其「補中，益氣力，長肌肉，久服耳目聰明」；天花粉微苦、寒，善於清熱生津，消腫排膿，乃「消渴聖藥」，與白朮、山藥作為必選之品，輔助主藥黃耆，共奏益氣健脾、養陰生津之效。黃精益氣健脾；葛根升陽生津，除煩止渴，有益氣布液之妙。山茱萸微溫，善於平補陰陽，收澀精氣；枸杞補腎益精，養肝明目，二藥相互促進，共奏固腎培元之效。丹參活血化瘀，有利於氣機的運行，可使補而不滯。諸藥配合，益氣健脾為主，陰陽雙調，扶正固本，標本同治，切合病機，故獲滿意的療效。

【辨證加減】便溏甚者，加薏苡仁、蓮子肉；便溏日久加罌粟殼；納差加內金。若化驗檢查血脂較高，加澤瀉30g、荷葉10g、生山楂10g、決明子30g、桑葉10g。

② 脾虛肺胃蘊熱型：

【主症】口渴多食，口乾咽燥，神疲乏力，消瘦，多汗，舌質略紅，苔薄黃，脈細弱略數。

【分析】此型多見於肺胃蘊熱未清，日久傷及脾氣所致。肺胃蘊熱則見口渴多食；熱久傷津，口乾咽燥；消中日久傷脾，脾氣虛弱則神疲乏力；脾虛氣血生化乏源則消瘦；氣虛則多汗；舌脈皆為脾虛肺胃蘊熱之徵。

【治法】健脾潤燥，清熱生津。

【方藥】健脾降糖飲加減（黃蓍 30g、太子參 30g、白朮 9g、山藥 9g、山萸肉 10g、生石膏 30g、知母 9g、黃連 10g、桑白皮 30g、葛根 30g、花粉 10g、黃精 15g、生地 15g）。

③ 脾虛肝腎陰虛型：

【主症】疲乏無力，四肢倦怠，尿頻量多，腰膝酸軟，頭暈耳鳴，舌淡紅少苔，脈細無力。

【分析】多因消渴病陰虛燥熱日久傷及脾氣，肺胃陰傷累及下焦肝腎，肝腎之陰亦虧，出現氣陰雙虧之證，此型在臨床上多見，氣虛以脾氣虛為主，脾虛則氣血生化乏源，倦怠乏力，肺氣虛則不能通調水道，津液直趨於下則小便頻數；腰為腎之府，膝為腎之絡，腎開竅於耳，腎陰虧虛則腰膝酸軟、頭暈耳鳴；舌淡紅少苔，脈細無力為氣陰雙虧之象。

【治法】健脾益氣，滋養肝腎。

【方藥】健脾降糖飲加減（黃蓍 30g、太子參 30g、生熟地各 15g、山藥 9g、山萸肉 10g、枸杞 12g、白菊花 15g、黃連 10g、葛根 30g、花粉 10g、黃精 15g）。

④ 脾腎兩虛氣弱型：

【主症】納呆腹脹，面色㿠白，神疲倦怠，腰膝酸冷，大便溏泄或五更瀉，或腰以下腫，陽痿，舌質淡，舌體胖大邊有齒齦，苔白，脈濡細，沉而無力。

【分析】多為消渴病纏綿不癒，由肺胃下傳於脾腎，或勞倦傷脾及腎，或陰虛及陽，多見於消渴病的中後期。脾氣虧虛則運化無力而出現納呆腹脹；脾虛失養則面色晄白，神疲倦怠；腎虛火衰，脾腎雙虧，水濕氾濫則腰以下水腫，五更瀉俱見；陽氣虧虛，命門火衰，則腰膝酸冷，陽事不舉。

【治法】健脾補腎，益氣溫陽。

【方藥】健脾降糖飲加減（黃蓍 30g、人參 9g、熟地 15g、白朮 9g、山萸肉 10g、枸杞 12g、補骨脂 10g、金櫻子 10g、仙靈脾 15g、菟絲子 12g、葛根 30g、黃精 30g）。

程師針對脾氣虛弱型，建立了健脾降糖飲為主的一整套治療方法，臨床應用效果良好。他在此型辨證中常用的中藥有生黃蓍、花粉、川連、山萸肉、枸杞、葛根、當歸、黃精、五味子，在此基礎上辨證施治，其中尤善於使用生黃蓍，他指出生黃蓍偏於補元氣，黃蓍炙用則歸中焦也，正如《醫學衷中參西錄》所云：「黃蓍能大補肺氣，以益腎水之上源，使氣旺自能生水」。此處的黃蓍即是指生黃蓍，在論玉液湯時又說：「消渴之症，多由於元氣不升，此方乃升元氣以止渴者也。方中以黃蓍為主，得葛根能升元氣。而又佐以山藥、知母、花粉以大滋真陰，使之陽升而陰應，自有雲行雨施之妙也。……用五味者，取其酸收之性，大能封固腎關，不使水飲急於下趨也。」

病案舉例：

患者，女，66 歲。因情志失調經常抑鬱，出現全身乏力、口渴、消瘦、尿頻 1 年，曾在廠衛生室查血糖 11mmol/L，尿糖+++，曾用消渴丸間斷治療，效果不顯。

2005 年 4 月來我院門診就診，化驗 FPG11.6mmol/L，尿糖+++。主症為乏力、口渴、消瘦、便溏、尿頻、失眠、腰酸、自汗。舌質淡暗，邊有齒齦，苔白，脈沉弦。

【辨證】脾腎兩虛。

【方藥】健脾降糖飲加減（生黃耆 30g、花粉 10g、太子參 30g、熟地 15g、山藥 9g、白朮 9g、金櫻子 10g、生龍牡各 30g、葛根 30g、黃精 15g、薏苡仁 30g、川芎 10g）。水煎服，日 1 劑，連服 2 週。復查血糖 9mmol/L。患者自覺症狀明顯好轉，乏力、口渴、自汗明顯減輕，失眠多夢仍明顯。在上方的基礎上加百合 30g，連服 2 週，查空腹血糖 8mmol/L，諸症已不明顯。

【按語】總之，消渴的病機是以脾的運化機能下降，即脾失健運為關鍵，以氣陰兩虛貫穿於疾病的始終；以內熱、痰濕、血瘀為標，隨著疾病的不同發展階段各有所側重。因此，對於消渴的治療，當以益氣健脾為主，並輔以滋陰清熱、化痰除濕、活血化瘀，做到辨病與辨證相結合，以達到標本同治。正如清・李用粹在《證治匯補・消渴》中指出：「五臟之精悉運於脾，脾旺則心腎相交，脾健則津液自化。」李東垣也認為消渴病多由元氣不生所致，脾氣不足百病自生，治療當以健脾益氣為本。

同樣，滋陰清熱也應在健脾益氣的基礎上進行，因為氣能生津又可載津，脾氣虛則津既不能生又難以敷布，此時若單純滋陰生津往往難以奏效，而必須參與健脾益氣之品。而且，滋陰清熱之品性多寒涼滋膩，滋膩易碍中州，寒涼多損脾胃，故也當加用助脾運化之品；此外，苦寒太過，反易化燥傷陰，清熱藥也應採用甘寒甘潤之品。

⑶ **從肝論治糖尿病：**

糖尿病是多臟腑、多器官受累，症狀錯綜複雜的全身性病變。該病的發生因素是多方面的、綜合性的，程師認為單用三消分治法已不完全適用於中醫對消渴病的辨證，他主張對本病的複雜性多樣化不可苛求一種辨證方法、幾種分型就能解決，要從整體觀念出發，採用多種辨證之法融為一體，即「辨證施治」，採取多種治療手段綜合治療，方能收到良好的效果。

中醫學歷來重視「七情」，即怒、喜、思、悲、恐、憂、驚等情志失調引起臟腑、氣血功能異常導致疾病的發生。《靈樞・五變》提出「思慮傷脾，脾不能為胃行其津液，而為消渴。」《靈樞・口問》曰：「悲哀憂愁則心動，心動則五臟六腑皆搖。」《素問・陰陽別論》曰：「二陽之病發心脾。」說明心火乘脾，肝鬱化火均能耗傷津液，劫爍真陰，脾失健運，不能敷布津液，而為消渴的機理。

此外，消渴病陰虛之體，思慮日久，憂鬱氣滯，陰血暗耗，可致心脾兩虛，心神失養；或肝氣郁結，鬱久化火，或陰不制陽，虛火、實火上擾神明。肝為腎之子，心之母，肝失疏泄，也可累及心腎，肝旺則木剋脾土，諸臟氣機調理失常，則生消渴或加重病情。

程師在治療過程中，尤其強調七情的調節，注重心理治療。其治療方法有以下幾種：

1）疏肝理氣法：本法適用於消渴病發病前有明顯「七情失調」的誘因，或發病後，每因鬱怒，精神緊張而加重病情。病機為肝氣鬱結，氣機不暢，郁而化火，傷津耗液，肝火上炎，上可灼傷肺胃之津，下可耗傷肝腎之陰，而出現消渴之症。

【主症】口渴多飲，消瘦或胸脅串痛，頭暈，口苦，易怒，病情隨情志變化而反覆，舌質紅，少苔，脈弦。

【治法】疏肝理氣，滋陰清熱。

【方藥】柴胡疏肝散加減：柴胡 9g、白芍 30g、當歸 10g、生地黃 30g、黃連 10g、花粉 10g、川芎 10g、元參 15g。若肝鬱脾虛，可用逍遙散加減，一般加用黃蓍 30g 以補脾氣。

若多食，口渴重者，為肝胃火盛，治以清肝泄胃、養陰保津，合玉女煎加減（生石膏 30g、知母 12g、黃連 10g、白芍 15g、生地 30g、山梔 10g、花粉 10g）。

若頭暈、目眩為重，治以滋腎養陰，平肝潛陽（生地 15g、山萸肉 10g、丹皮 10g、山藥 12g、白芍 15g、枸杞 10g、菊花 10g、牛膝 15g、生龍牡各 30g）。

若口乾，心煩，心悸失眠，脈弦細，以滋陰清肝安神為主（生地 15g、山萸肉 10g、丹皮 10g、山藥 12g、白芍 15g、柴胡 9g、黃連 10 丸、炒棗仁 30g、丹參 15g）。

2）養心健脾法：用於患糖尿病以後，整日憂思悲傷，精神抑鬱。

【主症】表情淡漠，情緒不寧，心悸膽怯，少寐健忘，善悲欲哭，胸悶太息，肢體乏力，多汗，或口渴舌乾，甚則精神恍惚，舌質淡，苔白膩，脈細無力。

【治法】滋陰益氣，養心安神。

【方藥】二陰煎合生脈散加減。

生黃蓍 30 丸、生地 30g、太子參 15g、麥冬 30g、五味子 10g、川連 10g、元參 10g、炒棗仁 30g、柏子仁 15g、甘草 9g。

若舌質暗有瘀斑者，上方合桃紅四物湯；陰虛失眠重者，加夜交藤、合歡花、鱉甲；腰酸乏力，尿頻明顯者，加山萸肉、杜仲。

【按語】程師在辨治消渴病的時候總是以脾為關鍵，以脾為中心。他認為健脾疏肝、健脾補肺、健脾養心、健脾益腎的辨證施治能改善糖尿病症狀，預防糖尿病併發症的發生，從五行生剋制化的角度論述了健脾法治療糖尿病的機理。

《金匱要略》指出：「見肝之病，知肝傳脾，當先實脾」。對於因情志不暢或患糖尿病後憂思悲傷，精神抑鬱，導致血糖居高不下，各種降糖藥療效差，治療以健脾為主，同時配合疏肝法，可加用柴胡、白芍、荔枝核等藥。脾和肺是母子關係，土能生金，金生則肺氣充足，自能通調水道，水津四布，五經並行。配合人參、山藥等。

消渴病是陰虛為本，燥熱為標，燥熱又可耗傷心陰，或思慮過度，暗耗心陰，導致心脈失養，不能藏神，故見心悸、失眠多夢、健忘，健脾同時配合養心安神之品，如炒棗仁、柏子仁、合歡花、夜交藤、蓮子心、五味子等。脾腎是先天和後天的關係，因此常常脾腎雙補，如山萸肉、枸杞、黃精、製首烏等。

⑷ 其他辨證方法：

1）燥熱傷肺型：

【病因病機】多由上焦肺臟脆弱，復外感燥火；或內傷七情，木火刑金；或心火移熱於肺，肺為嬌臟，燥熱為陽邪，最易耗傷津液。

【主症】煩渴多飲，口乾咽燥，尿頻量多，神倦乏力，舌紅，苔黃，脈洪數。

【治法】清燥養陰。

【方藥】清燥救肺湯加減。

太子參 30g、石膏 30g、知母 10g、桑葉 10g、麥冬 30g、川連 10g、元參 10g、黃芩 10g、牛子 10g、生地 30g。

程師認為此型治療時，制劑宜小頻服，清熱之品不宜量大，防傷脾胃之氣，中寒復起。

2）肺胃燥熱型：

【病因病機】多因恣食辛辣，醇酒厚味，而使胃火亢盛進而傷陰；或情志鬱結，日久化火，內熱灼肺傷津；或由燥熱傷肺型發展而來，進一步使燥火內熾，上灼肺胃。

【主症】煩渴多飲，消穀善饑，尿頻量多，大便乾燥，舌紅，苔黃燥，脈洪大。

【治法】清熱生津。

【方藥】白虎湯合玉女煎加減。

生石膏 30g、知母 10g、生地 15g、麥冬 30g、川連 10g、花粉 10g、牛膝 15g、大黃 6g。

3）濕熱中阻型：

【病因病機】素食肥甘厚味，或濕熱內蘊，脾胃濕熱內生，阻礙正常氣化功能而生消渴。清・張志聰《侶山堂類辨・消渴論》：「有脾不能為胃行其津液，肺不能通調水道而為消渴者，人單知以涼治渴，不知脾喜燥，以燥脾之藥治之，水液上升即不渴矣。」

【主症】口渴而不欲飲水，似飢而不欲多食，口苦黏膩，脘腑滿悶，舌紅，苔黃膩，脈滑。

【治法】清熱化濕。

【方藥】黃連溫膽湯加減。

川連 10g、陳皮 10g、茯苓 15g、枳實 15g、竹茹 15g、蒼朮 15g、元參 30g、丹參 30g、黃芩 10g、藿香 10g、佩蘭 10g、山梔 10g。

（二）糖尿病併發症的辨證施治

1.糖尿病腎病：

糖尿病腎病是由消渴日久，脾腎虧虛，水濕失運，膀胱開合失司，導致水濕內停，溢於肌膚，發為水腫。病位在脾、腎，與心、肺諸臟有一定的關係。根據其臨床表現和實驗室檢查特徵，一般分為早期、中期和晚期。本病證屬本虛標實，以脾腎虧虛為本，水腫瘀血為標，治療時應以補腎健脾、扶助正氣為主，佐以利尿消腫、活血化瘀等治標之法，扶正而祛邪。程師指出糖尿病腎病的治療原則為：健脾補腎、清熱解毒、活血化瘀、利水消腫。

⑴病因病機：

本病是在消渴日久，致使脾腎虧虛的基礎上發展而來的。《醫學衷中參西錄》曰：「消渴一證，古有上中下之分，謂皆起於中焦而及於上下。」《外台秘要》中記載：「消渴者，原其發動，此則腎虛所致。」消渴日久，必然導致脾腎虧虛，脾虛則不能運化水濕，腎虛則不能司膀胱開合，而使水濕內停，溢於皮膚，發為水腫。

如同《諸病源候論》所云：「水病無不由脾腎虛所為，脾腎虛，則水妄行，盈溢皮膚而令身體腫滿」。由此可見，本病病位在脾、腎，但與心、肺諸臟也有一定的關係。

1）脾氣虧虛：脾主運化水液，能將人體所需的津液輸布到全身，發揮其濡潤的作用。脾氣虛則不能運化、輸布水液，致使水濕內停，溢於肌膚而發為水腫。

2）脾陽虛衰：中陽不足，氣不化水，以致水邪氾濫，瀦留體內，而致水腫，按之凹陷不易恢復。

3）肝腎陰虛：肝腎同源，腎虛日久，水不涵木，導致肝陰不足，肝陽上亢，上擾清竅，則頭暈頭痛，腰酸耳鳴。

4）腎陽衰微：腎陽虛衰，膀胱開合失司，水濕瀦留，故出現水腫，腰以下尤甚；陽虛不能化氣行水，則小便短少。

5）命門火衰：腎陽虛極，命門火衰，陽不化氣則水濕內停而致全身水腫。水飲上漬心肺，則會出現心悸氣促；濁毒上攻，則口中有尿味；濁毒壅阻，水道不通，氣血不行，則尿閉。此乃重症，有陰陽離絕之勢。

此外，消渴日久，陰虛燥熱、氣虛、陽虛等因素均可導致血瘀，瘀血積於脈中，水液滲於脈外，溢於肌膚而成水腫。此時患者常伴有肢體麻木疼痛，舌質暗，甚至有瘀斑或瘀點等表現。瘀血是導致本病發生的一個重要原因，且貫穿於本病的始終。

⑵ 臨床分期：

1）早期：此期患者無腎病的症狀與體徵，可持續大約 10 年左右，有以下特點：腎小球濾過率增高，常較正常人高出 20％～ 40％，腎臟血流量也增加；尿微量白蛋白增加，正常成人尿微量白蛋白排泄率不超過 20 μg/min，而此期患者尿白蛋白排泄率可達到 20 ～ 100 μg/min，但尿常規蛋白定性檢查仍為陰性；腎臟體積增大。

2）中期：糖尿病腎病一旦出現了臨床蛋白尿則提示本病已進入了中期。初起蛋白尿多為間歇性，在運動、勞累及糖尿病控制不良時出現，其後漸變為持續性。此時腎小球濾過率已開始降低，大約在 6 ～ 7 年後進入腎功能不全期。從中期開始，糖尿病腎病已成為不可逆的病理改變。

3）晚期：此期腎小球濾過率已降至正常的 1/3 以下，肌酐、尿素氮開始升高，尿蛋白大量丟失，最終導致低蛋白血症，水腫、高血壓也進一步加重。本患者常伴有其他併發症，如視網膜病變及神經病變。當累及植物神經時，可出現神經源性膀胱而導致瀦留，並易引起逆行性腎盂腎炎，加重腎臟損害。

(3) 辨證論治：

1）脾腎虧虛：

【主症】肢體水腫，面色萎黃，疲倦乏力，脘腹痞滿，納呆，大便溏薄，舌體胖有齒痕，舌質淡、苔白膩，脈細弱或細滑。

【辨證分析】脾虛不能健運，氣不化水，水濕瀦留，氾濫於肌膚，而致水腫；氣虛則倦怠乏力；脾氣虛不能布散水穀精微充養全身，則見面色萎黃；不能運化水濕，則大便溏薄；舌淡、苔白膩，脈細弱均為脾虛濕盛之象。

【治法】健脾補氣，利水消腫。

【方藥】以參苓白朮散合防己黃耆湯加減。

生黃耆 30g、黨參 30g、茯苓 15g、炒白朮 15g、生苡米 30g、砂仁 10g、漢防己 12g、車前子 30g、冬瓜皮 30g。

【加減】脾虛伴有氣滯者，加木香、佛手、陳皮等；水腫甚或伴有腹水者，加大腹皮、豬苓以利水消腫；伴有舌質紫暗或有瘀斑、瘀點者，是兼有瘀血，可加桃仁、紅花、益母草、澤蘭葉等以活血利水。

2）**脾陽虛衰：**

【主症】水腫，腰以下為甚，按之凹陷不起，神倦肢冷，納少便溏，小便短少，舌質淡、苔白滑或白膩，脈沉緩。

【辨證分析】中陽不足，脾虛失運，氣不化水，以致下焦水濕氾濫，故為水腫，腰以下甚，按之凹陷不易恢復。陽虛失於溫煦則神倦肢冷；陽虛不能化氣行水，則水濕不行，小便短少。脾虛運化無力，故納少便溏。舌質淡、苔白滑或白膩為陽虛水停之象。

【治法】溫陽健脾，利水消腫。

【方藥】以實脾飲加減。

熟附子 9g、乾薑 6g、生黃耆 30g、炒白朮 15g、茯苓 15g、厚朴 12g、木香 10g、車前子 15g、生薑 3 片。

【加減】濕邪內盛，脘悶腹脹，苔厚白膩者，加蒼朮以燥濕健脾；水腫甚者，加豬苓、澤瀉、大腹皮以加強利水消腫之功；伴有肢體麻木或疼痛，舌質紫暗者，加丹參、桃仁、紅花以活血化瘀；如脾病及腎，兼有腎陽不足者，可加服濟生腎氣丸治療。

3）**肝腎陰虛，瘀血內阻：**

【主症】頭暈耳鳴，腰膝酸軟，手足心熱，心煩口渴，失眠多夢，時有胸悶胸痛，面足微腫，舌質紫暗，少苔無津，脈細澀。

【辨證分析】腎精虧虛，不能生髓養腦，故頭暈耳鳴、失眠多夢。腰為腎之府，腎虛則腰膝酸軟。陰虛生內熱，故手足心熱。陰虛燥熱，煎熬津液，致血液黏稠，運行不暢，阻於胸脈，則胸悶胸痛時作。血不利，便為水，故見面足微腫。舌質紫暗、少苔無津，也為陰虛血瘀之象。

【治法】滋補肝腎，活血利水。

【方藥】以杞菊地黃湯合四物湯加減。

枸杞子 15g、菊花 12g、生地 30g、山藥 15g、山茱萸 10g、丹皮 12g、澤瀉 30g、丹參 15g、當歸 12g、川芎 15g、赤芍 15g。

【加減】頭痛、頭暈嚴重者，加天麻、鉤藤、決明子以平肝潛陽；失眠、多夢者，加酸棗仁、百合以養陰安神；伴視網膜出血、視物模糊者，加三七粉沖服，以活血止血，達到活血而不留瘀的目的。

4）**腎陽衰微：**

【主症】面目肢體水腫，甚則腹水，按之凹陷不起，心悸氣短，四肢厥冷，面色蒼白或灰滯，小便量少，舌質淡或紫暗、苔白，脈沉細或沉遲無力。

【辨證分析】腎陽衰微，不能溫煦四末，故肢體厥冷，面色蒼白或灰滯。水濕瀦留，上凌心肺，則見心悸氣短。脈沉細為陽虛不能鼓舞氣血運行之象。

【治法】溫腎利水。

【方藥】濟生腎氣丸加減。

熟附子 9g、肉桂 6g、生地 30g、山藥 15g、山茱萸 10g、茯苓 15g、澤瀉 30g、丹皮 12g、車前子 30g。

【加減】心悸、氣短、脈結代者，重用熟附子，酌加桂枝、炙甘草，以溫通經脈；若喘促、汗出、脈虛浮而數者，加人參、蛤蚧、五味子以納氣平喘。

5）**命門火衰：**

【主症】面目四肢俱腫，且有胸水及腹水，四肢厥冷，心悸氣促，泛惡嘔吐，口中尿味或鹹味，尿少或尿閉，精神極度萎靡，面色慘白，舌質淡，苔灰或黑，脈沉遲或沉細欲絕。

【辨證分析】病程遷延日久，腎氣虛極，命門火衰，水道不通，故見面目肢體俱腫、腹水、胸水、尿少或尿閉。陽虛不能溫煦則四肢厥冷。水氣上凌心肺，則見心悸氣促。濁氣上逆則泛惡嘔吐、口中尿味。腎氣竭則見口中鹹味。舌質淡，舌苔灰或黑、脈沉細欲絕等均為命門火衰的危重證候，有陰陽離決之勢。

【治法】溫腎壯陽，利尿泄濁。

【方藥】真武湯合大黃附子細辛湯加減。

熟附子 12g、肉桂 9g、炒白朮 15g、茯苓 15g、生黃耆 30g、枸杞子 12g、山茱萸 10g、澤瀉 30g、車前子 30g、石韋 30g、大黃 6g。

【加減】噁心嘔吐較重者，加竹茹、生薑以降逆止嘔；尿量極少或尿閉時，還可用大黃附子細辛湯保留灌腸，以排出濁邪；腎陽虛衰時，常伴有脾陽不足，治療時應酌加溫運脾陽之品。

【按語】程師認為：

(1) **治病求本**。糖尿病腎病是在糖尿病基礎上發生發展的，因此，當以糖尿病為本，腎病為標，陰虛燥熱、氣陰兩虛和陰陽兩虛是糖尿病發生、發展的重要病機，至病情發展到糖尿病腎病階段，氣陰兩虛是主要病機，占患者的絕大多數，突出表現為乏力、面色無華、倦怠、消瘦等。根據「久病入絡」「氣虛血必瘀」「陰虛必血滯」的致病特點，認為瘀血阻絡是導致糖尿病腎病的重要因素。

臨床可見舌質紫黯，有瘀點、瘀斑和舌下絡脈迂曲怒張以及水腫日久不癒，故而認為糖尿病的基本病機為氣陰兩虛兼血瘀，治療當以益氣養陰兼活血為主；因為腎陰為一身陰液之本，並且病至腎臟，病程久長，燥熱之象已不明顯，故當滋補腎陰為主。

常用藥物有：益氣常選用生黃蓍、太子參、西洋參等，尤多用生黃蓍，常用量為 30 ～ 60g。他十分贊同張錫純「消渴多由於元氣不升」的觀點，認為脾虛與糖尿病密切相關，臨床重視健脾藥的運用；養陰藥常選山萸肉、枸杞子、山藥、女貞子、生地黃等；活血藥選水蛭、當歸、赤芍、川芎等，其中水蛭為常用之品，常用量為 3g。

他認為，糖尿病為虛實夾雜證，虛與滯並存，應慎用力峻破血之品，水蛭最喜食人之血而性又遲緩，不傷氣血，善入則堅積易破，藉其力以攻積之久滯，自有利而無害。

(2) **治未病**。氣陰兩虛兼血瘀是糖尿病腎病的基本病機，而氣屬陽，氣虛久則陽亦不足；陰陽互根，陰虛極則陽亦傷，所以陽虛是氣陰兩虛發展的必然結果，陽虛不能化氣行水，水津輸布失常，則會出現水腫、小便不利等症狀。

陽虛的發生是糖尿病腎病發展過程中一個質的改變，而水腫的出現則是糖尿病腎病病情加重的重要標誌。因此，在病程較長，氣虛症狀比較明顯時，可以及早加入溫腎之品，一則溫陽以益氣，二則陽中以求陰，以求陰陽互補，使之歸於平衡，臨床常選用淫羊藿、巴戟天、肉蓯蓉等陽中之陰藥，具「未病先防」和「既病防變」的雙重含義。

⑶ **通腑活血治腎病**。糖尿病腎病是在糖尿病脾腎虧虛的基礎上的進一步發展，初期為氣陰兩虛兼瘀血，久則脾腎衰敗不能運化、排泄濁邪，蘊結成毒，因此提倡在健脾補腎的基礎上，採用通腑活血的治法，常取熟大黃與肉桂配伍運用。

肉桂作用有：溫補腎陽，以補少火益中氣，使虛寒去；溫通血脈；陽中求陰；引火歸元，使在上之火達腎，既防火熱傷津，又補命門之不足。

熟大黃作用有：通腑、活血、泄濁、解毒。《內經》說：「下瘀血……蕩滌腸胃，推陳出新，通利水道……安和五臟。」大黃熟製後，性質緩和而傷正不甚，正適合糖尿病腎病患者虛弱之體，一般用量為 3 ～ 9g，臨床根據病情的輕重調整劑量。現代藥理研究證明，大黃有降低尿素氮之功效，對改善腎功能有較好的作用，也與中醫學排毒理論相一致。

熟大黃與肉桂二藥一寒一溫，一瀉一補，寒溫並用，補瀉兼施，使濁邪去而正不傷，腎陽復而不傷陰，共奏溫陽活血、泄濁解毒之功。

(4) **甘淡利水不傷正**。由於脾腎功能失調，糖尿病腎病發展到一定階段常有水腫出現，故而利水消腫亦是常用的治法之一。糖尿病患者為正虛之體，不任峻藥猛攻，當以甘味藥物為主扶正祛邪，如生黃耆、茯苓、生薏苡仁健脾利水；豬苓利水不傷陰；冬瓜皮、冬葵子既是食療佳品又是利水之主藥；另外甘遂、大戟、芫花、牽牛子等峻烈之品不可妄用，防止以藥誤人。

2.糖尿病周圍神經病變：

糖尿病周圍神經病變（DPN）是糖尿病（DM）主要的慢性併發症和致殘因素之一，發病率約為 60%～90%，可累及全身神經系統的任何部分，臨床以肢體的麻木疼痛及感覺障礙為特徵，古代醫籍中沒有 DPN 這一病名，據其臨床表現應屬於中醫的「痹證」「血痹」「不仁」和「麻木」的範疇。

程師根據多年的觀察與研究，認為本病屬本虛標實之證，本虛為氣陰兩虛，標實當責之於痰瘀為患。本病是在消渴病氣陰兩虛的基礎上，逐漸形成瘀血、痰濁，並阻於脈絡，氣血不能暢通，筋脈失養所致。

(1) **病因病機**：

1）氣陰兩虛：糖尿病主要為陰虛燥熱所致，久病津傷氣損，腎中元氣虛損而致氣陰兩虛，氣虛則血行無力，瘀血阻絡，肌肉、筋脈失於濡養，以致肢體麻木疼痛、下肢軟弱無力，依據氣陰兩虛、瘀血阻絡、肌肉筋脈失養這一病理機制。

程師認為氣陰兩虛、氣虛血瘀貫穿糖尿病始終。

2）肝腎陰虛：消渴病日久，氣陰俱傷，久則肝腎陰虧，瘀血阻絡，脈絡失養，四肢麻木酸痛，甚則肌肉萎縮，抬舉無力，步履不穩，伴腰酸腿軟，頭昏耳鳴，齒搖髮脫，神疲自汗，口乾尿多，舌嫩紅，邊有齒痕，苔薄少津，脈細無力。又肝開竅於目，腎開竅於耳，肝腎陰虛，耳目失養，故見視物模糊，耳鳴耳聾。

3）陽虛寒凝：糖尿病神經病變由於腎虛日久，導致臟腑功能不足，不能帥血而行，血流緩慢，瘀阻脈道，血瘀又影響氣的運行，血因氣虛而瘀阻，氣因血瘀而壅滯，互為因果，形成惡性循環。正如《靈樞・本臟》篇：「腎脆，則善病消 。」或由於消渴日久，正氣不足，寒濕之邪侵襲，氣血運行不暢，經脈閉阻而發為本病；腎陽不足，陽不達於四末則四肢厥冷不溫，陽不化氣，四肢失於溫養，則麻木、疼痛；元陽虧損，溫煦不足，肌肉筋脈失於濡養為本病的關鍵。

4）痰瘀痹阻：痰瘀俱為臟腑功能失調產生的病理產物，二者常單獨或相兼為病，加痰加瘀兒乎貫穿糖尿病周圍神經病的整個過程。脾氣虧虛，津失輸布，凝聚成痰，氣虛無力推動血行則血瘀，元氣虧虛，血行無力，脈絡失於溫煦，痰瘀互結，阻於經脈，血脈失和，經脈不通則肢體麻木疼痛。

⑵ 辨證論治：

1）**氣陰兩虛，瘀血阻滯：**

【主症】手足麻木，肢端疼痛，雙下肢較重，伴有短氣、乏力，下肢酸軟，面白自汗，口乾咽燥，五心煩熱，舌暗紅，少苔，脈細澀。

【治法】益氣養陰，活血化瘀。

【方藥】補陽還五湯加減。

生黃蓍 30g、生地 15g、當歸 10g、赤白芍各 15g、川芎 10g、地龍 10g、桃仁 10g、紅花 10g、雞血藤 30g、牛膝 30g、桑枝 30g、全蠍 10g。

2）**肝腎陰虛，筋脈失養：**

【主症】肢體麻木，灼熱刺痛，筋肉攣急，酸脹不適，腰膝酸軟，頭暈耳鳴，五心煩熱，口乾咽燥，舌暗紅，少苔，脈細數。

【治法】補益肝腎，養血活血。

【方藥】生黃蓍 30g、生地 30g、山萸肉 10g、枸杞 15g、牛膝 30g、菟絲子 15g、炒山藥 15g、當歸 10g、川芎 10g、白芍 15g、地龍 10g、水蛭 6g。

3）**陽虛寒凝，氣血不暢：**

【主症】肢體麻木疼痛，發涼怕冷，得溫則減，遇寒加重，或伴有神疲乏力，腰膝冷痛，舌淡暗，苔白滑，脈沉弱無力。

【治法】溫陽散寒，行氣化瘀。

【方藥】右歸丸合黃蓍桂枝五物湯加減。

生黃蓍 30g、山萸肉 10g、山藥 15g、枸杞 10g、菟絲子 15g、生地 30g、桂枝 10g、當歸 10g、赤芍 15g、川芎 10g、威靈仙 15g、全蠍 10g、忍冬藤 15g。

4）**脾氣虧虛，痰瘀阻絡：**

【主症】肢體麻木疼痛，酸重困乏，或形體偏胖，胸悶氣短，口中黏膩，納呆腹脹，舌質暗，或有瘀點、瘀斑，苔白膩或黃膩，脈虛弱或沉細。

【治法】益氣活血，化痰通絡。

【方藥】補陽還五湯合小活絡丹加減。

生黃耆 30g、山藥 15g、茯苓 15g、當歸 10g、川芎 10g、赤芍 10g、地龍 10g、白芥子 12g、陳皮 10g、苡仁 30g、桃仁 10g、紅花 10g、山甲 10g。

【按語】糖尿病患者氣陰兩虛，終會導致瘀血內阻；氣虛血行無力，可致瘀血；陰虛內熱，灼傷津液，血液黏稠，血行緩慢，亦可致瘀血。瘀血阻於四肢經絡，氣血不能運行於四末，可出現肢體麻木、發涼及疼痛。

程師認為治療本病應益氣活血、溫通經絡，方用補陽還五湯加減。方中生黃耆、當歸、川芎、赤芍、桃仁、紅花、地龍益氣活血；桂枝溫經通脈，血遇寒則凝，遇溫則行；路路通，取其通行十二經的作用。可加生地黃、天花粉養陰生津；丹參、川芎、水蛭、穿山甲等增強其活血作用；大便乾者可加熟大黃通腑瀉熱，全方重在益氣活血，佐以溫經通絡。

程師在臨證時常標本兼治，注重活血化痰通絡，善用蟲類藥，自擬「降糖通絡方」為基本方，隨證化裁，療效較理想。

方藥組成：生黃耆 30 ～ 60g、當歸 10 ～ 18g、蘇木 15g、川芎 10g、桃仁 9 ～ 12g、生地 15 ～ 30g、白芍

15～30g、葛根15～30g、丹參30g、白芥子9～15g、水蛭6g、全蠍10g、蜈蚣2～3條。其中黃蓍、山藥益氣養陰以治本；當歸、川芎、蘇木、桃仁、丹參活血化瘀通絡；葛根通陽生津，配丹參能活血降糖；白芥子能透達皮裏膜外之痰濁；水蛭、全蠍、蜈蚣祛風通絡，活血止痛。諸藥合用，益氣養陰，蕩滌脈絡之痰瘀，寓補於攻，以通為補，祛瘀生新，氣血暢通而助病速癒。

【辨證加減】上肢偏重者，基本方加桂枝9～15g、桑枝30g、薑黃9～12g；下肢偏重者，加牛膝30g、雞血藤30g；手足發涼者加肉桂3～9g、威靈仙9～12g；筋脈攣急者加木瓜30g；痛甚者加細辛3g，製乳沒各10g。

3.糖尿病視網膜病變：

糖尿病性視網膜病變（DR）是糖尿病全身併發症中最為嚴重的微血管病變之一，是發達國家成年人至盲的主要原因。

在我國其對視覺的威脅日益受到重視，國內報告病程在5年以下者眼底改變為38%～39%，病程5～10年者發病率為50%～56·17%，10年以上者發病率增至69%～90%，眼底病變隨病程加長而逐漸加重，增殖型隨病程加長而增多，因此，如何早期預防和控制DR的發生發展是目前亟待解決的問題。

本病屬於中醫學「視瞻昏渺」「暴盲」等範疇。古人認為本病為消渴病日久，陰虛燥熱，陰精虧損，日竅失養所致，即精血虧損是形成本病的主要原因。

程師認為該病是在氣陰兩虛的基礎上發展而成的，早期病機多為氣虛運血無力及陰虛血滯使瘀血阻於目絡；腎精虧虛，肝血不足，精血不能上榮於目，目絡失養。病情發展則肝腎陰虧日甚，陰虛陽亢，虛火上炎，灼傷目絡；或氣虛攝血無權，均可致血溢脈外。日久反覆發作，離經之血留而不去，進一步阻滯目絡而導致失明。因此，他提出氣陰兩虛、肝腎陰虧為病之本，目絡瘀阻與出血為病之標。

治療當以益氣養陰、滋補肝腎、活血止血為原則，並強調活血化瘀法應貫穿於治療的始終。早期應用該法可使瘀血消散，晚期可祛除積血，而出血期要活血與止血並用，做到活血不破血，止血不留瘀。

臨證酌選杞菊地黃丸、知柏地黃丸、歸脾丸、二至丸等方靈活化裁，常加用黃蓍、石斛、三七粉、丹參、當歸、益母草、槐米、蒲黃、大薊、小薊、密蒙花、決明子、穀精草等益氣養血、活血止血、滋陰明目之品。

(1) 肝腎陰虧，經絡失養：

【主症】 目乾、目澀，頭暈目眩，腰膝酸軟，口乾、口渴，五心煩熱，或見視物混蒙，舌紅少津，苔薄白或薄黃，脈細。本期眼底可見微血管瘤形成，極少量的出血點和滲出。

【治法】 補益肝腎，滋養目絡。

【方藥】 二至丸合杞菊地黃丸加減。

生地30g、山藥15g、山萸肉10g、茯苓15g、丹皮15g、澤瀉30g、製首烏30g、枸杞15g、菊花15g、女貞子30g、旱蓮草30g、青葙子10g、三七粉3g（沖）。

(2)**氣陰兩虛，瘀阻目絡：**

【主症】視物模糊，雙目乾澀，倦怠乏力，氣短自汗，口乾形瘦，舌暗或見瘀點、瘀斑，苔白，脈細澀。本期眼底可見微血管瘤及輕度的出血、滲出。

【治法】益氣養陰，活血止血。

【方藥】生脈散合四物湯加減。

黨參30g、麥冬30g、五味子10g、生地30g、當歸10g、赤芍10g、丹皮10g、枸杞10g、女貞子30g、旱蓮草30g、製首烏30g、山萸肉10g、石斛15g、三七粉3g（沖）。

(3)**陰虛火旺，灼傷目絡：**

【主症】視物昏花，目睛脹痛，甚則不能視物，腰膝酸軟，頭暈耳鳴，五心煩熱，便秘溲赤，舌紅少苔，有裂紋，脈細數。本期眼底可見大片狀出血、出血斑，玻璃體出血及新生血管。

【治法】養陰清熱，涼血止血。

【方藥】知柏地黃丸合犀角地黃湯加減。

知母10g、黃柏10g、生地30g、山藥15g、山萸肉10g、赤芍10g、澤瀉30g、丹皮10g、炒槐米15g、女貞子30g、地骨皮30g、仙鶴草15g、白茅根15g、三七粉 3g（沖）。

(4) **瘀血痰濁，阻滯目絡：**

【主症】雙目昏蒙，視物變形或失明，目睛脹痛，面唇色暗，肢體困倦，氣短乏力，口乾口黏，舌暗，或有瘀點、瘀斑，苔膩，脈細澀。本期眼底可見新生血管和纖維增殖，甚則併發視網膜脫離。

【治法】活血通絡，化痰散結。

【方藥】補陽還五湯合二陳湯加減。

生黃蓍 30g、當歸 10g、川芎 10g、元參 10g、茯苓 15g、陳皮 12g、夏枯草 15g、丹參 30g、枳實 12g、女貞子 15g、炒槐米 15g、蒲黃 12g、三七粉 3g（沖）。

程師根據多年的臨床經驗，自擬「糖視明」為治療本病的基本方，其藥物組成為：生黃蓍 30g、山藥 15～30g、生地 15～30g、山萸肉 10g、枸杞 15～30g、女貞子 30g、旱蓮草 30g、炒槐米 15g、石斛 15～30g、密蒙花 15g、丹參 30g、三七粉 3g（沖）。黃蓍、山藥健脾補腎，益氣養陰；生地、山萸肉、枸杞、女貞子、旱蓮草滋補肝腎之陰，益精養血而明目；石斛、密蒙花養肝明目；炒槐米涼血止血；丹參、三七活血養血，又能化瘀止血，三藥相配具有活血不破血，止血不留瘀的優點。

4. 糖尿病足：

糖尿病足是糖尿病病人特有的臨床表現，多發生在 50 歲以後及血糖長期控制不良者。

主要因為下肢神經病變使足部痛覺、觸覺及溫覺減弱或消失，足部皮膚由於各種外傷形成潰瘍、感染；或因長期血糖過高造成下肢大血管和微血管病理改變，引起組織缺血缺氧，導致局部壞死。本病屬於中醫學的血痹、脫疽範疇。

程師在治療糖尿病足方面，經驗豐富。他認為，本病的主要病機為瘀血阻絡，而致瘀因素多端。因此，在治療過程中，必須抓住活血化瘀這一關鍵，然後針對不同病因辨證施治，方能奏效。

本病是由於消渴日久，氣陰兩虛，經脈瘀阻，肢端失養，肌膚潰爛而脫疽。若感染邪毒，濕熱壅盛，邪毒內侵，則脫疽更為嚴重；若遷延日久，陰傷氣耗，精血大虧，可致脫疽久不收口，新肉不生，使病情纏綿難癒。本病屬本虛標實之證，本虛為氣陰兩虛，標實為瘀血阻絡及邪毒內侵。

辨證治療針對上述病機，本病當以益氣養陰，活血通脈，清熱利濕，解毒生肌為治療原則。程師常分五型論治：

(1) 氣虛血瘀型：

【主症】患肢發涼、麻木疼痛，痛有定處，如針刺，足部皮膚色暗紅或紫斑，或間歇性跛行。伴有神疲乏力，少氣懶言，舌質暗，有瘀斑，苔薄白，脈沉細或澀。此型多見於本病的初期。

【治法】益氣養陰，活血化瘀。

【方藥】補陽還五湯合血府逐瘀湯加減。

生黃蓍 30g、桃仁 9g、紅花 10g、當歸 10g、生地黃

30g、川芎 12g、赤芍 15g、川牛膝 30g、地龍 10g、水蛭 6g、蘇木 12g、路路通 30g。痛甚加全蠍 10g、蜈蚣 3 條。

(2) **陽虛血瘀型：**

【主症】患肢冷痛，夜間尤甚，局部皮膚蒼白或紫暗，趺陽脈搏動減弱或消失，局部皮膚蒼白，觸之冰涼，舌質淡胖，苔薄白，脈沉遲而細。本型因消渴日久，陰虛及陽，陽氣耗損，不能鼓動及溫煦血脈，陰寒內生，血因寒而凝，陽氣不達四末。多見於本病的初期或恢復期。

【治法】益氣溫陽，活血通脈。

【方藥】補陽還五湯合陽和湯加減。

生黃蓍 30g、當歸 15g、川芎 15g、桃仁 9g、紅花 10g、地龍 10g、蘇木 15g、肉桂 6g、白芥子 15g、路路通 30g。

【加減】下肢逆冷、皮膚青紫加製附子、川牛膝，下肢紫暗則選用雞血藤、水蛭，痛重加全蠍、蜈蚣、穿山甲，氣虛重者加黨參或人參，寒凝痛甚加用製川烏、細辛。

(3) **濕熱蘊結型：**

【主症】患肢皮膚暗紅脹痛，趺陽脈搏動消失，足端紫紅，皮膚起水疱，重者足趾潰爛，膿液黃稠，舌質暗紅，苔黃膩，脈滑數，常伴有發熱、口渴、便秘、尿黃濁等症。本型多見於濕性壞疽，為濕熱內蘊，熱毒結聚，氣血瘀滯不通。

【治法】清熱利濕，活血通絡。

【方藥】大黃䗪丸合四妙用安湯加減。

生黃蓍 30g、當歸 15g、元參 15g、桃仁 9g、川芎 10g、赤芍 15g、水蛭 6g、黃柏 12g、蒼朮 15g、川牛膝 30g、金銀花 30g、蒲公英 30g、黃連 10g、馬齒莧 30g、土茯苓 15g。

【加減】苔膩明顯加佩蘭葉；瘀血證重者加三棱、莪朮。

(4) **熱毒熾盛型：**

【主症】肢端肉腐，灼熱腫痛，膿性滲出，肢體痛劇，皮膚紫暗，常伴有便秘、發熱、煩渴，舌暗紅，苔薄黃或黃燥。此型多見於肢體壞疽感染較重。

【治法】清熱解毒，活血通脈。

【方藥】四妙用安湯合五味消毒飲加減。

金銀花 30g、元參 15g、黃柏 12g、葛根 15g、丹參 30g、赤芍 15g、公英 30g、菊花 15g、丹皮 15g、地丁 15g、牛膝 30g、當歸 10g、大黃 6g。

(5) **氣血虧耗型：**

【主症】精神倦怠，萎黃消瘦，患肢疼痛較輕，肢端潰爛，新肉不生，瘡口膿汁清稀，經久不癒，舌淡胖，苔薄白，脈弱或趺陽脈消失。

【治法】益氣養血，托毒生肌。

【方藥】黃蓍桂枝五物湯合八珍湯加減。

生黃蓍 30g、桂枝 10g、黨參 15g、當歸 15g、白朮 15g、茯苓 15g、川芎 10g、牛膝 30g、丹參 30g、赤

白芍各 15g、山萸肉 10g、山甲 10g、金銀花 30g。

【加減】兼陰虛加枸杞了、女貞子、龜板、天花粉、石斛，兼陽虛加鹿銜草、補骨脂、淫羊藿、鹿角膠，痛甚加乳香、沒藥，肢冷重於疼痛者加細辛。若以氣陰兩虛、瘀血阻絡為主，也可選用生黃蓍合生脈散及四物湯加減。

程師收集多年治療本病的經驗，自擬「降糖通脈解毒方」為基本方，隨證化裁，取得了顯著的療效。方藥主成：生黃蓍 30g、生地 15 ～ 30g、赤白芍各 15g、元參 12 ～ 15g、牛膝 30g、桃仁 9 ～ 12g、水蛭 6g、地龍 10g、山甲、10g、金銀花 30g、黃柏 12 ～ 15g。黃蓍益氣通脈、托毒生肌為君藥；生地、白芍養陰益精，榮養筋脈；當歸、赤芍、牛膝、桃仁活血養血，化瘀通脈；水蛭、地龍、山甲通利脈絡，攻逐血瘀，散結透達；黃柏、元參、金銀花清熱解毒。諸藥配合，共奏益氣養陰，活血通脈，清解邪毒之功。痛甚者加細辛 3g、製乳沒各 10g、元胡 15g；濕熱內蘊者加蒼朮 15 ～ 30g、黃連 10g；熱毒熾盛者加連翹 9 ～ 15g、公英 15 ～ 30g、地丁 12 ～ 15g；肢體發涼者加桂枝 9 ～ 12g、威靈仙 12 ～ 15g、肉桂 6 ～ 9g；新肉不生，久不收口者加白芨 12g、黨參 30g。

5. 糖尿病酮症酸中毒：

糖尿病酮症酸中毒是糖尿病嚴重的急性併發症，多以胰島素及其他降糖藥物的停用或減量、急性感染及各種應激狀態為誘因，導致胰島素進一步缺乏、糖代謝紊亂加重、脂肪分解加速，進而產生大量的脂肪酸和酮體，當這些酸性產物堆積到一定的程度，會形成代謝性酸中毒，病情繼續發展可出現昏迷。

(1) **病機特點：**

糖尿病的基本病機為陰虛燥熱，陰虛則生氣乏源，燥熱則傷陰耗氣，可致氣陰兩虛；氣虛帥血無力，陰虧液少不能載血暢行，燥熱煎灼營血，血液黏滯，又可導致瘀血阻滯。故糖尿病存在氣虛、陰虛、燥熱、瘀血四種主要的病理改變。糖尿病酮症酸中毒就是在此病理基礎上感染邪毒、飲食不節、勞倦內傷、情志刺激等病因誘發而成。

上述病因一方面可使燥熱更加熾盛，熱盛可化火成毒，如古人云：「熱之漸曰火，火之甚曰毒」，導致熱毒留滯血分；另一方面又重傷脾氣，使脾氣更加虛弱，水穀精微不能得以正常運化及輸布，致濕濁內停。熱毒、濕濁加之瘀血蘊結於內，耗氣傷陰，阻滯氣機，使氣陰更加虛耗，氣機升降失常。清陽不升，濁陰不降，使病情進一步加重，故臨證可見煩渴多飲、多汗多尿、神疲肢倦、嘔惡腹脹等症狀；邪毒擾蔽清竅，陰陽衰竭，神明失用，而出現嗜睡、神昏等危重證候。因此，本病病機為本虛標實，病之本為氣陰兩虛，病之標為熱毒、濕濁、瘀血。

(2) **辨證治療：**

酮症酸中毒病機複雜，病情較重。程師認為：在治療時應以調整陰陽為基礎，根據不同的發展階段和病情的輕重緩急，做到準確辨證、分清標本、靈活立法。如見熱毒、濕濁、血瘀等標證突出者，當以去其標實為急務；若標本並重，則標本同治，待標實明顯改善後，逐漸過渡為益氣養陰、扶正固本為主。在整個治療過程中切記時時顧護氣陰，同時務必清盡邪毒，做到祛邪不傷正，扶正不留邪，邪去則正復。

1）**氣陰虛耗：**

【主症】口乾咽燥，多飲多尿，倦怠乏力，氣短自汗，神疲嗜睡，舌紅少苔，脈細無力。

【治法】益氣養陰，清熱生津。

【方藥】生脈散合玉液湯加減。

西洋參 9g、麥冬 30g、五味子 10g、黃蓍 30g、雞內金 10g、黃連 10g、生地黃 30g、天花粉 10g、葛根 15g、玄參 15g、馬齒莧 30g、地骨皮 30g、丹皮 15g。

2）**濁毒內蘊：**

【主症】口乾口黏，神疲肢倦，食慾不振，或見噁心嘔吐，腹脹腹痛，頭暈頭痛，嗜睡甚至昏睡，舌暗紅，苔白膩或黃膩，脈滑數。

【治法】健脾化濁，清熱解毒。

【方藥】黃連溫膽湯加減。

黃連 10g、茯苓 15g、枳實 12g、陳皮 12g、竹茹 9g、石菖蒲 15g、佩蘭 15g、茵陳 15g、蒼朮 15g、玄參 30g、澤瀉 30g、鬱金 12g、桃仁 9g。

3）**陰虛火熾：**

【主症】口唇櫻紅，煩渴多飲，身熱汗出，心煩肢倦，便秘溲赤，皮膚乾癟或見四肢抽搐，頭暈頭痛，嗜睡神昏等，舌紅絳，少苔或剝脫苔，脈細數。

【治法】滋陰清熱，瀉火解毒。

【方藥】玉女煎合黃連解毒湯加減。

生地黃 30g、麥冬 30g、生石膏 30g、知母 10g、天花粉 10g、葛根 15g、玄參 15g、黃連 10g、黃柏 9g、赤芍 10g、白芍 15g、丹皮 10g、地骨皮 30g、馬齒莧 30g。

4）**陰陽衰竭：**

【主症】口乾唇焦，面色蒼白，表情淡漠，汗出肢冷，呼吸深大或微弱，嗜睡或昏不知人，舌暗紅，苔黃，脈細微。

【治法】益氣回陽，救陰固脫。

【方藥】四逆湯合生脈散加減。

製附子 6g、肉桂 3g、乾薑 3g、西洋參 10g、五味子 10g、麥冬 30g、生地黃 30g、山茱萸 10g、山藥 15g、石菖蒲 15g、鬱金 10g。

【按語】程師在臨證時特別注意辨證與辨病相結合，在本病的早期酮症階段，一般表現為多飲多尿，身倦乏力，食慾不振，頭暈頭痛等症狀，而無神志障礙，血酮、尿酮陽性，二氧化碳結合力正常。他主張治以益氣養陰、清熱化濁為主，選用自擬消酮湯（黃蓍、山藥、生地黃、玄參、葛根、天花粉、黃芩、黃連、佩蘭、茵陳、枳實、金銀花、馬齒莧、熟大黃）配合口服降糖藥治療，即能使酮症得到控制。若出現酸中毒或嗜睡、神昏等神志障礙，須採用中醫辨證分型施治，並加用小劑量胰島素靜滴等西醫綜合治療措施，以提高治療成功率。

6. 糖尿病性腹瀉：

糖尿病性腹瀉以長期、慢性泄瀉為主，治療難度較大。有的患者雖糖尿病本身不重，但出現腹瀉，嚴重者可危及生命。現代醫學對糖尿病性腹瀉的發病機理尚未完全明確，主要認為與糖尿病引起的神經病變有關，在治療上主要採取對症治療的方法。程師治療糖尿病性腹瀉以健脾補腎為大法，結合不同病情，加減變通，靈活化裁，收到良好療效。

(1) 病機特點：

糖尿病性腹瀉的主要病機是脾腎俱傷。消渴易傷陰津，病程日久，陰損及陽。早期主要表現為氣虛、陰虛，繼而加重，出現陽虛。臟腑主要是傷脾、傷腎，臨床上又多以脾虛為先，脾腎雙虧在後。

脾虛不能運化水穀精微，則水濕停留，下瀉於大腸；或脾氣虛不能升清，清濁不分，下趨大腸，均可導致泄瀉。久泄不止，進而傷及脾陽及腎陽。脾腎兩虛，津液下奪，下焦虛寒，則關門不固，重者滑脫不禁，食入則下。

本病雖以虛為本，但亦有實邪，多為由氣虛而致之水濕食積，瘀血停留，或久泄傷陰，內有鬱熱，以及肝鬱乘脾等。臨證施治，著眼於脾腎，不忘其所夾實邪，治法常消補同用，溫澀合用，寒熱並用，標本兼治。

⑵ 治療大法：

1）升陽除濕法。程師認為，從升降立法，不僅是治療泄瀉的根本大法，也是治療糖尿病的根本大法。常用方藥有生黃蓍、黨參（重者用人參）、蒼朮、柴胡、葛根、豬苓、茯苓、陳皮、苡仁、山藥、升麻、枳殼等。

濕重者酌加車前子、澤瀉；脾弱可酌用白扁豆、蓮子肉；久瀉傷陰者加花粉、麥冬；有食積者加焦三仙、仙人頭；有肝鬱者合痛瀉要方。

2）健脾溫腎法。程師認為糖尿病的病機重點在脾腎兩虛，尤其在其病程的中、後階段更為突出，其變證泄瀉也是如此。糖尿病日久，脾氣虛弱，脾虛及腎，脾腎兩虛即為糖尿病及其併發症在中晚期最基本的病機，補益脾腎也是其治療大法。在泄瀉這一變證中又以脾腎陽虛最為常見，故補脾溫腎為其基本治法。

常用藥物：生黃蓍、黨參（重者用人參）、白朮、山藥、破故紙、吳茱萸、肉豆蔻、五味子、苡仁、製附子、肉桂、澤瀉。若泄瀉日久，滑脫不禁，加赤石脂、訶子、米殼、酸石榴皮；腹痛重者加烏藥、沉香。

糖尿病多耗傷陰液，久泄也可傷陰，因此吳茱萸等辛燥之品，中病即止，不宜久用。另陽虛者當陰中求陽，可選用金匱腎氣丸；「久病必瘀」，可酌加活血化瘀之品，如劉寄奴、澤蘭、紅花、坤草、水蛭、丹參等；陽虛兼濕阻者，加苡米、佩蘭葉、茯苓、蒼朮；大便伴有膿血，化驗檢查見有白細胞、膿細胞或紅細胞時，治以寒熱並用，通補兼施，可酌加馬齒莧、川連、黃芩、黃柏、赤白芍、白頭翁；食積者可選用焦三仙、雞內金。

【按語】糖尿病性腹瀉多為久瀉，常虛實夾雜，寒熱錯雜，治療時須靈活用藥，巧妙配伍。如附子與川連配伍，附子大辛大熱，溫陽暖中，逐寒除濕；黃連苦寒堅腸，清熱化濕，是治泄瀉要藥。久瀉者，雖陽虛寒濕，但在附子、肉桂、豆蔻為主時，少量黃連不嫌其寒，但取其苦，辛苦寒熱並用，實脾溫腎堅腸。另外，常以生黃蓍與與山藥配伍，生黃蓍甘溫入脾肺二經，補中益氣升陽止消渴；山藥甘平，補肺脾腎，益氣養陰。二藥配合，一氣一陰，健脾固腎，升陽止瀉，養陰生津，是治療糖尿病久泄常用的配伍藥對。所用劑量，生黃蓍一般 30 ～ 60g、山藥 15 ～ 30g。

（程益春　趙泉霖）

十三、張玉芩調沖九法

月經不調為常見病、多發病，臨床上表現為遲—早、多—少、閉—痛、亂—倒、崩—漏等，不外是期、色、質、量的改變，病因複雜。治療要求本，求本要調經，同樣要辨證論治，臨床上我常用以下方法調沖：

1.益腎健脾調沖法：

此法為調沖之大法，主要是補腎健脾。

【主症】月經後期或先後無定期，或經量過多，崩漏不止或閉經，經色暗淡，質清稀，頭暈，腰脊酸痛如折，小便頻數，夜尿多，倦怠乏力，面色少華，少氣懶言，舌質淡、胖大，苔薄白，脈沉細無力。

【治則】補益腎氣，健脾調經。

【方藥】熟地 15g、山藥 12g、山茱萸 10g、枸杞子 12g、肉桂 6g、白朮 12g、茯苓 10g、黨參 15g、黃耆 30g、川斷 15g、桑寄生 12g、菟絲子 12g、仙靈脾 10g、甘草 6g、當歸 9g。

夜尿多，加益智仁 15g、覆盆子 12g。

大便溏泄，加補骨脂 10g。

經量多，加烏賊骨 15g、棕櫚炭 12g、藕節炭 15g。

口乾咽燥，去肉桂，加元參 12g、麥冬 10g。

益腎健脾法，婦科應用甚廣，本方以滋補腎水、元陽為主，補腎生精，以化氣血，適應於先天不足或病後失調，元氣虧損之月經病。仙靈脾、覆盆子，補腎陽，有類似性激素之作用，配當歸、熟地養血。調經以補腎為主，但脾胃為生化之源。李東垣云：「土旺以生萬物。」胃氣旺，元氣有依能振，故也應調脾胃，健脾能運後天之本。另有肝腎同源之說，補腎也補肝也。

2. 理氣調沖法：

【主症】經前及經期，下腹脹痛，脹甚於痛，經行不暢，經量或多或少，情志抑鬱，脈弦細，舌質淡。

【治則】理氣調任。

【方藥】烏藥 10g、香附 10g、木香 6g、枳殼 10g、川芎 6g、川楝子 15g、丹參 9g、大腹皮 10g。

少腹脹甚，經量多，去川芎、丹參，加藕節炭 15g、益母草 30g。

少腹脹冷，喜暖，加艾葉 6g、炒小茴 6g

「血脈和則精神乃居」，血脈和又必須賴氣先和，「氣為血帥」「氣行則血行」，故採用青囊丸加味（香附、烏藥）。香附解鬱行氣止痛，烏藥理氣止痛、消脹，適加活血藥川芎血中氣藥，活血行氣止痛，丹參活血祛瘀，共達行氣血運，消脹調經之目的。

3.平肝調沖法：

【主症】經前頭痛，經先期而至，時多時少，心煩易怒，口乾寐少，舌質紅，脈澀。

【治則】疏肝清熱，育陰潛陽。

【方藥】白芍 15g、枸杞子 12g、生地 15g、石決明 10g、白蒺藜 12g、炒玉竹 10g、桑葉 10g、藁木 9g、菊花 15g、夏枯草 12g 。

若為倒經，加牛膝 12g、丹皮 12g、白茅根 9g。

口乾甚，加元參 15g、麥冬 12g。

肝為風木之臟，若平素操持多勞，煩躁寐少，精血衰耗，木少滋榮，引起浮陽上越，治宜潤宜靜，故用滋水涵本，調養肝腎之品。

4.涼血調沖法：

【主症】月經提前，量少或量多，經色鮮紅，質稠，顴紅，手足心熱，潮熱盜汗，心煩少寐，咽乾口燥，舌質紅，苔少，脈細數。

【治則】滋陰清熱調經。

【方藥】生地 15g、地骨皮 12g、元參 15g、麥冬 12g、阿膠（烊化）10g、白芍 20g。

若兼頭暈，耳鳴加菊花 15g、枸杞子 12g、牡蠣 10g。

多見於青春期陰血不充、腎精未實者，或更年期素體陰虛之婦女，亦可見於血熱傷陰津或失血傷陰者，全方重在滋陰壯水，水足則火自平，陰復而陽自秘，其病自癒。

5.溫經調沖法：

【主症】經前或經期，小腹冷痛，得熱則減，月經或見錯後，量少難下，經色黯有瘀塊，畏寒，手足不溫，痛劇，自汗出或泛嘔，便泄，面色皖白，唇紫，苔薄白，脈沉緊。

【治則】溫經散寒，理氣止痛。

【方藥】當歸 9g、川芎 6g、白芍 20g、香附 10g、木香 6g、吳芋 6g、肉桂 6g、炒小茴 6g、炒艾葉 9g、川楝子 12g、烏藥 10g、甘草 6g。

此證為寒濕凝聚胞中、衝任，血為寒凝，運行不暢，故經前或經期少腹冷痛，寒得熱化，凝滯暫通，故得熱痛減。血為寒凝，經色黯而有塊，寒濕內盛，阻遏陽氣，故畏寒，手足不溫。全方活血化瘀，溫經止痛。方中當歸、川芎，使氣血運行，脈絡通，經暢痛消，吳萸、肉桂、小茴、艾葉、烏藥，破陰寒，振陽氣，溫經散寒，木香、川楝子、白芍，行氣溫中止痛，甘草調和諸藥，緩急止痛。

6.化濕調沖法：

【主症】月經量少，延後漸至停閉，形體日漸肥胖，或面部痤瘡，或帶下量多色白，或胸脅滿悶或嘔惡痰多，或神疲倦怠，舌淡胖嫩，苔白膩，脈滑或沉弦。

【治則】健脾除濕，調理衝任。

【方藥】蒼朮 10g、香附 10g、茯苓 15g、半夏 9g、陳皮 10g、澤瀉 10g、枳殼 10g、神麴 10g、山楂 12g。

若嘔惡胸肋滿悶者，加厚朴 9g、葶藶子 9g。

若痰濕化熱，苔黃膩，加黃芩 12g、黃連 6g。

痰鬱化熱，加魚腥草 15g。

腎虛，加山萸 12g、枸杞子 15g、菟絲子 12g。

此為素多痰濕或脾腎陽虛，濕盛成痰，或素肥胖，脂、痰、濕阻滯衝任，胞脈壅塞，經水不行而致經閉，故採用化濕利水重用山楂消滯導積，通利胞絡，使經水按時而下。

7.益氣調沖法：

【主症】經行先期，量多，色淡紅，質清稀，氣短乏力，自汗，少腹下墜，面色不華，胃納不振，小腹綿綿作痛，舌淡苔薄白，脈弱細。

【治則】補氣攝血，養血調經。

【方藥】人參 9g、黃蓍 30g、升麻 3g、柴胡 3g、白朮 12g、生地 15g、熟地 12g、阿膠（烊化）9g 甘草 6g。

方中人參、黃蓍、白朮、甘草益氣，升麻、柴胡、黃蓍舉陷升陽，阿膠、生地、熟地養血。

出血量多，加烏賊骨 15g、茜草 9g、益母草 30g。

小腹冷墜者，加艾葉 6g、炮薑 6g。

腰酸肢困者，加川斷 1g、桑寄生 12g。

此證為氣虛下陷，衝任不固，經血失約，故經量多，氣短乏力，氣虛火衰，陽氣不布，則經淡質稀，面色無華，小腹空墜，綿綿作痛。

8.疏肝調沖法：

【主症】經前一週胸脅脹滿，乳房脹痛，乳頭癢痛或乳有結塊，經後緩解，脈弦，舌質淡紅。

【治則】疏肝理氣止痛。

【方藥】青皮 10g、陳皮 10g、川芎 12g、柴胡 6g、鬱金 9g、橘核 10g、香附 10g、木香 6g、當歸 9g、白芍 20g、甘草 6g。

口乾，加元參 9g、麥冬 12g。

乳房塊硬不消，加浙貝 15g、夏枯草 30g。

乳房作痛明顯，加佛手 10g。

乳房屬胃，乳頭屬肝，因肝經循脅肋過乳頭。就肝之功能而言，肝藏血主疏泄，衝脈隸於陽明而附於肝，發病時間多在經前或經期，而經行時氣血下注血海，易使肝血不足，氣偏有餘，若為情志內傷，肝失條達，血行不暢，經行乳房脹痛，由此而作。

9.化瘀調沖法：

【主症】經前或經期，少腹脹痛拒按，經量少，經行不暢，血色紫黯有塊，塊下痛暫減，經前乳房脹痛，舌質紫黯或有瘀點，脈弦。

【治則】理氣行滯，化瘀止痛。

【方藥】當歸 9g、川芎 6g、赤芍 10g、白芍 20g、枳殼 10g、元胡 15g、烏藥 10g、香附 10g、血竭 6g。

經前或經期少腹冷，加炒小茴 6g、炒艾葉 6g。

少腹灼熱或低熱起伏，苔黃膩，加丹皮 12g、公英 15g。

血瘀多為氣滯血瘀、寒凝血瘀、濕熱血瘀，依臨床辨證加理氣、溫經、除濕藥調之。

總之，月經不調，臨床表現複雜，寒熱虛實夾雜，要辨其證擇法而治之。

病案舉例：

王××，22 歲，已婚。初診，2004 年 3 月 12 日。經後期 40 ～ 50 天至，經量少，色紫黯，質稠，五心煩熱，咽乾舌燥，神疲倦怠，心煩易怒，脅及少腹脹痛，現經閉 3 月，舌質紅，苔薄黃，脈弦數。妊試陰性，證屬肝腎陰虛，兼氣滯血瘀。治宜滋陰養肝，理氣活血。

【方藥】生地 15g、山藥 12g、山萸 10g、川斷 15g、桑寄生 12g、白芍 15g、知母 10g、麥冬 12g、枸杞子 15g、菟絲子 12g、女貞子 12g、赤芍 10g、香附 10g、牛膝 12g、澤蘭葉 30g。

【二診】3 月 26 日，服上藥 7 劑後，3 月 20 日經至，量少色黯，腰酸腿軟，少腹冷，3 日止，上方去赤芍、牛膝、澤蘭葉，加仙靈脾 10g、炒艾葉 6g、炒小茴 6g，10 劑，水煎服。

【三診】4 月 24 日，4 月 21 日經至，量增多，色紅，有血塊，少腹脹痛冷，脈弦，舌質淡紅。

【方藥】當歸 9g、川芎 6g、白芍 15g、肉桂 6g、莪朮 10g、炒小茴 6g、炒艾葉 6g、木香 6g、菟絲子 12g、仙靈脾 10g、甘草 6g。

【四診】5 月 24 日，經按時而至，量中，色紅。

繼服上方 5 劑。

【按語】本例為經後期，經量少，漸至經閉，首先根據局部及全身症狀，結合閉經的病史、病程進行虛實辨證，再進行臟腑氣血辨證而論治。

治療原則是：虛者補而通之，實者瀉而通之，熱者清之，寒者溫之。

具體治法是虛證補肝腎，填精血，健脾益氣血，實證溫經散寒，活血調氣。患者為虛實夾雜，寒熱夾雜，故補中有通，攻中有養，溫中有清，使月經恢復正常。

（張玉芬）

十四、田從豁臨證經驗：

針灸臨床中的祛瘀生新法

祛瘀生新（去腐生新）法在針灸臨床實踐中具有廣泛的實用價值，特別對於許多頑固性疾病，應用祛瘀生新法能收到顯著效果。

1.祛瘀生新法在臨床中的意義：

清代《血證論》作者唐容川從女性月經每月一換，除舊生新的現象，聯想到血證治法中祛瘀生新的原理，指出「瘀血不去，則新血斷無生理」。但是並非「去瘀是一事，生新則是另一事」。因為「瘀血去則新血生，新血生而瘀血自去」。二者之間存在著辨證統一的關係，所以，以祛瘀為生新之法。

祛瘀生新中的瘀血一詞，反映了血液運行不暢、停滯、留著，瘀積於局部的病理變化，同時還包含著血管的病變以及各種病因病理產物的綜合性病變。

現代研究表明，瘀血可見於多種病變，除包括狹義瘀血所表示的血凝、血栓、出血性疾病外，還包括血管的病變，血液流動性、凝固性、有形成分和變型性改變及炎症、腫瘤、變態反應、硬皮病、燒傷斑痕、淋巴結核等。

2.祛瘀生新法在針灸臨床中的應用：

在針灸臨床中，由於多種原因所致的氣血功能障礙均可形成血瘀。而瘀血不去，新血不生是導致多種病理現象的關鍵，具有普遍性。應用祛瘀生新法改變病變機制，調動人體內的正氣，達到祛除疾病的目的，具有廣泛意義。特別對於許多頑症，病情遷延日久，經過多種方法治療無效者，只要具有瘀血的病理改變，應用此法，常能收到顯著效果。

在針灸臨床中，能起到祛瘀生新作用的方法很多。如刺絡放血或腧穴三棱針點刺、拔罐放血、火針療法、溫灸療法以及常用的毫針補瀉方法等。祛瘀生新法的選穴是在辨證施治基礎上，依病情變化重點選用活血化瘀、通經或理氣活血的穴位。

我們在臨床中經常治療的病種有大椎刺血拔罐治療頸部多發性毛囊炎、酒糟鼻、痤瘡、炎症高熱等，還有用火針治療淋巴腺結核、子宮肌瘤、牛皮癬、皮膚癌等，艾灸治療下肢慢性潰瘍、褥瘡等，上述經驗待以後另文介紹。本文擬介紹兩例最近治癒的驗案：

病案舉例 1：用藥飲酒成癮，解毒戒斷治療。

張××，男，63 歲，幹部。患失眠症 30 餘年，加重 3 年。30 年前因精神緊張，用腦過度出現失眠，當時月餘整夜難以入睡。經中西醫多種治療，病情略有好轉。此後需依賴安眠藥維持睡眠。每遇勞累、緊張失眠加重。安眠藥效逐漸降低，用量逐漸加大。3 年前失眠症狀加重，睡前需服：舒樂安定 10 片，加絡定 10 片，還需飲 65 度白酒 7 兩（350g），在醉態中昏昏入睡，睡中常醒，醒後不能入睡。就診時每日睡眠 3 ～ 4 小時，白天依賴濃茶提神，三頓飯均需飲白酒，吃大量辣椒等刺激性食物。否則心神不寧，煩躁欲死，不能正常生活。目前說話緩慢有顫音，頸部不自主顫抖，有吐舌樣動作。有時右下肢抽搐，雙手指麻木，伴有頭暈耳鳴，心煩健忘，口乾，面赤，舌絳，苔黃膩，脈弦滑。

【辨證】毒熱內蘊，日久成瘀，瘀血阻絡，心神失養。

【治則】祛瘀生新。

【取穴】大椎、心俞、膈俞、脾俞、委中，用三棱針點刺後立即拔罐放血，每穴出血量約 5ml，針取百會揚刺（即中 1 針、周 4 針），或百會旁針刺（即中 1 針、旁斜刺 1 ～ 2 針），膻中、中庭、內關（神門）、巨闕、肓俞、曲池、足三里、太衝，平補平瀉，留針 20 分鐘。

一診後，飲酒停止，睡眠同前。三診後精神好轉，可短暫入睡。因嘴角抽搐加承漿、廉泉。四診後舒樂安定、加絡定各減少 2 片。六診後上藥再減少 2 片。八診後，以上各藥各減 1 片。針 12 次後，酒及菸均已戒，鎮靜藥每晚各服 4 片，能睡 5 小時，食慾增加，精神體力已近常人。針 18 次後，患者停服鎮靜藥，夜晚可睡眠 2 ～ 3 小時。針 20 次後，夜間可睡眠 4 ～ 5 小時，午睡 2 小時，無疲勞頭痛感，其他伴隨症狀均已消失。

此案例因患失眠症且長期過量服用安眠鎮靜劑和飲酒過度，致使毒蘊體內，化熱傷陰損及肝脾，造成血運不暢，瘀血內停，日久病勢日深，導致諸臟腑功能失調，病情纏綿難癒。治療時考慮到不是單純頑固性失眠的問題，而是安眠鎮靜和飲酒成癮，造成慢性中毒症狀。因此必須採取戒斷方法，用祛瘀生新法，取大椎、心俞、膈俞、脾俞、委中三棱針點刺拔罐放血的方法，消瘀活血，泄除熱毒，以達祛瘀生新的目的，同時配合針刺百會、內關、神門、中庭、巨闕等穴安神定志；加膻中、中脘、曲池、足三里理氣活血，再佐以肓俞、太衝補腎而瀉肝，起到了戒斷過程中消除症狀，促進機體功能逐漸恢復的作用。

病案舉例 2：神經性皮炎

雷××，男，45 歲，幹部。因長期工作緊張思慮過度，1 年前開始在眼瞼部及耳廓邊緣局部搔癢。現雙上眼瞼搔癢難耐，左耳垂及雙手背亦分佈多處皮損。病灶皮膚均已乾燥堅硬，局部增厚，呈苔蘚樣改變。患者曾多次就診西醫，診斷為「神經性皮炎」，用過多種藥物均不見好轉，病灶處皮膚愈來愈厚，面積逐漸增大。查體一般狀態良好，除睡眠欠佳外，無明顯不適，舌淡紅，苔白，脈弦。

【辨證】血虛風燥，日久氣血失和，瘀滯皮表，診為牛皮癬（西醫診為神經性皮炎）。

【治則】活血祛風，祛瘀生新。

先以火針點刺局部增厚苔蘚處，後用大椎放血拔罐，放血量約 5ml，針刺取風門、膈俞、肝俞、脾俞、曲池。用瀉法，留針 20 分鐘。

經第一次治療後，患者即感局部搔癢明顯好轉。經治療 10 次後，皮膚搔癢已除，增厚的苔蘚樣改變漸漸消退，已漸漸長出正常皮膚。

神經性皮炎，中醫又名「牛皮癬」。多由營血不足，血虛生風化燥，皮膚失養所致。此病雖以血虛為本，風燥為標，但血虛日久，氣血失和，血運失司，氣血凝滯瘀而不行，阻於肌膚，是其繼發的病理改變。故雖血虛而不能純用補法，雖有風燥不能單純祛風，正所謂「治風先治血，血行風自滅」。故以祛瘀生新為法。使病灶局部瘀血去而新血自生，新血生則肌膚得以濡養，配以風門、膈俞、肝俞、脾俞、曲池等穴，活血理氣，疏風通脈，達到理想效果。

討論：

1.「祛瘀生新」法在針灸臨床中是一種行之有效的治療方法。特別是對於許多頑症，由於疾病遷延日久，病理變化虛實夾雜，給治療造成很大難度。從辨證施治入手，抓住「瘀血不去則新血不生，瘀血祛則新血自生」這一關鍵，從祛瘀生新入手，常能截斷複雜病變中的惡性循環鏈，調動人體內的正氣，改變人體內環境，恢復人體正常生理機能，使病情發生根本轉變。

2.驗案中安眠鎮靜藥和飲酒成癮病例，病情比較複雜，有很多慢性中毒症狀，虛實夾雜，惟有祛瘀以生新，提綱挈領，才能恢復人體正氣，協調陰陽，得以戒斷過量的酒藥，消除病痛。病案中涉及的成癮戒斷問題，作者從祛瘀生新入手，用刺血針法在國內外曾戒斷過 2 例醉漢志願者，現在這裏提出這一方法，希望有志者做進一步探討。

（田從豁　李其英）

十五、田從豁運用

「背俞四穴」經驗

「背俞四穴」即膈俞、肝俞、脾俞、腎俞四組背俞穴。筆者常以此四穴為主配合少量其他穴治療內傷雜病，往往能取得理想療效，在此願與同道一起學習、研討。

1.背俞四穴重在調和氣血

背俞，即臟腑經絡之氣輸注於背部的特定穴。《類經》中記載：「五臟居於腹中，其脈氣俱出於背之足太陽經，是為五臟之俞。」五臟各有一俞，可方中僅選用肝、脾、腎三俞，外加血之會膈俞，該方的組方原則是調和氣血。氣血是人體最基本的物質基礎和生理功能，氣血調和，五臟六腑才能發揮其正常的生理功能。氣的升降沉浮依賴於肝的正常疏泄，因此方中選肝俞疏肝以理氣，與血之會穴膈俞共奏調和氣血之功。氣血調和需建立在氣血充盈的基礎之上，氣血的化生又依賴於脾氣的正常運化，所以方中選用脾俞健運脾胃以化生氣血。脾氣的運化需元氣的推動，即腎陽的溫煦蒸騰、腎陰的滋養濡潤，故另輔以腎俞以助其力，從而既調補了後天之本，又鞏固了先天之根。四穴共奏調和氣血、溫健脾腎之功能。

2.靈活配伍，一方多用

筆者在臨床上應用此方既單獨使用也配伍其他穴應用。其配穴多依病症不同靈活選用。如治療失眠、神經官能症、精神分裂症等神經精神性疾病常與心俞、大椎配伍；治療咳嗽、哮喘常與肺俞、風門、大椎配伍；治療腸胃系統疾病則配以中脘、梁門、足三里等調和脾胃諸穴，治療耳聾、耳鳴配角孫、聽宮、翳風；治療蕁麻疹配用百會、風池、期門。田師應用此方之廣在此難以一一表述，僅就跟師診治的典型病例與讀者一起推敲之：

病案舉例 1：

石××，女性，38 歲，小學教員。患者 10 年前無明顯誘因出現雙手發作性疼痛，經多家醫院診為「雷諾氏綜合徵」，經中西醫治療數載均未見效，近 3 月來病情加重，雙手每因裸露於冷空氣中或著涼水而誘發，疼痛劇烈，呈針刺刀割樣，伴腫脹瘀斑。患者就診於三伏盛夏之際，自訴仍需溫水洗漱。

筆者認為此證屬寒凝血脈，氣血瘀滯，治療當溫經散寒，調和氣血。刺之「背俞四穴」以調和氣血，灸之大椎以溫通陽氣，驅逐寒邪，十宣放血以祛瘀生新。三診後，患者即訴疼痛減輕，六診後疼痛已少有發作。

病案舉例 2：

王××，女性，58 歲。主訴耳聾、耳鳴 4 月餘，患者 4 月前因春節前操持家務，自感身心憔悴，某日晨起突感右耳堵悶，不聞聲響，並伴頭暈耳鳴，經北京市人民醫院電測聽檢查，診為神經性耳聾，經大量西藥及高壓氧治療無效，經人介紹前來就診，予針刺「背俞四穴」配角孫、聽宮、翳風。

1 個療程後（10 次為 1 個療程），頭暈耳鳴症狀減輕，聽力改善，可用患耳接聽電話。2 個療程後，兩耳聽力基本一致，建議復查電測聽，因患者聽力已恢復正常，故不願配合。神經性耳聾是臨床公認的難治性疾病，20 餘次的針刺治療基本痊癒實屬不易。

3. 病症不同，施法有別。

病有寒熱虛實，法有溫涼補瀉，「背俞四穴」作為一組處方並不能完成其補虛瀉實的目的，筆者常常是在這些穴位上再施以其他的方法，如實者、熱者、瘀者輔以點刺放血法，虛者、寒者輔以溫灸法，風者、痰者則施以拔罐法。筆者曾成功地治療 1 例安眠藥成癮的病例，現介紹如下：

張××，男性，62 歲，河北邯鄲人。患者 30 年前因精神刺激出現失眠，經多方治療無效，無奈開始服用安眠藥，時經 30 年藥量逐漸增加，就診前每日服用安定 20 餘片，外加白酒 6 ～ 7 兩（300 ～ 350g），方可入睡，每夜約睡 2 ～ 3 小時，白天需飲濃茶提神，每餐必佐大量辛辣之品方可下飯。患者就診時面色紅赤，語重氣粗，激動易怒，舌紅苔黃，脈弦滑。久嗜酒、藥，酒、藥之毒入血，致使氣血瘀滯，鬱久化熱，熱擾心神。治療當瀉其毒熱，調其氣血。擬針「背俞四穴」加大椎，起針後再行諸穴點刺放血，由於毒熱較重，每次治療均輔以放血。按上法施治 1 週，酒癮即斷，2 週後開始減用安眠藥，20 次後，藥減至每日 4 片，酒、茶全部戒斷。

該病例屬典型的實證、熱證，單獨針刺「背俞四穴」已不能達到清熱瀉實的目的，所以又輔以刺血法以瀉熱祛瘀，從而達到調和氣血的目的。

4.強調手法，多用斜刺

在刺「背俞四穴」時，無論令患者採用坐位還是俯臥位，皆是自上而下、先左後右的針刺順序，注重尋找針感，探求氣至病所，然後按補虛瀉實的要求施以提插、捻轉等綜合手法，並強調刺激量的掌握，需補者應施以輕刺激手法，需瀉者應施以重刺激手法，若無明顯寒熱虛實之證者，則多以平補平瀉和中等度刺激。留針時間一般 30 分鐘左右。一些反覆發作性疾病，如癲癇、哮喘等，有時要求留針 1 小時。還有一種現象值得一提，就是針刺方向問題，在針刺背俞穴時（腰骶部俞穴除外），皆採用由下向上斜刺或平刺，這裏的針刺方向無迎隨補瀉之意，而是遵從《針灸大成》「腹部深如井，背部薄如餅」的告誡，也是為了方便針後覆蓋衣被，避免傷及內臟的一種務實方法。

【按語】「背俞四穴」雖為一組針灸處方，實則體現了治療內傷雜病的一種方法。《內經・調經論》曰：「血氣不和，百病乃變化而生。」因此調和氣血是治療疾病的關鍵所在。然調和氣血法，因辨證取穴和手法不同有千差萬別，作者運用「膈俞、脾俞、肝俞、腎俞」（簡稱「背俞四穴」作為調和氣血的配穴組方，是經過近 50 年反覆驗證的經驗總結，經我們大量臨床觀察，確有很多常見病、疑難病以「背俞四穴」為主辨證施治，產生了意想不到的效果，目前急需隨時記錄以待今後深入研究。

（田從豁　邵淑娟）

十六、張吉針灸驗方

1. 耳後三穴治面癱、頭痛：

【取穴法】從翳風至風池劃一直線，分四等份，取前三等份，即相當於翳風（面癱 1、面癱 2、面癱 3）。

【針刺法】直刺 0.5 ～ 1 寸，以針感向頭部傳導為宜。

【適應證】面癱；後頭痛；枕大神經痛。

2. 項部三穴治頸肩綜合徵：

【取穴法】大椎穴、項後穴（平大椎，各旁開 1 寸）、頸百勞（大椎上 2 寸，各旁開 1 寸）。

【針刺法】大椎穴直刺 1 ～ 1.5 寸，以酸脹為宜。項後穴斜刺（45°角），向棘突方向刺 0.8 ～ 1 寸，以沉重感為宜。頸百勞斜刺，向棘突方向刺 0.8 ～ 1 寸，有酸脹感為宜。

【適應證】頸椎病；肩背痛。

3. 肩部五穴治肩周炎：

【取穴法】肩髃、肩貞、臂臑、肩前陵（前胸部，平第 2 肋間隙，旁開 6 寸）、肩後陵。

【刺灸法】肩貞、肩髃，直刺向下斜，針尖沿臂向肘直刺 1 ～ 1.5 寸，提插撚轉以酸脹為宜。臂臑穴：直刺 0.5 ～ 1 寸，以撚轉為宜，酸脹為度。

4.前臂五穴治腕下垂（橈神經麻痹）：

【取穴】天府、尺澤、內關、三間、魚際。

【刺灸法】天府，直刺 0.5 ～ 0.8 寸，提插捻轉針感向肘傳導為宜；內關，直刺 0.5 ～ 1 寸，針感向手心傳導為宜；尺澤，以肘微曲為宜，直刺 0.5 ～ 0.8 寸，捻轉為宜，針感向手部傳導為宜；三間，直刺 0.3 ～ 0.5 寸，酸脹為宜；魚際，直刺 0.5 ～ 0.8 寸，酸脹為宜。

【適應證】手腕下垂，橈側手指麻木。

5.頭穴、體穴相結合，治療中風後遺症：

【取穴法】頭穴運動區（運動障礙為主）、頭穴感受區（感覺障礙為主）。

【體穴】上肢癱，取肩髎、曲池、合谷、八邪；下肢癱，取環跳、殷門、委中、承山、八風。

【刺灸法】頭穴運動區（感覺區）均用平刺法，針尖向下深刺達帽狀肌膜，施捻轉法，以頭皮酸脹為宜。

【體穴】常規針刺法。

【透穴法】上肢癱，手不能伸，用內關透外關，三間透勞宮，後谿透勞宮，針刺捻轉，手指即能伸開；下肢癱、足下垂、足內翻用懸鐘透三陰交，丘墟透商丘。

足下垂，加解谿、內庭，直刺法，使足上提；足內翻，加足臨泣、申脈、束骨，直刺法，使足心向外平直。

【適應證】半身不遂，手腕不能伸曲，足內翻，足下垂。

（張　軍）

十七、管遵惠運用熱針

治療腰椎間盤突出症

1.臨床資料：

436 例患者均係我科住院及門診病人。男 248 例，女 188 例；年齡最小者 20 歲，最大者 80 歲，其中 41 ～ 50 歲 118 例（27.06%），為發病率最高的年齡段；病程最短者 2 日，最長者 30 年，平均病程 3.5 年。主訴病因有腰部外傷史 264 例，感受風寒濕 74 例，過度疲勞 43 例，未提及明確患病誘因 55 例。中醫辨證氣滯血瘀型 297 例，寒濕凝滯型 80 例，肝腎虧損型 59 例。

2.治療方法：

全部患者採用 GZH 型熱針電針綜合治療儀。針刺主穴：脊椎九宮穴。依據 CT 掃描及臨床檢查，以腰椎最顯著的病變椎節棘突間定為中宮，沿督脈在中宮的上下棘突間定乾宮、坤宮，挾乾宮、中宮、坤宮旁開 0.5 ～ 0.8 寸，依次取巽、兌、坎、離、艮、震六宮穴。使用熱針，每日或隔日 1 次，熱針溫度保持在 40 ～ 50℃左右，留針 20 分鐘，15 次為 1 療程。

3.療效觀察：

臨床治癒：症狀完全消失，陽性體徵轉陰，恢復工作者 285 例（65.37%）；好轉：症狀大部分消失，仍有陽性體徵，可從事一般性工作者 142 例（32.57%）；無效：經治療後症狀、體徵無明顯改善者 9 例（2.06%），有效率 97.94%。

4.影像學分析：

(1) 436 例患者均經腰椎正、側位 X 光線攝片檢查。302 例有不同程度的腰椎退行性改變（69.26%）；65 例示有腰椎錯位、滑脫或楔形改變（14.91%）；69 例未發現異常。

X 光片分析：①腰椎退行性改變（椎體骨質增生、韌帶鈣化等）是腰椎間盤突出症發病的生理、病理基礎；②外傷勞損是發病的重要誘因之一；③X 光線腰椎正側位片，對腰椎間盤突出的定性診斷有一定幫助，典型的臨床表現結合 X 光片排除其他疾患基本可以確診，但不宜作椎間盤定位診斷的主要依據。

(2) 全部病例經電腦斷層掃描確診為腰椎間盤突出（或膨出），單節段椎間盤突出者 154 例；2 個以上腰椎間盤突出者 282 例。其中，2 個節段突出者 164 例，3 個節段以上突出者 118 例。按突出節段分別為：腰 1 ～腰 2 者 3 個，腰 2 ～腰 3 者 42 個，腰 3 ～腰 4 者 149 個，腰 4 ～腰 5 者 202 個，腰 5 ～骶 1 者 121 個。

電腦斷層片分析：①突出部位：以 L_4 ～ L_5 發病率最高（46.33%），多節段椎間盤突出（64.68%）多於單節段椎突出患者（35.32%）。②突出方向：椎間盤環形外膨和突出者 151 例，左後突出者 132 例，右後突出者 80 例，後突中央型 73 例。椎間盤外突方向可能與韌帶退變程度、軀體負重方式及外傷部位等因素有關。③壓迫部位：突出的椎間盤壓迫脊髓硬膜囊者 235 例，壓迫神經根者 194 例，壓迫馬尾神經者 4 例。

(3) 椎間盤突出後的繼發改變主要有：側隱窩狹窄者 62 例，側隱窩閉塞者 5 例，椎間孔狹窄者 12 例，椎間孔閉塞者 3 例，椎管狹窄者 17 例。

單節段與多節段椎間盤突出的臨床療效比較，見表 2。

表 2　不同節段腰椎間盤突出和臨床療效比較

電腦斷層掃描	例數	臨床治癒	好轉	無效
		例數（%）	例數（%）	例數（%）
單節段突出	154	126（81.82）	26（16.88）	22（1.31）
多節段突出	282	159（56.38）	116（41.14）	7（2.48）
X^2		28.46	14.46	0.69
P值		＜0.01	＜0.01	＞0.05

臨床觀察表明，單節段腰椎間盤突出症患者治癒率較高。結合電腦斷層掃描片分析，單節段突出患者平均年齡較輕，病程較短，腰椎退變程度不嚴重；多節段腰椎間盤突出症患者，多屬年齡偏大，病程較長，腰椎骨質增生較重，椎間盤壓迫脊髓和神經根顯著，並多繼發骨性椎管狹窄，側隱窩狹窄，黃韌帶、後縱韌帶肥厚、鈣化等，故熱針可使症狀減輕，但不易治癒。

5. 討論：

(1) 腰椎間盤突出症的發病機理，目前多數學者認為主要是由於機械壓迫神經根、化學性神經根炎和自身免疫刺激所致。熱針脊椎九宮穴直接作用於棘上韌帶、棘間韌帶和黃色韌帶，增強了韌帶的修復能力，起到保護脊椎過度前屈和使脊椎復位的作用，恢復脊柱的力學平衡，有利於髓核的回納和破裂纖維環的修復。

熱針九宮穴還可促使表層纖維環或後縱韌帶緊張，黃韌帶收縮，壓迫突出物稍變平，使椎管相應擴大，神經根受壓減輕，或使嵌在椎體後緣的突出碎塊活動、鬆解、變性、偏離神經根，以減輕或消除對神經根的機械壓迫。熱針在體內病變周圍的熱效應，促使突出髓核的蛋白質分解、變性，減輕了對脊髓硬膜和神經根的化學刺激。熱針可提高人體的免疫機能，減輕突出髓核自身免疫刺激，消除組織的水腫、炎症。熱針九宮穴的綜合治療效應，使臨床症狀緩解或消失。

(2) 本組臨床治癒和好轉病例中，有 23 例經電腦斷層掃描復查，其中 10 例電腦斷層掃描片治療前後對照顯示，突出組織對神經根和脊髓硬膜囊的壓迫減輕；13 例電腦斷層掃描片顯示突出組織無變化或髓核突度增加，提示電腦斷層掃描復查結果並不與熱針臨床療效成正相關。

我們分析認為，脫出的髓核在硬膜囊和神經周圍形成粘連團塊，電腦斷層掃描值高，出現與半圓球弧形纖維環相聯影像。經熱針治療後，脫出的髓核已移位、縮小和變性，消除了對神經根的壓迫和刺激，腰腿痛症狀已消失，但纖維環的突出粘連狀態仍存在，其電腦斷層掃描值比椎管內脂肪疏鬆組織高，故電腦斷層掃描仍可見到高電腦斷層掃描值的圓弧影。筆者認為，電腦斷層掃描影像不宜作為評價熱針近期療效的主要依據，但對遠期療效電腦斷層掃描影像仍是一種有價值的評價手段。

參考文獻

〔1〕林安俠，等腰椎間盤脫出症的診斷和手術綜合療法.中華骨科雜誌，1983;(3)：163

〔2〕胡有谷，等.腰椎間盤突出症.北京：人民衛生出版社，1986：117

〔3〕張英傑，等.手法治療腰椎間盤突出症機理探討.中國中醫骨傷科，1994；(1)：28

〔4〕雲南省熱針治療協作組.GZH 型熱針儀治療 380 例臨床小結.雲南中醫雜誌，1986；(2)：1

〔5〕GuanZunhui,etal.

AcupunctureandMaxibustiononLmmunoglobulius.InternationalJournalofClinicalAcupuncture1995；6(1)：15

〔6〕毛賓堯，等電腦斷層掃描影像對腰椎間盤突出症手術前後的評價.骨與關節損傷雜誌，1995；10（6）：336

（管遵惠　管傲然　丁麗玲　李群　易榮　管薇薇）

十八、管遵惠運用熱針

對增生性脊椎炎血液流變學影響的觀察

1.臨床資料：

58 例患者均係我科住院病人，在熱針治療組中隨機抽樣確定。58 例患者中，男性 32 例，女性 26 例。年齡最小者 34 歲，最大者 76 歲，平均年齡 47.2 歲。58 例患0者中，主訴病程最長者 25 年，最短者 1 週。

【中醫辨證】氣滯血瘀型 20 例，寒濕凝滯型 12 例，肝腎虧損型 26 例。熱針治療次數最少者 10 次，最多者 46 次，平均治療 18 次。

2.診斷依據：

症狀和體徵：一般起病較緩慢，腰僵硬酸痛，不耐久坐，每一姿勢改變的活動初始即感腰痛。晨起腰痛較重，輕微運動後腰痛略減；稍事勞累則腰痛加重。檢查時，腰椎常有深壓痛和脊柱的顫動痛，腰椎生理前凸消失；病情較重者，俯仰活動受限，腰部生理曲線異常，椎間隙狹窄，或腰椎關節變形；部分患者神經根緊張試驗陽性，膝、跟腱反射減弱，伴有臀、腿部牽引性疼痛。

X 光線檢查：腰椎改變主要以慢性退行性改變為主。一般常見的有：腰椎椎體前緣骨質增生，腰椎關節邊緣形成骨贅性唇狀突起，或骨刺形成，椎體上下緣之前後角產生骨贅，或相鄰椎體的骨贅形成骨橋。

本組病例提示：普遍的唇樣增生臨床意義不大；單發性骨刺較多發性骨刺更有臨床意義。

電腦斷層掃描：一般以層厚 5mm、層距 5mm 水平通過腰椎間隙平掃。臨床常見：腰椎椎體後緣骨質增生，或伴有後縱韌帶、黃韌帶增厚或鈣化，雙側隱窩變窄，椎管矢狀徑和橫徑減小，椎小關節骨質增生等。

臨床觀察提示：椎體前緣和兩側的增生，主要臨床症狀為腰椎活動受限；椎體後緣和矢狀位的小關節增生，有可能引起神經根的刺激，產生腰痛及下肢放散痛。

3.治療方法：

腰椎「九宮穴」取穴法：自 T_{12} － S_1 沿脊椎自上至下仔細壓診，尋找最明顯的壓痛點，參閱 X 光線攝片或電腦斷層掃描片，確定病變椎節。以壓痛點最顯著的病變椎節棘突間定為中宮，沿督脈在中宮上下棘突間各定一穴，分別稱為乾宮、坤宮，然後挾乾宮、中宮、坤宮旁開 0.5 ～ 0.8 寸，依次取巽、兌、坎、離、艮、震六宮穴。因取穴定位是按伏羲八卦九宮方點陣圖，故稱腰椎九宮穴，簡稱九宮穴。

九宮穴的針刺方法：根據中宮定位，採取俯臥或側臥位。進針時應儘量使中宮部位棘突突起，椎間隙加大，以利於進針。

進針順序為：先針中宮，次針乾、坤宮，直刺或略向上刺 0.8 ～ 1.2 寸，然後按巽、兌、坎、離、艮、震六宮穴依次進針，針尖斜向椎體，進針 1.5 ～ 2 寸，獲得針感後，行捻轉補瀉手法，九宮穴的行針順序與次數，按「洛書九宮數」施行，即「戴九履一，左三右七，二四為肩，六八為足，五居中」。一度行針後，坎、離宮加用熱針，應用 GZH 型熱針儀，熱針溫度指標 40 ～ 45℃，留針 20 分鐘。

配合穴位注射：主選藥物：複方當歸注射液 2ml 加維生素 B121ml 混合液；輔助藥物：醋酸強的松龍混懸液 1ml（25mg）與 2%普魯卡因 2ml 混合液。巽、兌宮或艮、震宮，每穴注射 1ml。

4.治療效果：

(1) **療效標準**：顯效：症狀消失，肢體活動自如；增生性腰椎炎合併坐骨神經痛者，直腿抬高試驗達 70° 以上，恢復正常工作。

好轉：症狀減輕，活動功能改善，可以從事輕微體力勞動或一般性工作。

無效：症狀無明顯改善。

(2) 治療效果：顯效 38 例（65·5%）；好轉 16 例（27·5%）；無效 4 例（7%）。總有效率 93·1%。

5.觀察方法：

熱針治療前後，均由檢驗科專業技術人員抽取患者清晨空腹血 5 ～ 7ml，檢測全血黏度（比）高切變率、低切變率、血漿黏度、紅細胞電泳、血沉、體外血栓形成（長度、濕重、乾重）、血小板聚集等 9 項指標。採用成都電子醫儀廠研製的血液流變學系列儀器（3 － 990 和 3 － 999 型）測定。

6.結果分析：

熱針療程結束後，血液流變學復查結果提示，全血比黏度、血漿比黏度、紅細胞電泳、血沉等五項指標，雖有不同程度改善，但無統計學意義（P>0.05）。體外血栓形成、血小板聚集功能則有明顯改善，有非常顯著的統計學意義。

結果表明，本組患者熱針治療前，體外血栓長度、乾重、濕重高於正常值；熱針治療後，均值下降至正常值範圍。經統計學處理，有非常顯著性差異（P<0.01）。血小板聚集功能在熱針治療後有顯著改善（P<0.05）。

7.討論：

(1) 血液在體內血管中凝結的過程稱為「體內血栓形成」。臨床上所指的血栓是具有臨床體徵的病理狀態。血栓在血流作用下能破碎，隨血流堵塞較小的血管稱為「栓子」，血管被堵塞的狀態稱為「栓塞」。

人體內血栓的形成在動脈與靜脈有所不同，在動脈內主要為血流呈湍流時損傷血管壁，發生血小板聚集引起血栓形成；在靜脈主要為血流的流動滯止，在接近管壁的滯止區，血細胞與纖維蛋白的分子間可能會產生血栓形成的構造而形成血栓。這兩種血栓的形成除血流動力學影響外，與血液組成的變化也有密切聯繫。

體外血栓形成是一項宏觀的模擬動脈內血栓形成的指標，它的改變是對凝血功能的綜合反映。本組患者在熱針治療前，體外血栓長度、乾重、濕重全部高於健康對照組，熱針治療後三項指標均趨於正常。說明熱針治療對凝血功能有良性調節作用，有助於增加局部組織血液灌注量，改善血液循環，恢復血液動力平衡。

(2) 血小板具有多種重要的生理功能，無論是止血的生理過程，或血管內血栓形成的病理過程都與血小板功能有關。血小板功能增高在血栓形成中有重要作用，尤其在動脈血栓形成中，血小板黏附和聚集起始動作用。血小板聚集性是反映血小板功能的指標之一。本組患者經熱針治療後，血小板聚集功能有明顯改善，說明熱針有預防和治療血栓形成的作用，具有活血化瘀、疏經活絡之功效。

（管遵惠　管傲然　丁麗玲　李群　易榮　管薇薇）

十九、楊兆民針灸穴位配伍經驗

中醫內科臨床用藥，處方講究奇偶單複，遣藥含君臣佐使，劑量分大小輕重。而針灸臨床用穴，與內科用藥並無二致，亦講究處方有大小單複，用穴分經穴奇腧，手法有輕重補瀉，臨證施治時，處方用穴、穴位配伍尤為重要。

穴位配伍，必須建立在正確辨證辨病、明晰立法治則、精當處方配穴的基礎上，選取功能對應、作用顯著的穴位相配伍，然後施以針刺或艾灸、清熱或溫寒、補虛或瀉實，以切中病機為要，發揮穴位配伍的最佳效應，從而達到疏通經絡、調和氣血、平衡陰陽、扶正祛邪、治癒疾病的目的。

1.穴位配伍：

古往今來，源遠流長，學派紛呈。

穴位配伍起源於《內經》時期，如《靈樞・五邪》篇中詳述了邪在五臟的穴位配伍與針刺治法等。漢代張仲景《傷寒論》針藥並用的診治條文中非常重視穴位與藥物的配伍以及穴位與穴位的配伍。晉代皇甫謐《針灸甲乙經》中卷 7 至卷 12 所列 48 篇，詳述了內、外、婦兒各科幾十種病症的穴位處方和配伍，而且對同一病症常列有各種不同的穴位配伍，具有實用價值。之後歷代醫著有關穴位配伍的記載頗多，如唐代孫思邈《千金方》中治療癲狂等精神病症的「十三鬼穴」；明代高武《針灸聚英》中用於治療暈厥、肢冷、脈伏、口噤不開、陽氣欲脫的急證「回陽九針穴」；王惟一《針灸資生經》用於防治中風的「中風七穴」等等，都是大方穴位配伍的范例，傳承至今，歷久不衰。

古代穴位配伍，常散見於各家醫著，而唐宋以來很多醫家則以臨床實踐中積累的經驗處方取穴、穴位配伍、治療病症，以歌賦形式，使用對偶句型，文字簡練，詞略義廣，朗朗爽口，便於背誦，易於傳承，據粗略查證，大約有二十餘首之多。諸如《行針指要歌》、《標幽賦》、《馬丹陽天星十二穴治雜病歌》、《肘後歌》、《百症賦》、《席弘賦》、《通玄指要賦》、《臥岩凌先生得效應穴針法賦》、《玉龍歌》、《玉龍賦》、《靈光賦》、《勝玉歌》、《攔江賦》、《雜病穴法歌》、《雜病十一穴歌》、《長桑君天星秘訣歌》、《十四經要穴主治歌》、《雜病奇穴主治歌》、《八脈交會八穴主治歌》、《十二經治症主客原絡歌》、《經穴性賦》等。這些膾炙人口的歌賦中除極少數用單穴外，絕大多數以二三穴配伍為主，且多出自歷代針灸名家之筆，堪稱古代穴位配伍的經典之作、代表之作。

現代針灸臨床用穴配伍在繼承發揚前人的基礎上，又有了新的發展。穴位配伍從古代散見於醫家的醫著之中，尚無專門著作，查閱困難，因而給臨床應用受到影響。

筆者比較重視針灸處方與穴位配伍的理論研究和臨床應用，本人在上世紀 90 年代初撰寫了《實用針灸選穴手冊》，書中介紹了 10 個穴位配伍法，以及 416 個辨證、辨病、對症的具體針灸處方、穴位配伍應用，還收集了一些國內有影響的針灸臨床家有關穴位配伍的經驗。穴位配伍流派紛呈，各有特色，現介紹幾位在穴位配伍上具有代表性的論著：

天津市中醫醫院編著的《針灸配穴》（天津人民出版社，1973），總結了「循經配穴法」「子母配穴法」「驗方配穴法」「特定穴配穴法」「對症配穴法」「接經配穴法」等 6 種穴位配伍方法，並介紹了消化、呼吸、心腦血管、神經、泌尿、生殖、運動等系統以及傳染病、五官病、皮膚病、淺表感染等 51 種症狀治療與常見疾病的穴位配伍經驗。

呂景山著的《針灸對穴臨床經驗集》（山西科學技術出版社，1986），介紹了啟閉、醒腦、開竅，疏風解表清熱，祛風止癢，和表裏、調氣血、疏肝膽，清熱解毒、消腫止痛，清熱明目，通竅、亮音、益聰，止咳平喘，清熱、涼血、止血，清熱、利濕、退黃，醒脾、開胃、增食，調理胃腸、止瀉通便，調和腸胃、理氣止痛，開胸順氣、利膈暢中，強心止痛，寧心安神，鎮靜鎮驚、抗癲癇，平肝熄風、通絡止痛，利尿消腫，固精止帶、攝尿，舒筋活絡、祛風止痛，散結消瘰，婦人雜病等 23 類疾病、214 個「對穴」的穴位配伍經驗。

蕭少卿編著的《中國針灸處方學》（寧夏人民出版社，1986），介紹了 25 種配穴法，其中「三部配穴法」「五行穴配穴法」「陰陽配穴法」「臟象配穴法」等在同類文獻中所鮮見，並對內科 44 種病症 85 方、婦科 23 種病症 34 方，外科 32 種病症 35 方，五官科 18 種病症應用 21 方，急救 6 種病症 8 方等，共計 123 種病症，183 個穴位配伍處方進行了介紹。

施震編著的《針灸歌賦處方集解》（江蘇教育出版社，

1989），收集了古代針灸歌賦 24 首，列出 93 種疾病，整理出 566 個處方，大多應用二三個穴位配伍為小型處方，並對每一處方予以解釋，分析屬於何種處方法則，以探索古代醫家處方選穴的深意，足見古人對穴位配伍嚴密之精煉實用，因而傳承至今，經久不衰。

邱茂良等編著的《針灸治法與處方》（上海科技出版社，1995），介紹了「遠近配穴」「前後配穴」「上下配穴」「左右配穴」「表裏配穴」「俞募配穴」「原絡配穴」「子母配穴」等 8 種穴位配伍方法，應用於六淫病、痰飲病、氣血病、神志病、臟腑病、胞宮衝任病、胎產病、皮膚病，以及眼、耳、鼻、咽喉、口腔病等 13 類 178 個證名、226 個病名、254 個穴位配伍處方，切合臨床應用。

賴新生編著有《三針療法》（中國醫藥科技出版社，1998），介紹了「靳三針」創始人靳瑞教授的「三針療法」。如「顳三針」「腦三針」「眼三針」「背三針」「腰三針」「智三針」「頸三針」「四神針」「手智三針」「足三針」「手三針」「鼻三針」「耳三針」「膝三針」「足智三針」「舌三針」「肩三針」「痿三針」「踝三針」等 19 種「三針療法」，提出「三針為主、辨證配穴」的穴位配伍原則，具有適應症廣、取穴精要、療效卓著等特點。

此外，在各種綜合性的針灸論著、教材、期刊等中有很多關於針灸處方、穴位配伍的內容，為限於篇幅，本文不再一一列舉。

2. 穴位配伍必須諳熟穴位類別：

人體穴位如星羅棋佈、鱗次櫛比，有古有今，類別很多，而且不同類別的穴位，各具特性與特點，因此，必須諳熟穴位的分門別類，才能選擇穴位正確配伍。

穴位類別，總體分為「巨針系統」與「微針系統」兩大類別。

⑴ **巨針系統**：巨針系統類穴位是指古代《內經》、《難經》中的「十二經脈腧穴」「奇經八脈腧穴」以及後世的「經外奇穴」「阿是穴」等分佈全身的腧穴。具體內容如下：

1）**十二經穴**：十二經穴，通過全身的手太陰肺經、手陽明大腸經、足陽明胃經、足太陰脾經、手少陰心經、手太陽小腸經、足太陽膀胱經、足少陰腎經、手厥陰心包經、手少陽三焦經、足少陽膽經、足厥陰肝經的十二經脈，「內屬臟腑，外絡肢節」的整體結構，因而十二經穴具有治療臟腑病、經脈病、五官病等的全身疾病的特性。

2）**奇經八脈穴**：奇經八脈中的督脈、任脈有自身的穴位，另外衝脈、帶脈、陰維脈、陽維脈、陰蹻脈、陽蹻脈的穴位參與在十二經脈中。奇經八脈雖不絡屬臟腑，也無表裏配合，但與腦、女子胞等奇恒之府關係密切，而且對十二經脈氣血運行，起著溢蓄、調節作用，因此奇經八脈穴具有治療神志病、經帶胎產病的特性。

3）**經外奇穴**：經外奇穴，古稱「奇腧」「奇穴」，是指與十二經穴、奇經八脈穴相對而言的另類穴位。奇穴的分佈較分散，有在十四經的循行路線上，有的雖不在經絡路線上，但與經脈系統有著密切關係。經外奇穴大多分佈在一些部位單立穴位，如印堂、太陽、魚腰、聚泉、百勞、子宮、痞根、腰眼、中魁等一個單穴。

另外，還有多個穴位組合而成的經外奇穴，如十宣、四神聰、八邪、大小骨空、八風、華佗夾脊等。經外奇穴的治療特性一般比較單純，如四縫穴治療疳積、二白穴治療痔瘡、腰眼穴治療腰痛等。

4）**阿是穴：**又稱「天應穴」。源出唐孫思邈《千金方》：「人有疼痛，即捶其上快或痛處，灸刺皆驗」。阿是，既是取穴的「阿是之法」，又是針灸之穴位名稱，故稱阿是穴。阿是穴無具體定位、穴名、數量，是《內經》「以痛為輸」的發展，傳承至今，臨床處方用穴時仍常應用。

⑵ **微針系統：**微針系統類穴是指現代一些針灸學術流派創用的分部針灸穴位系統。如「頭針穴位」「耳針穴位」「眼針穴位」「舌針穴位」「鼻針穴位」「面針穴位」「手針穴位」「腹針穴位」「足針穴位」「腕踝針穴位」等分佈在人體不同部位的腧穴。分述如下：

1）**頭針穴位：**頭針穴位是指針灸頭皮部穴位或頭皮特區以治療病症的穴位。我國頭針穴位的學派很多，目前以標準頭線和焦氏頭穴區為主。

① 標準頭穴線：按顱骨的解剖名稱分額區、頂區、顳區、枕區 4 個區，14 條標準頭穴刺激線。它是按區定穴、聯穴劃線、以線歸經與傳統經穴保持一致的刺激穴區。即額中線、額旁一線、額旁二線、額旁三線、頂中線、頂顳前斜線、

頂顳後斜線、頂旁一線、頂旁二線、顳前線、顳後線、枕正中線、枕上旁線、枕下旁線等 14 條穴線。

② 焦氏頭穴區：根據臟腑經絡理論，結合大腦皮質的功能定位，在頭皮上劃出特定的刺激區。焦氏頭穴的定位，根據兩條標準定位線，一是從兩眉間中點至枕外粗隆尖端下緣的前後正中線；二是從眉毛上緣中點至枕外粗隆尖端的眉枕線。共劃分為 14 個刺激區，即運動區、感覺區、舞蹈震顫控制區、血管舒縮區、暈聽區、言語二區、言語三區、運用區、足運感區、視區、平衡區、胃區、胸腔區、生殖區等 14 個頭穴刺激區。

2）**耳針穴位**：耳廓穴位既是治療疾病的刺激點，又是一些病理變化的反應點，也是輔助診斷疾病的陽性點。耳廓分為耳輪、對耳輪、三角窩、耳屏、對耳屏、耳甲、耳垂、耳背、耳根等 10 個部位 86 個耳穴。

3）**眼針穴位**：根據《易經》陰陽八卦學說、中醫臟腑經絡學說和五輪八廓學說等理論，觀察眼球結膜絡脈形色變化的診病方法，用毫針刺激眼球周圍和眼眶邊緣特定的八區十三穴。

4）**舌針穴位**：舌針穴位包括舌面穴、舌底穴，計 20 個穴，新穴 4 個，共 24 個穴。

5）**鼻針穴位**：鼻針穴位的定位，是將鼻部分為三條穴線：第一條穴線自前額正中，止於人中穴上端。如頭腦、咽喉、肺、心、肝、脾、腎、外生殖器共 8 穴；第二條穴線，於目內眥下方，沿鼻梁骨左右各一行，繞鼻翼外壁下端，止於鼻尖兩側，有膽、胃、小腸、大腸、膀胱、睾丸（卵巢），每條6穴，左右共12穴；第三條穴線自眉內側端，下行於第一條穴線外方1～2分處，止於鼻翼盡處，穴位有耳、胸、乳、項背、腰脊、上肢、胯股、膝脛、足趾計9穴，左右共18穴。尚有鼻針新穴，如高血壓上點、腰三角、消化三角、高血壓下點、上肢穴、闌尾穴、下肢穴、創新穴、增一穴、增二穴、子胞穴共11穴。

6）**面針穴位**：面針常用穴有：首面、咽喉、肺、心、肝、脾、膽、膺乳、膀胱、子宮、股裏、小腸、肩、大腸、臂、腎、臍、背、手、股、膝、膝髕、脛、足，共24穴。

7）**手針穴位**：手針穴位分佈於手的正（掌）面和背（腕）面，有踝點、胸點、眼點、牙痛點等37個點，雙手共74個穴點。

8）**足針穴位**：足針穴位分佈在足背部、足底部、足外側部、足內側部計1～51個點，雙足則為102個點。

9）**腕踝針穴位**：腕踝針穴位在腕與踝部各有6個點，分別對應身體前後正中線兩側由前向後劃分為6個縱行區，即1區（前正中線兩側的區域）包括額、眼、鼻、舌、咽喉、氣管、食道、心臟、腹、會陰等部；2區（軀體前面的兩旁）包括顳、頰、後牙、頜下、乳旁、肺、側腹等部；3區（軀體前後的外緣）包括沿耳部前緣的頭面、胸腹、腋窩等部；4區（軀體前後面交界處）包括頭頂、耳、腋窩等部；5區（軀體後面的兩旁）包括頭項後外側、肩胛、軀幹兩旁、下肢外側、包括頭頸後外側等部；6區（軀體後正中線兩側）包括後頭、枕項、脊柱、尾骶、肛門等。腕踝穴點各分上下 6 個點，即上 1、上 2、上 3、上 4、上 5、上 6、下 1、下 2、下 3、下 4、下 5、下 6 共 12 個點。

【注】以上微針系統各分部的區、線、點、穴請詳見《腧穴學》、《針法灸法學》、《刺法灸法學導讀》、《實用針灸選穴手冊（修訂版）》等教材、著作。

10）**腹針穴位：**腹穴屬十四經穴的有 48 個，分佈在任脈、足少陰腎經、足陽明胃經、足太陰脾經、足厥陰肝經、足少陽膽經的 6 條經脈中。在腹部的經外奇穴有 45 個，分佈在腹前正中線 10 個，腹部正面 17 個，腹部側面 18 個。新增補腹穴 9 穴（薄智雲・腹針療法・北京：中國科學技術出版社，1999）。

3. 穴位配伍要分清「穴類」與「類穴」：

【穴類】即穴位的類別、分類，已在上一節介紹了，不再重複。

【類穴】是指在十四經脈的經穴中有不少具有特殊作用的穴位相組合成一類，稱之為類穴。類穴與臟腑、經絡、氣血、筋脈、骨髓之間有密切的關係，因此，類穴在臨床被廣泛應用，而且具有顯著的治療效果，現一般統稱為「特定穴」。

(1) **穴位配伍要熟悉「穴類」與「類穴」的關係。**類穴是穴類中的重要部分，是針灸處方選穴、治療效果、發揮主導作用的穴位。類穴雖屬「巨針系統」的十二經脈，奇經八脈的穴位，但與「微針系統」的不少穴類有其密切的關聯，如「頭針穴位」「眼針穴位」「手針穴位」「腹針穴位」「腕踝針穴位」「足針穴位」等。而且在穴位配伍時類穴與穴類常相互配合作用。

(2) **十四經類穴共 10 大類**，即：「五輸穴」「原穴」「絡穴」「背俞穴」「募穴」「八會穴」「八脈八穴」「郄穴」「下合穴」「交會穴」。

類穴在生理、病理、診斷、治療上的意義與作用是：五輸穴為各經脈在四肢肘膝關節以下的稱之為井、滎、輸、經、合五個要穴，臨床主要用來治療本臟腑、經絡病證；原穴，是臟腑原氣經過和留止的腧穴，能診治臟腑病證；絡穴，是絡脈從本經別出處的腧穴，用於表裏經相關的病證；背俞穴，為臟腑經氣輸注於背腰部的腧穴，用以診治以臟病為主的臟腑病證；募穴，是臟腑經氣結聚於胸腹部的腧穴，用以診治以腑病為主的臟腑病證；八會穴，是 8 個分別與臟、腑、筋、脈、氣、血、骨、髓相通的腧穴，主治臟、腑、筋、脈、氣、血、骨、髓的病證；八脈八穴，又稱交經八穴、八脈交會穴，與奇經八脈脈氣相通的 8 個要穴，能主治相應部位與經脈的病證；下合穴，為六腑經氣合入於足三陽經在下肢的 6 個合穴，主要用於六腑病證；交會穴，是指某一穴位在兩經以上經脈交會通過的腧穴，交會穴的計數，古今文獻互有出入，筆者經過查對，去重補缺，實得 95 穴，其臨床作用主要治療交會經脈的病證。

(3) **類穴的組合，具有一定規律**。如有些類穴與五臟六腑有著密切關係，它們在生理、病理、診斷、治療等方面息息相聯。如背俞穴、募穴、原穴、下合穴等。有些類穴與經脈、氣血等方面相互關聯，如五輸穴、絡穴、八會穴、八脈八穴、郄穴、交會穴等。

⑷ **類穴的性能，具有明顯的自身特點**。如上述十大類穴的腧穴作用，主要體現在各種類穴不同的特點性能，因此類穴是十二經脈、奇經八脈經穴中的主體，也是臨床處方選穴、穴位配伍的主體，類穴都是臟腑、經脈、氣血等作用比較明顯的部位，不少病證可在類穴上得到反映和治療。類穴雖然歸屬不同，但也不是完全獨立的，類穴中有些穴位還分屬於其他類穴，八脈八穴、原穴、絡穴、八會穴、五輸穴等不少穴位相互交叉。類穴的治療作用具有相對的特異性，如背俞穴、募穴治療臟腑病證要比其他類穴的治療作用明顯得多。

4.穴位配伍：

要掌握不同類別穴位作用的特性與特點。

穴位配伍：在已經熟悉「穴類」與「類穴」的基礎上，要掌握不同類別穴位的作用，以及特性與特點，臨證時才能辨證選穴施治。

⑴ 由於腧穴類別不同，分佈部位不同，所以功能作用、特點特性、主治範圍也就有所差異。

1)「巨針系統」的十四經腧穴，它「內屬臟腑、外絡肢節」，其功能作用能治療臟腑病、經絡病、五官九竅病、四肢百骸病，具有調整陰陽、疏通經絡、調和氣血、補偏糾弊、扶正祛邪的功能，廣泛用於臨床內、外、婦、兒、五官等各科有關病症。

2)「微針系統」：雖屬人體每一區域的局部穴位，但從「全息論」的學說，它們不僅能治療所在區域的病症，而且也能治療全身相關病變的特點。如頭皮穴位以治療腦源性疾病為主，諸如：腦血管意外、癱瘓、舞蹈病、震顫麻痹、眩暈、弱智、腦炎後遺症等；耳穴具有較強的止痛鎮靜、消炎瀉熱、調整功能、緩解症狀等作用，不僅適用於多種急、慢性痛症、內臟功能失調病症，而且對一些疑難雜症也有很好療效，同時耳穴還能反映一些疾病的資訊，作為臨床輔助診斷之用，以及用以減肥、戒菸、催產、輸液反應、暈車等；眼穴，對中風偏癱、各種急慢性疼痛等療效較好；舌穴，常用於治療中風失語、舌麻、舌體喎斜、高血壓、消渴、頭痛、眩暈、耳鳴、目赤腫痛等病症；鼻穴，治高血壓、胃病、坐骨神經痛、急性腰扭傷、關節炎、鼻塞、膀胱炎、痛經等常見病；面穴，治頭痛、乳少、痔瘡、神經衰弱、肩周炎、網球肘、腓腸肌痙攣、耳鳴、膀胱炎、痛經等疾病；手穴，治疼痛性疾病、急性腰扭傷等有較好療效，如肩痛、三叉神經痛、坐骨神經痛、落枕等，此外對呃逆、發熱、驚厥、哮喘等病症療效較好；足穴，常用於治療頭痛、感冒、鼻炎、失眠、三叉神經痛、腹痛、痛經、落枕、遺尿、癔病等；腕踝穴位，對疼痛性疾病療效較好，並對流涎、遺尿、白帶多、皮膚瘙癢、偏癱、高血壓、哮喘、肢體麻木等有效；腹穴，主要適用於內傷性疾病、久病及裏的疑難病、慢性病等，如腦血管病後遺症、老年性癡呆、腦動脈硬化、心血管病、高血壓、血栓性耳聾、球後視神經炎、視神經萎縮、頸椎綜合症、下肢麻木等。

⑵針灸處方、穴位配伍，還要熟悉全身腧穴的多種特性。

腧穴的特性：既有共性，又有個性；既有單向性，又有雙向性、多向性。均與臟腑、經絡、營衛、氣血、津液等生理功能與陰陽、表裏、寒熱、虛實等病理反應息息相關，瞭解並掌握腧穴的各種特性，目的是便於處方選穴、穴位配伍、針灸施術，以提高針灸臨床療效。

根據國內外大量文獻資料，結合長期臨床實踐經驗和實驗研究觀察，穴位有以下的特性：

1）普遍性，亦稱共性：腧穴作用普遍性，主要指每一穴位都能治療穴位所在部位局部和鄰近部位的組織、器官及內臟病症的特性。如足陽明胃經在面頰部的頰車穴，能主治面神經炎、三叉神經痛、牙痛、下頜關節功能紊亂症；任脈經在上腹部的中脘穴，能主治胃脘痛、消化不良、嘔吐；手陽明大腸經在手肘部的曲池穴，能主治肘臂痛；足少陽膽經在髖關節部的環跳穴，能主治腰腿痛等等。穴位的這種局部、近治作用，不受經脈循行分佈的制約，通常所稱的「穴位所在，主治所在」，就是腧穴作用普遍性的概括。

2）特異性，亦稱個性：腧穴作用特異性，是指全身有很多穴位的治療效果具有特異性或相對特異性。它們除了有治療局部的鄰近部位的組織、器官及其內臟病症的普遍性外，還具有治療遠離腧穴部位的頭面、五官、臟腑等病變的特性。這些具有遠治作用的穴位，多數屬於「類穴」範疇，如四肢肘膝關節以下的「五輸穴」「原穴」「絡穴」「郄穴」「八脈八穴」等以及頭身軀幹部的「八會穴」「背俞穴」「募穴」等。腧穴的特異性與經絡所過，主治所及」以及氣血運行、流注等相關。臨床針灸處方、穴位配伍所應用的循經取穴、遠道取穴以及針灸治法的上病下取、下病上取、虛證補上、實證瀉下等都是建立在輸穴特異性的基礎上。

3）雙向性，又稱雙相性：腧穴作用雙向性，是指有一部分腧穴對兩種相反病理和症狀的狀態下，都有治療效果。如手陽明大腸經的合谷穴，是治療外感風寒或風熱常用的穴位，它既能發汗，又能斂汗，以解除表實或表虛、無汗或多汗的雙向調節腠理；手厥陰心包經的內關穴，既能治心動過速，又治心動過緩，以調節異常心律；足陽明胃經的天樞穴，是大腸的募穴，既治腸熱便秘可通便，又治脾虛泄瀉可止痢；任脈經的關元穴，既可利尿治療尿瀦留，又可縮尿治療尿崩症等等，穴位的雙向性作用除穴位本身具有的特性外，還與針刺、艾灸、補法、瀉法的施治方法密切相關。

4）多元性，又稱廣泛性：腧穴作用多元性，是指全身有部分腧穴的主治作用範圍具有多元性、廣泛性，主要在一些「類穴」比較明顯。如足太陰脾經的三陰交其主治範圍有：腹脹、腸鳴、脘腹痛、消化不良、瀉泄、月經不調、崩漏、赤白帶、子宮下垂、經痛、不孕、難產、遺精、陽痿、疝氣、小便不利、遺尿、癮疹、失眠、下肢痿痹等脾、腎、肝三經的主要病症，反映交會穴三陰交具有健脾、理血、益腎、柔肝等多元功能；又如足陽明胃經的足三里穴，主治胃痛、噁心、嘔吐、噎膈、食少、完穀不化、腹脹、腸鳴、泄瀉、痢疾、便秘、痞積、腸癰、乳癰、頭痛、眩暈、失眠、耳鳴、心悸、怔忡、虛勞、氣短、氣喘、咳嗽、痰多、癲狂、中風、水腫、下肢痿痹、半身不遂、膝脛酸痛等多個臟腑病症，反映足三里穴具有健脾和胃、消積化滯、調理氣血、疏風化濕、通經活絡、扶正培元等多元性功能。

5）協同性，又稱互補性：腧穴作用協同性，是指穴位配伍時，選取兩個以上性能、功效類同的腧穴治療某一疾病，藉以增強、互補治療效果。如治療胃脘痛、首選足陽明胃經郄穴梁丘穴以鎮痛外，再選足三里以和胃降逆與掌後的內關穴寬胸利膈，3 穴共用，發揮協同互補功效，這比單用某一穴的療效要高要快。古今臨床家常用以「對穴配伍法」「三針（穴）配伍法」「耳穴體穴配伍法」等等幾十種穴位配伍方法都是發揮腧穴作用的協同、互補特性。

6）「拮抗」性，又稱消減性：腧穴作用「拮抗」性，是指處方選穴時，選取了主治作用不同的腧穴相配伍時，使治療效果受到影響，產生類似西藥的拮抗作用或中藥的「十八反」「十九畏」的不良反應。腧穴與腧穴之間既有相互協同、互補作用特性，也有「拮抗」、消減的作用特性，當然，針灸穴位是一種良性物理刺激作用，不太可能產生類藥物的對抗作用，但它會影響針灸療效是客觀存在的。因此必須嚴謹穴位的配伍。如配伍時將主治相背的穴位治療時，會抵消針灸的治療效果。如治療氣虛證，應選取具有調理補益氣機的氣海、中脘、膻中等腧穴，就不能配用商陽、十宣、八邪，因為後 3 穴並不治療氣虛證，如果誤用了，就會影響治療效果。

7）敏感性，又稱反應性：腧穴作用敏感性，是指每個腧穴對針刺或艾灸的感應與治療作用有其相對的最佳效應時間，這時腧穴的敏感性強、反應積極、效果良好。腧穴的敏感性、反應性有一定的限度，而不同的腧穴敏感性也不相同。臨床治療時，尤其對於一些需要多次治療的慢性病，常會出現「弧線反應」，所謂弧線反應，是指腧穴接受針灸刺激的初期效應並不明顯，繼續治療後，腧穴處在敏感時限期，功效出現「峰值」，反應積極，作用明顯，療效良好。如一個腧穴被連續針灸刺激，反覆應用，容易造成機體對其的敏感度降低，致使腧穴的功效漸次遞減，療效滯留不前甚至倒退到發病初期，所以臨床治療慢性疾病時功效相同的腧穴應分次或分組選用，保持腧穴的敏感性，使治療獲得最佳效果。

8）適應性，又稱惰性：腧穴作用適應性，是指一個腧穴被持續針刺或艾灸，致使腧穴的敏感性降低，出現類似藥物耐藥性而產生適應性、惰性，治療效果不明顯，甚至療效下降。因此，臨床對於需要較長時間針灸治療的慢性病，如中風後遺症、勞損性疾病、退行性病變等，配穴要隨證應變，分組交替施術，避免腧穴出現適應性或惰性，保證腧穴功能的敏感性，以提高治療效果。

9）即效性，又稱速效性：腧穴作用即效性，是指全身有不少腧穴經針刺或艾灸時，當穴位產生感應後，病痛頓時減輕甚至消失的即刻效應。很多病症，確有「一針見效」「針到病除」「桴鼓之效」，正是反映了一些腧穴作用的即效性、速效性的功能特點。臨床如急性痛症、驚厥、休克等，正確選取相關腧穴，施以相應的針灸方法和操作技術，能起到止痛鎮靜、開竅醒神的即刻效應。具有「即效性」的腧穴，其應激反應靈敏，如井穴、十宣穴、耳尖穴、郄穴等，但這些具有即效性的穴位，持續效應的時限並不很長，因此，臨床多治療某些急症時用。當即效後，應考慮使用能保持長效的治療方法和措施，以善其後。

10）後效性，又稱緩效性：腧穴作用後效性，是指很多腧穴在開始針刺或艾灸時尚不能顯示效果，而持續多次針灸後才會顯效，出現後效性、緩效性，腧穴的後效、緩效特性具有累積作用、儲存作用，療效穩定，因此對於一些慢性疾病，臨床常選取與疾病相關的俞募穴、八會穴、八脈八穴、交會穴等，有利於慢性疾病的康復。

5. 穴位配伍要繼承發揚、古為今用、總結經驗、推陳出新。

穴位配伍是針灸處方的關鍵內容，在繼承古代經典的近代常用的穴位配伍方法基礎上，應結合現代臨床實際，總結經驗、推陳出新，以適應針灸的現代化、國際化的需要。

⑴ **穴位配伍的基本規律**：中藥方劑的配伍規律分君臣佐使。《素問・至真要大論》「君一臣二，奇之制也；君二臣四，偶之制也。」中藥七方中「奇」「偶」之立方規律，也適用於穴位配伍的規律。筆者對穴位配伍的規律分為主穴（君）、配穴（臣）、輔穴（佐、使），除特殊病症外，一般常見的針灸適應證的處方用穴為 3 ～ 5 穴。主穴是穴位配伍的基礎，配穴是穴位配伍的關鍵，輔穴是穴位配伍的協同，三者相輔相成，

缺一不可。

穴位配伍，用穴貴在約、少而精，古稱「少則得」「多則失」。如用穴眾多，隨意堆徹，雜亂無章，刺灸頻繁，易耗氣傷血，皮肉受苦。誠然，用穴過少，輕描淡寫，亦不足以祛邪扶正，治病療疾。

1）穴位配伍，選好主穴是基礎。

按「君一」的配伍規律，不斷總結一些穴位的主治作用，為穴位配伍選取確能成為某一處方的主穴，是非常重要的。

主穴雖僅 1 ～ 2 穴，常可收到以少勝多、出奇制勝的效果。數十年的臨床，逐步觀察總結了一部分具有主穴作用的腧穴，簡述如下：

【大椎清熱鎮靜】大椎是督脈經常用穴，為手足三陽經之交會穴。有清熱解表、疏風散寒、通陽達腦、鎮靜醒神等作用。常用於外感風熱、身熱無汗、驚厥震顫、肢體抽動痙攣等證。臨床之重症感冒、瘧疾、不明原因的發熱、震顫麻痹、頸椎綜合徵、抽動症等，可作為穴位配伍之主穴，可針可灸。

【人中醒腦開竅】人中，又名水溝，為手足陽明經之交會穴。有蘇厥醒腦、啟閉、開竅等作用。臨床常用於急症救急之用，如中風、中暑、昏迷、休克、癔症、急驚風、癇證等，可針刺、指掐，是醒腦開竅方的主穴，針需深刺。

【關元溫陽補腎】關元，別稱丹田，是小腸的募穴、任脈與足三陰經交會穴。有溫陽補腎、培元固本等作用。臨床主治遺泄、失禁之候，常用於腎陽氣虛之陽痿、遺精、遺溺、虛脫、飧泄、崩漏、功能性不孕等生殖泌尿系統病症的主穴，

「意守丹田」，是養生保健的重要功法。本穴宜針可灸。

【命門升陽壯火】命門是督脈要穴，穴居兩腎之間，與神闕腰腹相應。為五臟六腑之本、生命之源，是男子藏精、女子系胞之要處，故稱命門。有溫腎壯陽作用。對命門火衰、腎陽虛憊之候，如遺精、陽痿、腰膝酸冷、耳鳴目眩、虛喘氣短、肢冷痿痹等症，施以熱針補法，艾灸溫法以補腎壯火。

【百會升提健腦】百會為督脈要穴，居一身之巔，百脈百骸皆仰望朝會，如天之北辰、北極，手足三陽經之會、「頭氣之街」的中心，古稱「泥丸宮」、「三陽五會」、扁鵲治「屍厥」之穴。本穴有醒腦開竅、安神定志、健腦聰明、升陽舉陷、提氣固脫等作用。臨床用於神匿竅閉之中風、昏迷、休克、腦鳴不寐、驚惕、痙攣，以及胃緩（胃下垂）、陰挺（子宮下垂）、脫肛等症，可用「實按灸法」，能取升提健腦之效。

【膻中開胸理氣】膻中為任脈之要穴，「心主之宮城」，故是心包經之募穴、八會穴之氣會，是足太陰脾經、足少陰腎經的交會穴。《素問・靈蘭秘論》：「膻中者，臣使之官，喜樂出焉。」有理氣寬胸、開心利肺的作用，對氣機不利的證候，諸如咳嗽、哮喘、噎膈、心悸、胸悶不舒、乳汁不通等，或針或灸，能獲開胸理氣之效。《內經》將膻中喻為「上氣海」。

【內關寬胸寧心】內關為手厥陰心包經之絡穴，別走於手少陽三焦經，絡外關穴；又是八脈八會穴之一，通陰維脈，有寬胸理氣、寧心安神、和胃降逆的作用。《靈樞・終始》指出「溢陰為內關，內關不通死不治」，這裡的「內關」指的是病，凡胸膈痞塞不通諸候，如心痛、胸悶、心悸怔忡、無脈症、呃逆、翻胃等症，正是「內關」之徵象，取用心包經內關穴，施以針灸，則「內關」可通，古代醫家總結的「胸膺內關謀」之經驗，足見其寬胸理氣、寧心安神之功大焉！

【孔最止衄清肺】孔最為手太陰肺經郤穴，有調理肺氣、清熱利咽的作用，善治咳嗽、咯血、咽喉腫痛等症。對孔最止衄的作用鮮見報導。本人認為：衄者，鼻中出血也，為肺熱之候，查閱隋代巢元方之《諸病源候論》載有「凡血與氣內榮臟腑，外循經絡，相隨而行於身，週而復始。血性得寒凝澀，熱則疏散。而氣，肺之所生也，肺開竅於鼻，熱乘於血，則氣亦熱也。血氣俱熱，血隨氣發出於鼻，為鼻衄」。據此吾在臨床治肺熱而鼻衄者，則取肺經之郤孔最，瀉之可清肺熱而止衄也。

【合谷解表消炎】合谷為手陽明大腸經之原穴，「面口合谷收」的「四總」要穴之一。本穴在臨床最為常用，具有解表清熱、通經止痛等作用。其解表、止痛作用為他穴所莫及。凡表熱、表寒、表實、表虛之表證，諸如頭痛發熱、惡風畏寒、外感無汗、項背強痛、骨節酸痛之表寒證；發熱惡風、頭痛口渴、有汗或無汗之表熱證；汗多或汗出不止，或汗出惡風之表虛證；發熱無汗、口渴身痛之表實證，施以不同的針灸補瀉方法，都有明顯的解表作用。另外對面癱、面風、面痛之頭面病症，本穴列為首選和必用之穴。

【膏肓補陰扶羸】膏肓為足太陽膀胱經穴，又名膏肓俞，穴居於肺下心上，為助長正氣之背俞要穴。有補虛益損、清肺養陰的顯著作用。臨床常用於虛損、勞傷、久病體弱之患者，可作為扶助正氣、補益氣血的主穴，用艾火灸之，有健身防病的功效。

【臍中升陽抗敏】臍中即神闕穴，為任脈經穴，是人體元神出入之處，《黃庭內景經》載「臍中為太乙君主，人之命也」。本穴為回陽救逆之主要穴。有培元固本、回陽救脫、補益脾胃的作用，主治陽脫暴厥、脈微氣短、肢冷等陽氣衰微，可配合藥物救急之用。本穴在臨床還可用於過敏性疾病，如過敏性鼻炎、過敏性哮喘、過敏性結腸炎、過敏性蕁麻疹等，用拔火罐治療，有一定的改善症狀、抗敏效果。

【大陵寧心安神】大陵為手厥陰心包經原穴，有寧心安神、清泄邪熱的作用。對癲癇、癔病、神經官能症、老年癡呆症等神志病，針治有效。本穴被唐代孫思邈列為「孫真人十三鬼穴」之一，後又被宋代醫家徐秋夫列為「鬼病十三穴」之一，「鬼穴」「鬼病」均指神志病。故本穴為治神志病的主穴。

【梁丘鎮痛制酸】梁丘穴為足陽明胃經之郄穴，有和胃疏肝、解痙制酸的良好作用。對胃脘泛酸、急性乳腺炎、腹脹、呃逆等病症有良效。梁丘的抗胃脘泛酸作用，是早在 50 年代在臨床帶教過程中經名醫指點後屢經應用，治效明顯，本人體會梁丘的制酸作用要比足三里等穴要強。

【陰郄養陰斂汗】陰郄是手少陰心經之郄穴，有養陰清熱、寧心斂汗的作用。對盜汗一症，療效顯著。中醫認為「汗為心液」，心陰虛則身潮熱夜間盜汗，神疲乏力。盜汗亦稱「寢汗」，即夜眠時汗液竊出，醒後即收，收後不惡寒，反覺煩熱，多由陰虛熱擾、心液不能收斂所致。用平補平瀉刺法，以收養陰斂汗之效。

此外，還有一些腧穴具有相對特異性的治療作用，都是相關病症的主要穴位。

如外關祛風治表，為手少陽三焦經絡穴，八脈八穴之一，通陽維脈。有清熱解表、疏經活絡作用，對外感發熱、頭痛頰腫、目赤腫痛、鼻衄、齒痛、耳鳴、上肢屈伸不利、手顫等病症，可針治之；偏歷解表利尿，為手陽明大腸經之絡穴，有清泄陽明、祛風解表、健脾利尿作用，主治鼻衄、耳鳴、目赤、齒痛、口唇喎斜、小便不利、水腫等病症，可針可灸；少澤清火通乳，為手太陽小腸經井穴，有清心開竅、泄熱利咽、活絡通乳作用，對外感發熱、心痛、心煩口乾、咽痛、乳癰初起、乳汁少等病症，可針可灸，可點刺出血；承山通便舒筋，為足太陽膀胱經穴，有理腸療痔，舒筋活絡作用，主治脫肛、便秘、痔瘡、腿痛轉筋、腰腹痛等病症；足三里調氣降逆，又名三里、下三里，為足陽明胃經之合穴，「肚腹三里留」四總穴之一，是養生保健要穴，又是《馬丹陽天星十二穴治雜病歌》的第一個穴，有健脾和胃、消積化滯、疏風化濕、通經活絡、升清降逆等作用，主治胃痛、腹脹、腸鳴泄瀉、噁心嘔吐、噎膈食少、痢疾、便秘、腸癰、乳癰、前額頭痛、失眠耳鳴、心悸怔忡、虛勞羸瘦、咳嗽、氣喘、痰多、腳氣、水腫、半身不遂、下肢痿痹等病症，治療以針刺為主，養生保健用艾條溫灸或小艾炷著膚灸（直接灸），古有「若要安，三里常不干」之句，對體弱多病者可常灸之；太衝熄風鎮驚，為足厥陰肝經之原穴、輸穴，又是「四關」穴之一，與合谷相伍，有疏肝利膽、熄風寧神、通經活絡作用，主治頭痛、目眩、失眠、目赤腫痛、咽痛嗌乾、胸脅脹痛、腹脹、呃逆、癃閉、遺尿、小兒驚風、癲癇、中風先兆、下肢腫痛等病症；大鐘寧心安神，滋陰補腎，清熱肅肺，為足少陰腎經之絡穴，主治嗜睡癡呆、胸悶、氣喘、喉鳴、小便淋漓、遺尿、癃閉、大便秘澀、月經不調等病症；公孫安胎理氣，為足太陰脾經之絡穴，八脈八穴之一，通衝脈，有健脾化濕、理氣和胃、化食消積、通經活絡作用，主治衝任不固、胎動不安、胃病腹脹、腸鳴、泄瀉、腸風下血、心煩失眠等病症；公孫穴的安胎作用，主要是通衝脈，（胎動不安，由衝脈為病，氣逆拘急有關，據《八脈交會八穴主治歌》亦提到衝脈—公孫：「……胎衣不下血迷心……」之句）；豐隆化痰降壓，為足陽明胃經之絡穴，有滌痰祛濕、醒神、降壓作用，主治痰多濕重、頭痛眩暈、嘔吐便秘、癲癇、痰濁上擾型高血壓等病症，針用瀉法。

血海，又名血郄，理血止癢，有祛風除濕、理血調經作用，主治月經不調、痛經、閉經、崩漏帶下、皮膚瘙癢、癮疹、濕疹、陰癢等病症；申脈通陽安眠，本穴為足太陽膀胱經穴，八脈交會穴之一，通陽蹻脈，有寧心安神、助陽利眠作用，主治陽蹻脈之不眠，蓋陽氣不足，則目不能合，夜不安眠，本人在臨床常用以治療陽虛失眠之症；太谿潤肺開壅，為足少陰腎經之輸穴，又名呂細，有滋陰補腎、清肺止嗽、利喉開咽、通調衝任作用，主治咽喉乾痛、嘶啞、耳鳴耳聾、咳嗽氣喘、咯血消渴、失眠健忘、遺精陽痿、月經不調、小便頻數、腰酸脊痛等病症。

2）穴位配伍，選好配穴是關鍵。

針灸處方有大小、奇偶、單複之別，在選準主穴之後，還必須精選相應配穴，有機組合，提高治效。

配穴的選擇，本人根據不同的病人病情、初診復診、選取病位的局部或鄰近穴位，循經或遠道穴位，以及特殊或經驗穴位，按「臣二」或「臣四「構成一份既精煉又效宏的穴位配伍處方。舉例如下：

局部或鄰近配穴是指某一病症的體表局部或鄰近相關腧穴以配合主穴的配伍方法。如外感頭痛可選取風池、太陽或相關的頭穴「線」「區」「點」，以發揮穴位的近治作用。

循經或遠道配穴是指某一病症與某臟腑器官經絡相關的四肢或遠距離腧穴以配合主穴的配伍方法。如胃脘痛選取胃經的足三里、公孫或耳穴的胃、交感等，以發揮穴位的遠治作用。

特殊或經驗配穴是指一般疑難雜症在上述局部循經取穴效果不明顯時，用以配合主穴的配伍方法。如一般外感發熱，可選用相關經絡的滎穴；一些急性痛症，可選用相關的郄穴或耳穴的耳尖（刺血法）、神門等，以發揮其特殊作用。

3）穴位配伍，講求「配穴方法」是核心。

古往今來，配穴方法既有古代醫家的經典配穴法，又有現代學派的常用配穴法，還有推陳出新的經驗配穴之法等等。

古代經典配穴法是指源自《內經》、《難經》等古典的配穴方法。如臟腑「俞募配穴法」經脈「原絡（主客）配穴法」「子午流注開合配穴法」「奇經八脈交會穴配穴法」「補母瀉子配穴法」等等，傳承至今，廣為應用。這些經典的配穴法是建立在中醫的陰陽、五行、臟腑、經絡、氣血、營衛等基礎理論指導下的配穴法則，可謂博大精深，是針灸處方穴位配伍的精髓。

現代常用配穴法是指在繼承古代經典配穴法的基礎上，不斷開拓發展而來的比較實用效著的配穴方法。本文前面介紹的幾部具有代表性的現代學派配穴方法。如天津市中醫醫院《針灸配穴》介紹 6 種配穴法；山西呂景山教授《針灸對穴臨床經驗集》以獨有的「對穴」方法，介紹 214 個配穴法；蕭少卿教授《中國針灸處方學》介紹了 25 種配穴法，其中「藏象配穴法」「三部配穴法」等尚屬首見；邱茂良老教授《針灸治法與處方》介紹了 8 種配穴法，其中「遠近配穴」「前後配穴」「上下配穴」「左右配穴」等別有新意，值得借鑒；賴新生教授介紹靳瑞教授《三針療法》19 種三穴配伍法，在國內外針灸界引起了轟動。本人在《實用針灸選穴手冊》所介紹的常用配穴法，僅是蒼海一粟，出自國內外諸多名家之手的配穴法，真是五彩繽紛、各有特色、美不勝舉。

⑵ **穴位配伍的個人經驗：**針灸配穴，必須建立在臨證辨證論治、理法方術的基礎上，從複雜紛繁的病症和星羅棋佈的穴位，精選細挑兩個及兩個以上的穴位，使之成為「黃金組合」的處方配穴，就必須要遵循穴位配伍的基本規律，精選主穴、配穴。

本人在繼承學習古今醫家配穴的基礎上，初步總結了自己常用的幾種經驗配穴方法。簡介如下：

1）**三才配穴法：**三才配穴法，是指天、人、地三個重要穴位的配穴法，本法出自元代竇漢卿《針經指南・標幽賦》云

「天地人三才也，湧泉同璇璣、百會」，百會為天才，又稱泥丸宮，督脈之要穴，位居巔頂象天，百脈百骸皆仰望朝會，如天之北辰北極；璇璣為人才，北斗星名，任脈之要穴，位於喉下胸上。《黃庭外景經》「璇璣運轉，百脈流通，無復休競」，《黃庭內景經》璇璣「喉骨環圓，轉動之象也」；湧泉為地才，又名地衝，足少陰腎經之井，《金針梅花詩鈔》：「掘地及泉泉上湧，州都能化汗能通」。

筆者在治療腦血管意外後遺症中常仿古三才配穴法選取頭針穴、腹針穴、足針穴，對感覺障碍、半身不遂等症結合患者肢體功能鍛鍊有助於康復，對一些陽虛氣虛、神情疲憊、氣機不暢的慢性疾病，常用百會、神闕、湧泉施以艾灸法，有利於升陽理氣、溫經通脈、振奮精神的作用。

2）**三部配穴法**：《標幽賦》有「上中下三部也，大包與天樞、地機」。大包為脾之大絡，有寬胸理氣、束骨強筋作用。主治胸脅痛、氣滯、全身盡痛、四肢乏力；天樞為胃之募穴，有健脾和胃、通理腸腑、理氣活血的作用。主治繞臍絞痛、腸鳴腹脹、嘔吐、泄瀉、痢疾、便秘等症；地機為足太陰脾經郄穴，有健脾利濕、活血化瘀、補益氣血、調補肝腎的作用。主治腹脹、腹痛、溏泄、痢疾、月經不調、遺精等症，筆者常用此法治療一些脾胃病、婦科經帶病等，能收到較好的療效。又如肩周炎用肩髃、曲池、合谷之上肢三部法；腰腿痛取環跳、陽陵、崑崙之下肢三部法等都取得較好療效。

3）**陰陽配穴法**：《靈樞・根結》指出：「用針之要，在於知調陰與陽，調陰與陽，精氣乃光。」說明針灸治病，必須要調理陰陽。在針灸學科領域裡涉及陰陽的很多，如經脈分布於手足六陽經、手足六陰經、陰蹻脈、陽蹻脈、陰維脈、陽維脈。全身腧穴的冠名中，有很多用陰陽命名的，如三陰交、三陽絡、陰陵泉、陽陵泉、至陰、至陽、陰交、陽交、陽谿、陰谷等等，在治療上有陽病治陰、陰病治陽，從陽引陰、從陰引陽，在刺灸操作上，有陰中隱陽、陽中隱陰等。應用以陰陽冠名的經脈、穴位，施以相應的刺灸方法，以治療相關的臟腑病、經脈病、五官九竅病等，具有因陰陽失衡而致病的良性調整作用。

筆者常用三陽絡、三陰交配穴，治療頭暈巔痛、耳鳴目眩、上實下虛、肝腎陰虛的高血壓症、眩暈症等；用陰郄、陽谷配穴治療陰虛火旺引起的心煩、舌乾、寢汗、低熱等症候；用陰谷、委陽配穴治療泌尿道功能性病症等；用陰陵泉、陽陵泉配穴治療中風偏癱、半身不遂、麻木、抽搐以及下肢風寒濕邪引起的骨關節炎；用陰蹻（照海）、陽蹻（申脈）治療因陽氣不足、陰氣太盛所致的嗜眠和不眠之證。

4）**氣血配穴法**：《靈樞》指出：針灸腧穴有「通其經脈，調其血氣」的作用。選用與氣血的生理功能和病理變化的相關腧穴配伍，則可治療因氣血不調或氣血不足導致的疾病，如氣滯血瘀引起的胸膈痞悶、乳汁不暢、呃逆翻胃等症，用氣會穴膻中、血會穴膈俞等配伍，具有寬胸利膈、疏肝和胃、調氣活血的效果。又如氣海、血海配穴，用以治療肌膚瘙癢、過敏性皮疹等，能起到涼血祛風、止癢抗敏作用。

筆者體會，癢症大多與血熱生風有關，氣為血帥，血為氣母，氣行則血行，血行則風自滅，氣海主氣，血海主血，兩穴同用，故能祛風止癢。氣血配穴最具有代表性的腧穴應是足三里、三陰交，此兩穴為一陽一陰、一臟一腑、一表一裏，足三里主衛氣、三陰交主營血，凡屬氣虛血損、耗氣傷血、諸虛百損、胃強脾弱以及臟腑器官功能退變性疾病，筆者常用之以補氣補血、行氣活血、調氣和血、納氣養血，提高抗病能力。

5）**剛柔配穴法**：《靈樞》云：「人之生也，有剛有柔，有強有弱，有短有長，有陰有陽」。剛柔相濟，陰陽自調，這是指機體整體而言。而在針灸處方用穴、穴位配伍方面，亦有剛柔相配之法。如《百症賦》載有「夢魘不甯，厲兌相諧於隱白「之句，隱含著剛柔配穴之例，因厲兌為陽明胃經之井，陽經井穴屬庚金，隱白為太陰脾經之井，陰經井穴屬乙木，陽主剛，陰主柔，金木相制，脾胃失和則寤寐不安，用剛柔配穴以針灸之，故能調理脾胃，剛柔相濟，得以寧心安神。

仿此，筆者常用足太陽膀胱經之崑崙穴，足少陰腎經之太谿穴配伍，以治療中風後遺症之足內翻或足外翻，使之剛柔相濟，糾正側翻。

6）**升降配穴法**：《靈樞・周痹》指出：「痛從上下者，先刺其下以遏之，後刺其上以脫之；痛雙下上者，先刺其上以遏之，後刺其下以脫之」。對於痹痛症，應用上下升降的相關穴位配合針治之，可起到升者有「推而上之」之用，以升清陽之氣；降者有「引而下之」之用，以降濁陰之氣。如《雜病穴法歌》中記有「腰連腿痛腕骨升，三里降下隨拜跪」之句，古代醫家用升降配穴之治療腰腿痛的寶貴經驗，筆者試用於治療坐骨神經痛、肩關節周圍炎、肋間神經痛等症確能收到緩解疼痛、舒利關節、通經活絡、改善體征的作用，對哮喘、虛勞等慢性病症，在艾灸背俞穴以升陽補虛外，同時還應針瀉足三里以降火逆，亦為升降配穴之法。

7）**五輸配穴法：**五輸指十二經脈從指趾端至肘膝關節分佈有井、滎、輸、經、合 5 個穴位，統稱「五輸穴」，屬「類穴」範疇，五輸亦冠以「五行」之名，故亦稱「五行輸」，即陰經井為木、滎為火、輸為土、經為金、合為水；陽經井為金、滎為水、輸為木、經為火、合為土。臟腑經脈的五行歸屬為肺與大腸屬金；心包與三焦屬相火；心與小腸屬火；脾與胃屬土；肝與膽屬木；腎與膀胱屬水。按照五行生剋關係，對臟腑病症採用「虛則補母，實則瀉子」的原則，用本經的母穴或子穴來治療，也可用相表裏經的母穴或子穴配伍治療。

如肺（金）虛證，取本經太淵（土）、表裏的大腸經曲池（土），這是虛證補母的配穴法；又如實證，取本經尺澤（水）與大腸經二間（水），這是實證瀉子的配穴法。

五行輸的規律是「生我者為母，我生者為子」，土生金，虛證補母，故肺虛證用本經和表裏經的土穴來補之；金生水，實證瀉子，故肺實證用本經和表裏經的水穴來瀉之；五輸配穴法又稱「子母配穴法」，對於一些疑難雜症採用這一配穴法，往往能收到滿意的療效。

8）**耳體配穴法：**耳體配穴是指選用耳穴與體穴相配伍的配穴法，筆者常用之。耳穴屬「微針系統」，體穴為「巨針系統」，將兩者配合應用，可以取長補短，提高針灸療效。

耳穴具有顯著的鎮靜止痛、消炎清熱、緩解症狀的作用，且其即效性強，臨床一些急性病症患者，例如耳尖穴治療外感發熱、急性結膜炎；結節穴治療神經性頭痛；耳輪穴 1、2、3、4 治療急性扁桃體炎、上呼吸道感染、發熱；交感穴治療胃腸痙攣、心絞痛、膽結石；屏尖穴治療發熱、頭痛；腎上腺穴治療風濕性關節炎、腮腺炎；耳迷根治療膽囊炎、膽蛔症、腹痛；神門穴治療痛症等等，而體穴可對一些痛症、炎症、熱症等具有辨證論治、整體調整的特點，但即效性比不上耳穴，如兩者相配，則優勢互補，增強療效。

此外，筆者臨床還偶用「開合配穴法」「補瀉配穴法」「效應配穴法」等治療一些疑難雜症，療效頗佳。

穴位的配伍方法，其特點是，用穴精煉，穴少效宏；其作用是，相輔相成，優勢互補；其功能是，能升降，能開合，相互制約。制訂配穴方法，必須建立在中醫臨床以整體觀念、辨證論治的核心理論基礎上，避免醫者的主觀性、隨意性以及經驗主義，必須嚴謹、客觀，因人、因病、因時制宜。處方配穴要細心審慎。先賢云：「醫必有方」而「醫不執方」，「雖有板方，而無板病」，因此處方配穴既有尺度、方圓，又要機動、靈活，總以切中病機、治好病症為準繩。

（周靜珍）

二十、管遵惠舌針療法經驗

舌針，是用毫針刺激舌體上的特定穴位，以治療相應病症的方法。管氏舌針是管老根據《內經》舌與臟腑經絡關係的理論，結合數十年的臨床經驗創立的一種特殊針法。

其內容主要包括舌針的理論根據、二十四個管氏基礎舌穴的定位及主治、舌針配穴法、舌針刺法等。

1.舌針的理論根據：

舌為心之苗，又為脾之外候。《靈樞・脈度》篇云：「心氣通於舌，心和則舌能知五味矣。」心為五臟六腑之大主；脾是「後天之本」，故舌與全身臟腑經脈都有著直接和間接的聯繫，如《靈樞・經脈》曰：手少陰之別，繫舌本。肝者筋之合也，而脈絡於舌本也，足太陰之脈，連舌本，散舌下。腎足少陰之脈，入肺中，循喉嚨，挾舌本。足太陽之筋，其支者，別入結於舌本。手少陽之筋，繫舌本。《靈樞・營衛生會》曰：上焦出於胃上口，上至舌，下足陽明。說明六腑中的膀胱、三焦和胃等與舌亦有直接的聯繫。誠如《靈樞・邪氣臟腑病形》篇所云：「十二經脈，三百六十五絡，其血氣皆上於面而走空竅……其濁氣出於胃，走唇舌而為味。」這說明舌不僅是具有辨滋味、調聲音、拌食物、助消化等生理功能的一個肌性器官，而且它和機體是一個整體，為臟腑的外候。從生理上說，臟腑精氣必榮於舌；以病理而言，臟腑氣血的病變亦反映於舌。基於舌和全身臟腑器官的整體聯繫，針刺舌上的穴位，可以治療全身疾病。《內經》已有記載，如《靈樞・終始》篇云：「重舌，刺舌柱以鈹針也」。另外，還指出了運用舌針的某些注意事項，如《素問・刺禁論篇》云：「刺舌下中脈太過，血出不止，為喑。」

2. 舌針辨證取穴方法：

舌針必須在辨證前提下取穴，由於舌針主要取舌體穴位，所以舌針辨證首要驗舌，其主要方法是：

(1) 辨色分經脈：

舌見青色，主肝膽經：舌青而堅斂蒼老者，為肝膽兩經邪氣盛；青而浮胖嬌嫩者，為肝膽精氣虛；青而乾燥者，膽腑陰虛火鬱，或肝膽血虛火旺；青而滑潤者，膽腑氣怯，或肝臟氣虛。

舌見黃色，主脾胃經：色黃而堅斂蒼老者，為脾胃兩經邪氣盛；黃而浮胖嬌嫩者，為脾胃兩經精氣虛；黃而乾燥者，胃腑陰虧火旺，或脾臟血虛火盛；黃而滑潤者，胃氣虛弱，或脾氣虧損。

舌見赤色，主心與小腸經：舌赤而堅斂蒼老者，為心與小腸邪氣盛；赤而浮胖嬌嫩者，為心與小腸精氣虛；赤而乾燥者，心臟血虛火盛，或小腸陰虧火旺；赤而滑潤者，心臟陽虛氣弱，或小腸陽虛氣墜。

舌見白色，主肺與大腸經：舌白而堅斂蒼老者，為肺與大腸邪氣盛；舌白而浮胖嬌嫩者，肺與大腸精氣虛，白而乾燥者，肺臟陰虛火旺，或大腸血虛火盛；白而滑潤者，肺臟陽虛氣弱，或大腸陽虛氣陷。

舌見黑色，主腎與膀胱經：舌黑而堅斂蒼老者，腎與膀胱邪氣盛；黑而浮胖嬌嫩者，腎與膀胱精氣虛；黑而乾燥者，腎經陰虛火旺；或膀胱陰虛火旺；黑而滑潤者，陽虛命門火衰，或膀胱陰盛火微。

(2) **形態辨臟腑**：「舌破」（舌碎裂）「舌瘡」（舌潰瘍），多屬心和小腸鬱熱。《千金方・卷十三・心臟脈論第一》：「心臟實，舌破」；《千金方・卷十四・小腸虛實第二》：「病苦身熱……口中生瘡，名曰小腸實熱也」。如心經熱極，還可能出現舌捲短，如《靈樞・五閱五使》云：「心病者，舌捲短，顴赤」。《素問・脈要精微論》：「心脈搏堅而長，當病舌捲不能言。」

「舌捲卵縮」，多屬肝氣竭絕，筋脈失養。《靈樞・經脈》篇說：「足厥陰氣絕，則筋絕。……唇青舌卷卵縮。」《素問・診要經終論》：「厥陰終者，中熱嗌乾，善溺，心煩，甚則舌捲卵上縮而終矣。」《千金方・卷二十一・筋極第四》：「筋虛極，……舌捲唇青引卵縮。」一般臨床所見，舌捲卵縮，大多見病及肝腎之危候，傷於寒的則厥逆唇青，中於熱的則嗌乾心煩。

「舌本強」「舌本痛」「舌腫」，多屬脾胃實熱。《靈樞・經脈》云：「脾足太陰之脈，……是動則病舌本強，……是主脾所生病者，舌本痛。」《千金方・卷十五・脾臟脈論第一》：

「脾有病，則色萎黃，實則舌本強直」，《千金方・卷十六・胃腑脈論第一》：「胃絕……舌腫。」邪熱傷脾，或脾氣衰竭，不能輸布水穀精微以榮養肌肉，可致舌質枯萎。《靈樞・經脈》云：「足太陰氣絕者，則脈不榮肌肉，……則舌萎人中滿。」

「舌縱」「舌乾」「舌燥」，多屬腎經病變。舌縱是舌體縱緩不收，或伸出不縮之謂。《靈樞・寒熱病》云：「舌縱涎下，煩悗，取足少陰。」《靈樞・經脈》：「腎足少陰之脈……是主腎所生病者，口熱舌乾，咽腫。」《千金方・卷十九・腎虛實第二》：「……脈陰實者，足少陰經也，病苦舌燥咽腫。」

肺外合皮毛，皮毛位於體表，是人體抗禦外邪的屏障。肺臟受邪，多屬在表，較少出現舌質形態變化，一般多表現為舌苔的白、黃、潤、燥等變化。

3. 舌穴及主治：

運用察舌和四診合參，辨明病變所屬臟腑經脈，在舌體上按部選取相應穴位針刺。舌部穴位主要有（見圖 1、圖 2）：

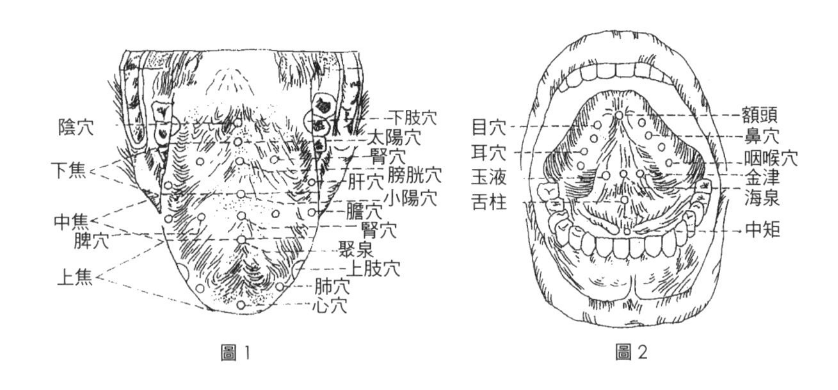

圖 1　　圖 2

【心穴】舌尖部，主治心經相應疾病。
【肺穴】心穴兩旁 3 分，主治肺經相應疾病。
【胃穴】舌面中央，心穴後 1 寸，主治胃經相應疾病。
【脾穴】胃穴旁開 4 分，主治脾經相應疾病。
【膽穴】胃穴旁開 8 分，主治膽經相應疾病。
【肝穴】膽穴後 5 分，主治肝經相應疾病。
【小腸穴】胃穴後 3 分，主治小腸經相應疾病。
【膀胱穴】小腸穴後 3 分，主治膀胱經相應疾病。
【腎穴】膀胱穴旁開 4 分，主治腎經相應疾病。
【大腸穴】膀胱穴後 2 分，主治大腸經相應疾病。
【陰穴】大腸穴後 2 分，舌根部，主治前後陰疾病。
【聚泉】舌面中央，胃穴前 2 分，主治消渴舌強等。
【上肢穴】肺穴與膽穴之間，舌邊緣，主治上肢病痛。
【下肢穴】陰穴旁開 1 寸，近舌邊緣，主治下肢病痛。
【三焦穴】從聚泉穴引一橫線，舌尖部分統稱上焦穴；通過小腸穴引第二條橫線，二橫線之間為中焦穴；通過大腸穴引第三條橫線，小腸穴與大腸穴之間的橫線內為下焦穴。分別各主治上、中、下焦相應疾病。
【額穴】將舌向上捲起，舌尖抵上門齒、舌尖正下 3 分，主治頭痛、眩暈。
【目穴】額穴斜下 3 分，主治目赤腫痛。
【鼻穴】舌邊緣與舌下靜脈之間，目穴下 2 分，主治鼻淵、鼻塞。
【耳穴】鼻穴斜下 2 分，主治耳鳴、耳聾。

【咽喉穴】耳穴正下 2 分，主治咽喉腫痛。

【海泉】將舌捲起，舌下中央系帶上，主治消渴、呃逆。

【金津玉液】舌尖向上反捲，上下門齒夾住舌，使舌固定，舌系帶兩側靜脈上，左名金津，右名玉液。主治口瘡、舌炎、喉痹、嘔吐、漏經。

【舌柱】舌上舉，在舌下之筋如柱上，主治重舌、舌腫。

【中矩】舌上舉，舌底與齒齦交界處，主治舌燥、中風舌強不語。

4.舌針配穴法：

舌針配穴的基本原則是：「經脈所過，主治所及，體舌相應，循經定穴」。主要配穴法有：

(1) **單獨運用法**：根據臟腑經絡學說，按疾病與舌穴相應的原理，辨證取穴。本法可運用於局部或全身病證，如取心穴、脾穴、金津玉液，治口舌糜爛；取心穴、腎穴、額穴，治不寐健忘；取肝穴、腎穴、陰穴，治月經不調等。

(2) **內外配穴法**：主要應用於舌穴與頭面鄰近腧穴相配。如膽穴配風池治療偏頭痛；中矩配廉泉治中風舌強不語；肺穴、聚泉配天突治哮喘等。

(3) **上下配穴法**：主要應用於舌穴與任、督及下肢經穴相配。如膀胱穴配中極治尿急、尿痛；陰穴、腎穴配命門、關元治遺精、陽痿；胃穴配足三里治胃痛、嘔吐等。

(4) **左右配穴法**：主要應用於舌穴與四肢穴相配。具體運用時又分為：①同側的舌穴與經穴相配。例如，右側肺穴，咽喉穴配右側少商，治右側咽喉腫痛。②舌穴與對側經穴相配，如右側上肢穴，脾穴配左側曲池、合谷，治左上肢癱瘓，手臂腫痛；左側下肢穴，腎穴配右側陽陵泉、絕骨，治右下肢痿痹，膝腿腫痛等。

以上配穴法可單獨使用，亦可根據病情需要配合運用，例如中風後遺症，出現口眼喎斜，舌強言謇，半身不遂，脈弦，舌青。可選取舌穴：腎穴、肝穴、心穴、中矩；配取百會、曲池、勞宮、足三里、照海、太衝等穴。

5.舌針刺法：

舌針前，一般給予患者 3%過氧化氫或高錳酸鉀液漱口，以清潔口腔。

針舌面穴位，患者自然伸舌於口外；針舌底面穴位，患者將舌卷起，舌尖抵住上門齒，將舌固定，或舌尖向上反捲，用上下門齒夾住舌，使舌固定。亦可由醫者左手墊紗布敷料，固定舌體於口外，進行針刺。

【針刺補法】選用 30 號 1 寸或 1 寸半針灸毫針，在選定的穴位上，拇指向前小弧度捻轉 3 ～ 9 次，稍停，為一度補法。一般行三度或九度手法，不留針，在捻轉時，進針 0.5 ～ 1 分許，勿令太深，一般不會出血。

【針刺瀉法】選用 28 號 1 寸或 1 寸半針灸毫針，在選定的穴位上，進針 1 ～ 2 分許，拇指向後大弧度捻轉 6 次，稍停，為一度瀉法，一般行六度或八度手法，不留針。由於進針稍深，捻轉弧度較大，個別穴位可能會出血。

【舌穴刺血法】一般採用 26 號 1 寸毫針，在選定的穴位上，快速淺刺放血，須嚴格掌握：針不宜過粗，刺不宜過深，血不宜放多。放血後，可用 1/5000 呋喃西林液漱口。

6. 舌針的適應證，禁忌及注意事項：

(1) 舌針主要適應於舌體及肢體運動功能障礙的有關病證，如舌麻、舌體喎斜、木舌重舌、口內異味感；以及肢體癱瘓、麻木、疼痛等；亦適用於各種臟腑經絡病證。

(2) 有自發性出血或凝血機制較差的患者，不宜針刺。

(3) 嚴格消毒，避免針刺感染或口腔污染。

(4) 對急重病患者，要待病情穩定後方可進行舌針。

(5) 舌針要嚴格掌握針刺的深度及手法技巧。手法的要領是：補法好似「蜻蜓點水」；瀉法有如「蚊喙著體」。

7. 舌針的臨床研究：

(1) 舌針主治病症：

1）舌縱：舌伸唇外，不能回縮口內，不紅不腫，影響語言，舌乾少津，謂之舌縱，即伸舌。

【病因病機】暴怒傷肝，肝失條達，疏泄無權，氣機阻滯，心氣受戕，經筋不能引制而導致舌縱。

【辨證】肝氣鬱結，心脈不收。

【治則】寧心安神，清心開竅。

【治法】取太衝（瀉）、通里（補），留針 10 分鐘後，待神情安定，用 28 號 5 分毫針在舌前部心穴速刺，一般一次舌即縮回，舌體活動自如，言語復常。

2）重舌：舌下腫起一物，形似小舌，謂之重舌。重時影響飲食、言語。

【病因病機】脾失健運，氣滯蘊熱，結痰流注經絡，形成舌下囊腫。

【辨證】濕熱痰聚，結阻舌下。

【治則】刺除菀陳，健脾通絡。

【治法】以陽中隱陰手法針刺豐隆穴，取內關、足三里，行補法。繼用 28 號毫針刺破囊腫，使黏液流出。如液體黏稠，可用注射器抽出務盡。一般 1 ～ 3 次即癒。

3）舌歪：舌伸出時偏於一側，喎斜不正。常與中風中經絡（口眼喎斜或肢體癱瘓）同時出現。

【病因病機】多因肝風內動，風邪中絡或因寒濕外襲，內注經絡，而致氣血鬱滯，由陽絡偏傷舌脈，遂致舌歪不正。

【辨證】邪傷舌脈，氣血鬱滯。

【治則】祛風活絡，疏調經筋。

【治法】取外關、通里、天柱、風池、翳風、啞門、廉泉，用陰中隱陽手法。舌穴取心穴、聚泉、肝穴、膽穴、脾穴，用 30 號 1 寸毫針淺刺，不留針，每日 1 次，6 次為 1 療程。一般外感寒濕者 2 ～ 3 個療程可癒，肝風中經絡者需 6 ～ 10 個療程見效。

4）舌強：舌體強硬，運動不靈，又名舌本強，常伴流涎和語言謇澀不清。若兼有肢體癱瘓、口眼喎斜等症多屬中風。

【病因病機】多有高血壓病史，故宿有痰濁內停，復因風邪外襲，風痰交阻或肝風挾痰濁，痰熱上擾，則突發中風。

【辨證】風中經絡，痰阻舌本。

【治則】熄風滌痰，通絡開竅。

【治法】取太谿（補）、照海（補）、太衝（瀉）、勞宮（瀉）、風池（平補平瀉）。再取舌穴：心穴、肝穴、腎穴、聚泉，淺刺捻轉，瀉法不留針。每日 1 次，6 次為 1 個療程，一般 4 ～ 8 個療程見效。

5）嘔吐：嘔吐是臨床常見的一個病證，可見於多種疾病之中。

【病因病機】但凡因寒熱諸邪、痰濕、食積、肝氣等導致中焦脾胃不和、胃氣上逆而致嘔吐。

【辨證】氣失和降，胃氣上逆。

【治則】和胃理氣，降逆止嘔。

【治法】取舌穴之胃穴、脾穴、腎穴（均行補法），金津、玉液（刺出血）。每日 1 次，一般 1 ～ 3 次，嘔吐即止。

6）面痛：顏面一側固定區域發生反覆的、陣發的電擊樣灼痛之病症，西醫稱「三叉神經痛」。

【病因病機】由於風寒外侵、風邪化熱或肝鬱化火、燥熱傷陰等而致，邪中面絡，不通而痛。

【辨證】風熱上炎，面絡不通。

【治則】祛風清熱，活血通絡。

【治法】取舌穴的肝穴、膽穴、心穴、額穴、耳穴（均瀉法），選配風池、翳風、頰車、下關、行間、俠谿。左右配穴法，每日治療 1 次，6 次為 1 個療程，一般 5 ～ 6

個療程即可治癒。

7）跟痛症：為一側或雙側足跟疼痛，進行性加重，至著地如踏針氈。西醫稱該類疾病為足跟骨刺、蹠膜勞損、滑膜炎等。

【病因病機】多因腎虛、勞損或寒濕之邪侵襲，引起腎經氣血不暢，瘀滯不通所致。

【辨證】腎陰虛虧，跟絡不通。

【治則】滋陰補腎，通絡止痛。

【治法】取舌穴的腎穴（補法）、肝穴、心穴、下肢穴（均瀉法），選配太谿、照海、太衝、行間、少府、勞宮、神門、三陰交等穴。每次選用舌穴和經穴各 2 ～ 3 穴，間日 1 次，一般治療 20 ～ 30 次可癒。

8）中風中經絡（後遺症）：亦稱卒中，即猝然昏仆，不省人事，清醒後發現，或突然發生口眼喎斜或半身不遂，言語不利的病症。經半年治療仍未復健者為後遺症。

【病因病機】由各種原因引發肝風內動，風中經絡而致氣血瘀阻不通所致。

【辨證】肝風襲擾，經絡不通。

【治則】平肝活血，疏通經絡。

【治法】取舌穴的心穴、肝穴、腎穴、脾穴、中矩、海泉、金津、玉液、咽喉、上肢穴、下肢穴。每次 4 ～ 6 穴。每日或間日 1 次治療，6 次為 1 個療程，一般 1 ～ 2 個療程可見效，病程 長者需較長時間治療。

9）中風失語症：該症多由風痰、瘀血阻滯舌本脈絡所致，一般恢復較慢，治療頗難。

【辨證】邪阻舌絡，謇澀失語。

【治則】活血通絡，清心開竅。

【治法】取舌穴的心穴、肝穴、腎穴、脾穴、聚泉、金津、玉液、中矩，以前述操作方法行針刺補瀉。每天上午針刺 1 次，治療 6 天，休息 1 天，20 天為 1 個療程，療程間休息 1 周。一般患者至少針 2 個療程。同時配合語言功能鍛鍊，恢復可望加快。

（管遵惠　管傲然　丁麗玲　李群　易榮　管薇薇）

二十一、管遵惠過梁針經驗

過梁針源於古代「長針」「大針」。《靈樞・九針論》曰：「長針，取法於綦針，長七寸，主取深邪遠痹者也。」「八正之虛風，八風傷人，內合於骨解腰脊節腠理之間深痹也，故為之治長針。」

《靈樞・九針論》曰：「病在中者，取以長針。」指出長針適宜於治療深邪遠痹和病在內部深層之痼疾。

《靈樞・九針論》曰：「九曰大針，取法於鋒針，其鋒微圓，長四寸，主取大氣不出關節者也。」「淫邪流溢於身，如風水之狀，而溜不能過於機關大節者也。故為之治大針。」

《靈樞・官針》曰：「病水腫不能通關節者也，取以大針。」說明大針適用於通利關節，運轉大氣，消除積水。過梁針一般均採用長針、粗針，實屬「長針」「大針」臨床運用之發展。

過梁針在刺法上汲取了《內經》「短刺」法中的深針，「輸刺」法的取穴精而深刺，以及《內經》「經刺」法的直刺病變不通的結聚部位等針法特點，形成了獨具特色的管氏過梁針法。

1.管氏過梁針刺法：

管氏過梁針刺法特點概況為：深、透、動、應。

「深」，過梁針選用的奇穴和經穴，較常規刺法進針深。

「透」，過梁針四肢部奇穴，要求透刺到對側皮下。

手法操作：選用特製的26號（或28號）過梁針，採用單手兩指疾速直刺法，進皮後，左手挾持押手，右手小弧度捻轉，緩慢進針， 進針到穴位深度的一半時，左手扶托於穴位肢體的對側，以探測針尖到達的位置，直至進針刺到對側皮下。

過梁針補法：行「鳳凰理羽」手法9次，三九27次，或九九81次。

過梁針瀉法：行「鳳凰展翅」手法6次，六六36次，或八八64次。留針30分鐘。起針時，應緩慢退針，出針後休息20分鐘。

「動」，過梁針在進針或行針時，患者肢體會出現不自主抽動或顫動，如針下靈、陽痿一、平頂等穴治療　症性癱瘓、外傷性截癱、脫髓鞘疾病等，必須出現肢體不自主抽動或顫動，療效才顯著。

治療癔症性癱瘓，掌握行針時機，適時令患者運動肢體，是獲取療效的關鍵，常可收到立竿見影之效。

「應」，部分過梁針奇穴，須在針刺時出現感應，方能獲效。如針臂寧穴，針感傳至指尖，患者手臂發麻，才能收效。部分病人，在過梁針後，會出現輕度頭昏、微汗、乏力等針刺反應，有些精神分裂症和癔症患者，在出現這樣的應激性反應後，可能會霍然而癒。應用過梁針，必須根據病情，辨證施治。奇穴主治病症不同，過梁針法亦各有所異。臨證時，須根據治療需要，靈活運用。

2. 管氏過梁針特定奇穴：

常用的過梁針特定奇穴有 24 個，現簡介如下：

(1) 天靈：

【定位】腋窩前緣直上 1 寸，向內旁開 5 分，垂膊取之。

【針法】稍向外斜深刺 5 ～ 6 寸。

【主治】狂躁不安，傷人自傷，口中唱罵，癲呆症；上肢癱瘓。

(2) 腋靈：

【定位】腋窩前緣上 0.5 寸肌腱下緣處，垂膊取之。

【針法】由前向後直刺 5 ～ 6 寸。

【主治】狂躁不安，傷人自傷，唱罵不休，癲呆症，上肢癱瘓。

(3) 屈委陽：

【定位】屈肘橫紋端之稍外方。

【針法】直刺，淺刺 2 寸；深刺 4 ～ 5 寸。

【主治】躁動不安、精神分裂症恢復期；上肢癱瘓、上肢僵直、上肢顫抖。

(4) 尺橈：

【定位】上肢伸側，腕橫紋至肘橫紋之中央，腕上 6 寸。

【針法】直刺，淺刺 1.5 寸；深刺 2.5 ～ 3 寸。

【主治】輕型精神分裂症、癲症；上肢麻木、癱瘓，上肢痙攣。

(5) 中橈：

【定位】上肢伸側，腕橫紋上 4 寸。

【針法】直刺，淺刺 1 寸；深刺 2.5 ～ 3 寸。

【主治】輕型精神分裂症、癲症；上肢麻木、癱瘓、手臂痙攣。

⑹ 寸橈：

【定位】上肢伸側，腕橫紋上 2.5 寸。

【針法】直刺，淺刺 1 寸，深刺 2.5 寸。

【主治】輕型精神分裂症、癲症；上肢僵直、手顫。

⑺ 寸平：

【定位】上肢伸側，腕上 1 寸，橈側旁開 0.4 寸。

【針法】直刺 0.8 ～ 1 寸。

【主治】上肢功能性癱瘓、上肢麻木；暈厥、休克。

⑻ 腦根：

【定位】外踝與跟腱之間凹陷上 1 寸處。

【針法】直刺，淺刺 1 寸，深刺 2 ～ 2.5 寸。

【主治】慢性精神病、精神分裂症恢復期、癲呆症；下肢痿軟、肩背拘急疼痛。

⑼ 平頂：

【定位】外膝眼下 3 寸，脛骨旁開 2 寸。

【針法】直刺 3 ～ 5 寸。

【主治】慢性精神病、精神分裂症恢復期、癔症、癲呆症；下肢癱瘓。

⑽ 中平：

【定位】外膝眼下 5 寸，脛骨旁開 2 寸。

【針法】稍向內斜刺，深刺 4 ～ 6 寸。

【主治】慢性精神病、精神分裂症恢復期；下肢癱瘓、冷痛、麻木。

⑾ 陽委一：

【定位】股外側，膕胐窩橫紋上 1 寸，股二頭肌腱與股外側肌之凹陷處。

【針法】由股外側向內透刺，直刺 5 ～ 8 寸。

【主治】狂症、癲症、癔症；下肢癱瘓。

⑿ 陽委二：

【定位】股外側：膕窩橫紋上 2 寸，股二頭肌腱與股外側肌之凹陷處，陽委一向上 1 寸。

【針法】由股外側向內透刺，直刺 6 ～ 8 寸。

【主治】狂症、精神分裂症、癲症；下肢癱瘓。

⒀ 陽委三：

【定位】股外側，膕窩橫紋上 3 寸，股二頭肌腱與股外側肌之凹陷間，陽委二向上 1 寸。

【針法】由股外側向內透刺，直刺 7 ～ 8 寸。

【主治】精神分裂症、有破壞行為之狂症、癲症；下肢癱瘓。

⒁ 四連：

【定位】股外側，膕窩橫紋上 4 寸，股外側肌與股二頭肌之間，陽委三上 1 寸。

【針法】由股外側向內透刺，直刺 7 ～ 8 寸。

【主治】精神分裂症、狂症、癲症；下肢癱瘓。

⒂ 五靈：

【定位】股外側，膕窩橫紋上 5 寸，股外側肌與股二頭肌之間，陽委三上 2 寸。

【針法】由股外側向內透刺，直刺 7 ～ 8 寸。

【主治】精神分裂症、狂症、癲症；下肢癱瘓。

⒃ 靈寶：

【定位】股外側，膕窩橫紋上 6 寸，股外側肌與股二頭肌之間，陽痿三上 3 寸。

【針法】由股外側向內透刺，直刺 7 ～ 8 次。

【主治】精神分裂症、狂症、癲症；下肢癱瘓。

⒄ 山膝根：

【定位】崑崙與太谿穴之間，女膝穴直上，跟腱中。

【針法】直刺 1 寸。

【主治】足跟痛、腰痛、驚悸、齒齦膿腫。

⒅ 泉中：

【定位】湧泉穴後 1 寸。

【針法】直刺 0.8 ～ 1 寸。

【主治】癔症性癱瘓、外傷性截癱、癡呆。

⒆ 腎根：

【定位】足跟正中前緣，蜷足時，在足心後 1/3 取穴。

【針法】直刺 0.8 ～ 1 寸。

【主治】足跟痛、下肢癱瘓、腰腿痛、失眠、癡呆。

⒇ 邁步：

【定位】髀關穴下 2.5 寸，大腿伸側，髂前上棘與髕骨基底連線上，相當於會陰穴水平下三橫指。

【針法】直刺 2 ～ 3 寸。

【主治】下肢癱瘓、股膝疼痛、癔症性癱瘓、下肢痿軟、足下垂。

⑵ 外伏兔：

【定位】膝髕正中上緣上 6 寸，向外旁開 1.5 寸。

【針法】直刺 5 ～ 7 寸。

【主治】下肢癱瘓、膝髕腫痛、癔症性癱瘓、下肢痿軟、外傷性截癱。

⑵ 臂寧：

【定位】腋窩之前端，胸大肌停止部。手指觸頭仰掌（或曲肘手掌按於後枕），腋窩前端，胸臂腔隙凹陷為上臂甯，上臂寧斜下 1 寸，肌腱下方為下臂寧，兩穴合稱臂寧穴，左右各 1 對。

【針法】直刺 0.5 ～ 1 寸，針感達手指，上肢酸麻，有電擊感。

【主治】上肢麻痹，痿軟無力，上肢顫抖，強直痙攣，肩臂疼痛，上肢冷痛，手指拘攣。

⑵ 下靈：

【定位】俯臥、骶骨管裂孔水平線旁開 4.5 寸為內下靈，再外開 3.5 寸為外下靈，內外兩穴合稱下靈穴，左右各 1 對。

【針法】先針內下靈，直刺 4 寸，針感放射至足底，再針外下靈 4 寸，傍針刺法，以下肢抽搐為佳。

【主治】外傷性截癱、癔症性癱瘓。

⑵ 大椎：

【定位】第 7 頸椎與第 1 胸椎棘突之間凹陷處，內部解剖定位相當於第 8 頸髓與第 1 胸髓。

【針法】術者用左手定好穴位後並固定之，防止病人移動，右手拇指持於針柄，其他三指固定針體。進針時針尖沿左手拇指固定部位迅速捻轉刺入皮下，針入皮下後應令患者低頭，使棘突間隙增大，將針沿棘突間用力向深推進，此時一般不捻轉。將針進入應針深度的 4/5 接近脊髓腔時，要緩慢進針，絕對防止捻針、搗針、搖針。進針方向宜針體與皮膚呈 35° 角向上方斜刺，消瘦者以 4 寸為度，肥胖者以 5 寸為宜。

【主治】精神分裂症、癔症性癱瘓、狂症、癲症。

（管遵惠　管傲然　丁麗玲　李群　易榮　管薇薇）

二十二、單鎮中藥材真偽鑒別經驗

中藥是中醫用來防病和治病的武器，其藥材的真偽優劣，直接關係到臨床的療效和人民生命的安全。由於中藥配方品種不清，入藥不當，往往達不到防病和治病的目的。因此，在應用和調配處方時要注意中藥材的鑒別，這對中醫用藥的安全與有效具有重要的意義。

中藥材的鑒別方法很多，通常可分為原物（植物、動物、礦物）的鑒別、藥材外表性狀的鑒別、顯微鏡觀察（組織粉末）、物理及化學分析法、生物測定等鑒別方法。但最主要的還是中藥材的經驗鑒別法，它是我國廣大中藥人員普遍應用的綜合法。

幾千年來，對中藥材品種品質、真偽、優劣鑒別，大都透過眼看、口嘗、手摸、鼻嗅、水試、火試（燒）等方法進行，這是在長期工作的實踐中不斷總結充實起來的。透過整理總結，形成了傳統的中藥材經驗鑒別，這種經驗，是目前從事中藥鑒別普遍使用的好方法，現簡介如下：

1.眼看：

主要觀察藥材的外形、色澤、表面、粗細、斷面的紋理等方面。如：

⑴ **看外形：**每一種藥材都有一定的外形特徵，這是由它

的生物或物質特性決定的，如川芎的根莖呈不整齊的結節狀團塊；何首烏的斷面由三生維管束形成的「雲錦花紋」；丹皮表面具有牡丹酚結晶形成的「亮星」；海馬的特徵是「馬頭蛇尾，瓦壟身」；羚羊角真品特徵應具有「通天眼」；犀角真品特徵應具有「天溝、地崗、馬牙邊」；人參屬於五加科植物的根部，近幾年由於市場貨源缺乏，有以豆科植物野豇豆、菊科植物山萵苣、馬齒莧科植物櫨蘭、商陸科植物商陸、茄科植物華山參的根加工偽充人參、紅參、朝蘚參的，這五個品種均屬偽品，而且均不具備人參的特徵「蘆頭」「蘆碗」「棗核丁」（不定根）和「珍珠點」；天麻真品為蘭科植物的根莖，由於貨源不足市場上有以紫茉莉根、菊科植物蟹甲草根、菊科植物馬理菊根、葫蘆科植物赤包、茄科植物馬鈴薯、天南星科植物芋的根部加工偽充「天麻」「明天麻」的。這六科品種均屬偽品，而且均不具備天麻的特徵「紅小辮」和「肚臍眼」。

(2) **看顏色**：是透過藥材外表顏色的觀察，可以分辨出藥材的產地和品質的好壞，如東膽草，表面色黃，蘇膽草表面黃棕色，陳久則顯紅黃色。又如內蒙甘草，表面粽紅色質優；新疆甘色帶皻皮質次。

(3) **看斷面**：中藥材的斷面結構和內含物決定了藥材斷面的性質、顏色、紋理的特點。

如優質的大黃斷面的「高粱楂」「錦紋」等是由灰白色薄壁細胞組織與紅棕色射線交錯而成。又如蒼朮、白朮、木香斷面的「珍珠點」等是由油室形成。再如真品杜仲折斷面連有細密銀白色，富有彈性的橡膠絲，能拉長 1cm 以上才斷，但偽品混充的「杜仲」雖有白色絲，但無彈性，一拉即斷。

2. 手摸：

主要體驗藥材質地的輕重、堅實、鬆軟、質地老嫩、新、陳、滑、澀等方面。如萆薢，綿的質輕泡綿軟；粉的萆薢，質稍堅脆，有彈性。又如荊三棱堅實體重，泡三棱體輕。麻黃莖與問荊莖手摸有不同感覺。

3. 口嘗：

「神農嘗百草之滋味、水泉之甘苦」。這反映了古人很早就用口嘗來辨認藥物。口嘗法鑒別藥材的意義不僅是味，還包括「感」。現代科學研究認為，藥材的味感和所含的化學物質有密切關係，如辛辣味的中藥材大多含有揮發油成分，如香薷、紫蘇、薄荷、砂仁、柴胡等；苦味麻舌的藥材多含有生物鹼和甙類，如黃連、黃柏、黃芩、川烏、馬錢子等；甘味藥材多含有糖類成分，如黨參、枸杞、大棗、熟地等；酸澀藥材多含有有機酸和鞣質，如山楂、山萸肉、訶子、地榆等；鹼味藥材多含有無機鹽類成分，如夏枯草、海藻、昆布等。因此，以嘗味來鑒別藥材是有科學道理的。口嘗法可分為咀嚼（齒咬）法和舔試法；味感反應可分為甘、辛、酸、苦、鹹五味和麻、澀、淡、涼、滑、膩六感。

在中藥材口嘗鑒別的實踐中，多按藥材品種的真、偽和品質的優、劣來分類判斷。如麝香，真品具有甘、辛、酸、苦、鹹五種味道而辛辣感重，嘗時應先苦而後甜，然後出現辛、鹹、酸味，入口有刺舌感，習稱「鑽舌」具有峻烈、持久、清涼濃郁特異香氣，直達舌根，嚼之落化而無渣滓者為真麝香；牛黃，口嘗用舌尖舔，味先苦而後甜，有清涼感直達舌根及喉部，嚼之不粘牙，慢慢溶化而不殘渣，色黃掛舌不落，而大黃、黃連粉、雞蛋黃浸膽汁並染色製成的偽品都是味苦不甜，無清涼感；蟾酥，用舌舐嘗味苦，並產牛強烈持久的麻辣感和膩澀感；琥珀，真品口嘗嚼之有「沙沙」聲，但無砂礫感，無味，而偽品口嚼時粘牙，味苦，有松香氣味；甘草，有特殊的甜味，主要含甘草甜素，為甘草主要成分，甘草甜素 1：2 萬的水溶液仍有甜味，說明習慣認為甘草以味甜者為佳是有科學道理的。

再如當歸與獨活雖然兩藥外形相似，但當歸甜而微苦，獨活味苦而麻辣；甘肅枸杞以色紅味甜者為優；安徽木瓜以味酸者為佳；四川黃連、黃柏味越苦品質越好（因小蘗鹼含量高），小蘗鹼味極苦，1：25 萬的水溶液仍然有苦味。

4.鼻嗅：

中藥材具有特殊的氣味，如麝香，氣香串而持久，因含麝酮，是麝香特異香氣的來源；阿魏含有多種硫化物，故具有強烈持久的蒜臭氣，摻假偽品氣味均淡。

徐長卿與白薇，兩藥功效不同，但藥材都是在較短的結節狀根莖上叢生眾多而細長的根，根的表面黃粽色，斷而皮部黃白色，木質部粽黃色，極易混淆，但白薇氣味微苦，而徐長卿因含有丹皮酚，均有特異牡丹皮氣味，味辛，有麻舌感，口嘗易鑒別；香加皮與地骨皮二者藥材相似，但香加皮具有濃厚的香氣，味苦，地骨皮氣微，味微甜而後苦，可以鑒別；紫蘇子與菟絲子二者都是大小相近的圓球形，但紫蘇子咬之易碎，有蘇子特異香氣，味微辛，菟絲子只能咬扁，氣微，味淡；生地與元參，破碎的藥材較難鑒別，兩者質地都較軟，斷面黑色，但生地味甜，而元參味甘微苦，有略似焦糖氣味；甜石蓮與苦石蓮，自古就混用，兩者都是橢圓形，表面黑色或灰褐色，質堅硬，難破開，但甜石蓮破開後子葉味 微甜，苦石蓮子葉味極苦，可以鑒別。

5. 水試：

是根據某些藥材遇水後產生各種比較明顯的特殊的理化反應現象，從而鑒別藥材品種的真、偽和品質的優劣的一種常用的方法。

如蘇木與降香都是豆科植物的 不同心材，易混淆，而蘇木所含的蘇木色素加酸變黃，而降香無此變化；番紅花（藏紅花）入水後因含番紅花甙溶於水，可見一縷金線下沉，並漸擴散，染水呈金黃色，水面不應有油，而用紅色染料著色並加橄欖油的金針菜，紙漿卷做成的偽品，水溶液呈紅色，並有油滴漂浮於水面；紅花（草紅花）水浸液呈金黃色，但花的紅色不褪，這是由於紅花中含有黃色的紅花甙易溶於水，而紅色的醌式紅花甙較難溶於水中而仍留在花中的緣故；秦皮水浸後所含的七葉樹甙成分溶於水後，水溶液棕黃色，無螢光；雞血藤入沸水中有一似雞血的紅線散開為真品；蘆薈浸入水中，水應呈紅色，不應沉澱，水面不應有油狀物；熊膽粉少許投入盛水杯中，即在水面旋轉，並呈現黃線下沉而不擴散，久置後全部溶解，放出的黃色色素只分佈杯底部，而豬、羊、牛膽粉雖也有不同程度的黃線下沉，但久置後整杯水染成黃色。

6. 火試：

屬於經驗鑒別藥材方法之一，早在梁代陶弘景著《神農本草經集注》中就有「硝石以火燒之，紫青煙起，是真硝石也……」的記載。根據藥材用火燒後產生的現象，如氣味、顏色、煙霧、響聲等，來鑒別藥材的真偽優劣。

如：用火燒生石膏先溶化起泡而失去結晶水，後加水適量又凝固成塊，砒石則無此反應，生石膏火燒無氣味，砒霜有大蒜臭味；麝香粉少許，置於金屬片或坩鍋土，猛火加熱，初則迸裂，隨即溶化膨脹冒泡，油色如珠，香氣濃烈四溢，最後最下白色灰燼者為真品，若有動物性組織（如血、肌肉、肝等）摻雜，火燒有焦臭氣，灰燼呈紫紅色或黑色；若有礦物性摻雜，火燒無油色，灰燼呈赭紅色且量多；熊膽粉少許置鐵皮上，用火燒之只起泡花而無明顯腥臭氣為真品，羊膽粉火燒後有明顯的腥氣，迸發出燒骨膠的焦臭氣味；血竭細粉置白紙上用火燒烤即溶化，無留紙的油蹟，對光透視呈鮮豔的血紅色，殘留紙上的深紅色為真品。

總之，中藥材經驗鑒別是調劑配方最實用的好方法，為了中醫用藥安全與有效，藥劑人員在配方與調劑時必須注意中藥材的真偽、優劣和品質的鑒別。（單　鎮）

二十三、單鎮中藥炮製經驗

中藥炮製是中醫藥學的一個重要組成部分，經過幾千年的實踐和不斷總結，已形成一門獨立學科，為我國特有的中藥炮製加工技術。

傳統經驗為了保證中藥材炮製的品質，達到調劑配方與臨床用藥的要求標準，總結了中藥在加工炮製工藝過程的「看水頭」「看火候」「看色氣」的三看寶貴經驗，現分述如下：

1.看水頭（看水性）：

看水頭，是中藥材切製飲片前用水、汽或其他液體輔料（如酒、醋、藥汁……）對藥材進行洗、淋、泡、浸、潤等適當處理，使之淨潔軟化，便於切成各類型的片、咀、段等。也是藥工人員掌握藥材吃水量大小的檢驗手段。

從傳統經驗來說，中藥材是以形、色、氣、味作為鑒定飲片品質的好與壞，若某種藥材經切成飲片後，與其固有色氣不同，就意味著這種藥材浸潤水頭失宜。如：白芍，色白質堅實，經過切製成飲片後，應形整、片平、色白、質堅實、氣微香等。若在浸泡中傷水或引起發酵、起滑、黴變等，切製片後，片形不均，捲邊，起粉，白色變為淺粉紅色，氣微酸。此種外觀形色氣味的變化，實質是內在品質的改變，是水頭掌握的不好所致。

中藥材來源複雜，品種繁多，不僅性味功能有別，而且藥用部位、形狀、質地、規格及乾濕程度等都有差異，加之習慣、季節、氣候有別，水溫有高低之分，因此，要使某些藥材選用合適的水處理，必須因藥、因時採取合理的軟化措施。除以久泡去毒性的藥材外，一般常採用冷浸軟化和熱汽化兩種方法：

⑴ **冷浸軟化**：大多數藥材可採用此法軟化。根據藥材質地不同，常選用下列方法軟化：

1）水泡軟化法，係將藥材置水池、陶缸或其他容器內，加入適量清水，滿過藥材 5 寸（15cm）左右，使水滲入藥材組織內部，至全部潤透或浸泡五～七成透時撈出「涼乾」再行堆潤，使水分滲入內部。至內外濕度一致時，即可進行切片。此法多用於個體粗大，質地堅硬的根、根莖、藤本類藥材。如何首烏、白芍、白朮、蘇木、木香等。浸泡法注意事項：

① 浸泡軟化時裝量不宜過多、過緊，以免藥材吸水後體積膨脹，增加溶器壁的壓力而引起裂損。

② 適時換水，以防藥材發黴變質，傷水影響飲片品質。因蒼朮傷水生筋；白朮傷水無肉氣；白芍和枳實傷水重量減輕，鬱金、桂枝傷水脫圈，切片易掉邊等。

③ 浸泡軟化用水量較大，浸泡時間較長，易使藥材的水溶性成分流失，影響飲片品質。如檳榔現在有打碎用，使能溶於水的檳榔鹼不致流失。

④ 對含粉性大的藥材，如天花粉、山藥、粉防己等，撈出後應及時進行切片和乾煎，否則易返熱、發黏、變色影響品

質。

2）水濕軟化：根據藥材吸水性的情況，可選用下列方法軟化：

① 洗潤法：藥料經水洗清後，稍攤晾至外皮微乾並呈潮軟狀態時即可進行切片。此法適用於一般吸水性較強的藥材，如紫草、冬瓜皮、瓜蔞皮、萱草根等。

② 淋潤法：將成捆的原藥材，用水噴淋後經堆潤或微潤後，使水分滲入藥材組織內部，至內外濕度一致時進行切製，此法適用於全草、葉類、果皮等藥材，如茵陳、批杷葉、陳皮等組織疏鬆及水性較好的藥材。有的全草類淋水浸潤為宜，尤其矮小的草類，如地丁草、落得打、蒲公英等。淋潤時應注意防止返熱、爛葉。每日軟化藥材量，以當日切完為宜。

③ 浸潤法：係將藥材置於水池微浸，洗淨撈出，堆潤或攤潤至六七成透時，攤晾至微乾時，隨即再行堆潤，上覆蓋苫布等物，以潤至內外濕度一致時，即可進行切製。此法適用於根莖藥材，如桔梗、黨參、知母、當歸等。含纖維豐富的桑白皮、黃蓍、葛根等藥材，用水處理過程中要掌握本身性質、控制水分滲入量，即使藥材潤透，又不致於切成連刀片，因纖維藥材水分多不易切斷，水分少了又傷刀，又易碎，所以將藥材潤透後，必須攤晾至外乾內軟的程度時切片。

冷水軟化由於水對藥材滲透作用與水溫、氣候變化有密切關係，一般春秋兩季較易掌握，而冬季氣溫低，水潤時間宜長些，夏季氣溫高，水潤時間宜短些，並注意防止發生黴敗。傳統經驗是「少泡多潤」和「泡透水盡」的原則，以免水溶性成分流失。

(2) **熱氣軟化**：一般熱水燀、蒸、煮的軟化法。是將藥材經熱水燀和蒸汽蒸煮等處理，使水或蒸汽滲透到藥材組織內部，加速軟化，再行切片。此法適用於熱處理所含有效成分影響不大的藥材，如三棱等。採用熱水軟化，可克服冷水處理的黴變現象，如黃芩、杏仁等，並可使其共存的酶受熱失去活性，黃芩不至變綠，保持藥材品質。其他如象皮、鹿茸、玄參、木瓜等亦可採用此法軟化。

中藥材怎樣衡量水處理的軟化程度，傳統經驗「看水頭」也稱看水性，一般檢測方法有以下幾種：

1）彎曲法：亦稱折斷法，適用於長條形藥材，要求將潤好藥材握在手中，大拇指向外推，其餘四指向內握不折斷為合格，如山藥、白芍、木香等。

2）指掐法：適用於團塊狀藥材，潤至以手指甲掐入體表為合格，如白朮、澤瀉等。

3）穿刺法：適用於粗大塊狀藥材，潤至用鐵　能穿透無硬心為合格，如大黃等。

4）手捏法：適用於根和根莖類藥材。將粗細懸殊較大的用手握粗的一端感覺柔軟為合格，如羌活、獨活、花粉等；對塊根、菌類，果實藥材，如延胡索、白芨、雷丸等用手捏壓無吱吱響聲或無堅硬感為合格；皮類藥材以手捏無硬感或捲筒展開為合格，如杜仲、秦皮、海桐皮等。有的還用牙咬和口嘗法，藥材以牙咬無印為合格；口嘗多係含毒性成分藥材，如烏頭、半夏、南星水泡後，口嘗舌有微麻辣感為合格。

2. 看火候：

火候是中藥炮製的核心基礎，從本草的歷史考證，「火」是中藥炮製時火的運用，微、文、中、武火（強、弱、溫度高低、加熱時間長短等）；「候」是中藥炮製過程中，一切內外變化特徵（如顏色、形狀、氣味、煙色、聲音等），或附加判別特徵（如滴水、糊紙、輔助變化等）。兩者間有直接內在聯繫，是不可分的整體。「火」與「候」前後呼應謂「火候」，它是中藥炮製的受熱程度，因此，傳統經驗稱「看火候」。

《五十二病方》中記載了「炒」「炮」「燔」等數種炮製方法是很簡單的，但要求「看火候」。例如炒法要求，炒炭時，第一不要灰化，而要存性；第二藥材受熱要均勻；第三要發出固有的氣香味。

現代專家、學者在炮製著作中也明確指出，藥材炮製應嚴格控制溫度。如炒黃多用文火，溫度約在 140℃至 150℃，時間約在 15 ～ 20 分鐘，以飲片表面掛火色為度；炒焦、炒炭多用武火，特別是炒炭時要控制「火候」（溫度與時間），防止藥材受高熱而全部灰化，要求「存性」，一般溫度在 200 ～ 300℃，約 35 ～ 40 分鐘為度。

炒炭傳統經驗還有煙氣。一般煙氣出現順序為，煙氣—白煙——黃煙——黃濃煙——青煙。應控制在黃煙後、黃濃煙前即可。青煙則為過火。麩炒、米炒多用中火；砂炒（燙）用武火，溫度相當 240 ～ 300℃。如穿山甲以砂燙輕鬆溫度在 260 ～ 280℃；鱉甲以 280 ～ 300℃時，投藥為宜，炮製品質較佳。溫度過高易燙焦，過低則不易鼓起或僵化。有人從火候角度進行阿膠的炮製試驗，初步認為，蛤粉炒阿膠的「火候」以文火加熱，溫度在 120 ～ 130℃，時間約在 10 ～ 15 分鐘左右，炮製品可達到圓珠大、斷面蜂窩狀，質酥，無塘心的傳統規格。炙藥多用文火，如蜜炙、酒炙、醋炙、鹽炙等；蒸、煮多用文、武火。某單位對煆製「血餘炭」的研究，溫度在 350℃時口服止血作用最強，在 300℃以下，煎劑則表現中樞興奮。

綜上所述，掌握「火候」是中藥炮製時防止太過和不及的關鍵，也是藥材炮製成品品質好壞的關鍵，欠火、過火都達不到炮製品要求標準，炮製品達不到規格標準，就達不到臨床應有的療效。

明代陳嘉謨在《本草蒙荃》中說：「凡藥製造，貴在適中，不及則功效難求，太過則氣味反失。」清代張仲岩在《修事指南》中指出「炮製不明，藥性不確，則湯方無準，而病證無驗也。」由此可見，中藥炮製是否得法，直接影響臨床療效。而在影響炮製品質量重要因素中，炮製的「火候」最為重要，所以傳統經驗要「看火候」。

3.看色氣（色澤與氣味）：

看色氣是中藥材經過加工炮製後，判斷和識別飲片品質好壞的檢測方法，也是老藥工師傅在藥材炮製加工工藝過程中掌握「水頭」「火候」等技術水準高低的全面驗證。

中藥材在切製前水處理得是否恰到好處，炒、炮、燙、煨、燀、蒸、煮等，所有的火候是否得當，均對藥材炮製成品的色澤、氣味有直接的影響，因此，傳統經驗之三是「看色氣」。

色正，單純說明炮製的飲片合格，若太過和不及都達不到炮製品傳統規格要求。

《中國藥典》1985 年版明確規定，炒藥，清炒用文火，炒至規定的程度；炒焦者一般用武火，炒至表面呈褐色，斷面變深為度；炒炭用武火，炒至表面焦黑色，內部焦黃色或色變深為度；炙藥，一般用文火，如蜜炙甘草、黃蓍，取煉蜜加適量開水稀釋，加入淨藥材拌勻、悶潤，用文火炒至飲片呈金黃色，有光澤，折斷面能發出酥脆的響聲，用手握之成團，鬆手即散開，不粘手，並有特異蜜味，醋炙香附，取藥材，噴淋定量米醋，拌勻，悶潤兩小時，用文火炒至微黃色，透香味時取出，放涼；鹽炙小茴香，用文火炒至表面鼓起顯微黃色，透香時，取出放涼；酒炙黃芩生片，噴淋定量的黃酒拌勻；約悶 1 ～ 2 小時後用文火炒至表面顯深黃火色，取出攤晾即可。

黃芩切製飲片常採用熱水軟化，因冷水浸泡軟化後，可使黃芩片變為綠色，黃芩冷水軟化變綠的原因是由於黃芩中含有黃芩酶，它在一定溫度和濕度下，可酶解黃芩成分中的黃芩甙和漢黃芩甙而產生葡萄醛酸與兩個甙元即黃芩素和漢黃芩素。其黃芩素是一種鄰位三羥基黃酮，本身不穩定，易氧化而變為綠色。當黃芩經沸水燀後軟化切片，可破壞黃芩酶的活力，使黃芩酶等不受酶解，保存了有效成分，可見北方傳統認為黃芩以「色黃為佳」是有道理的。

凡藥材炮製都有「火候」「色澤」「氣味」的變化，這些變化是因受熱程度不同而產生的，傳統經驗對飲片的顏色、氣味等諸方面全憑五官上感受加以鑒別，雖然快速、簡便，但由於主觀誤差很難達到統一。對「火候」不能總停留在沿用炒黃、炒焦、炒炭等肉眼判斷的古老辨別經驗上。有人在調查中發現，南方地區的炒黃、炒焦就比北方地區的受熱程度強，因此，應該用科學儀器將老師判斷「火候」「氣色」等經驗變為具體溫度、受熱時間各種準確資料。如繪成生熟飲片的彩色圖譜作對照，這樣各種藥材的炮製品「火候」「色澤」就更準確，並具有較科學的客觀指標了。

現在有的省、市藥材加工廠已初步按「炮製規範」要求加工，優質炮製品選作為標準樣品，按「火候」「色澤」（如黃色、褐色、棕褐色等色）建立標準比色板，作為飲片色澤或標準樣品對比色澤的差異以確定炮製品的優劣程度。這對進一步開展統一炮製工藝及制定品質規格標準，有重要的意義。也是實現中藥材炮製規格化、標準化、現代化以及大量生產起碼的要求。

（單鎮）

二十四、單鎮：藥圃勤耕耘，汗水伴終生

我出生在一個貧苦農民的家中，解放前唯讀過 2 年私塾、1 年洋學堂。15 歲參加了八路軍，在 15 分區衛生處手術室當護理員。從此，我心中就立下誓願：學好文化，學好技術，做一個能為人民解除災痛的醫務人員。

照我原有的學歷底子要想學習醫學，談何容易！雞聲燈影中，我自學了初中、高中課程；工作閒暇時，我苦鑽人體解剖學、診斷學、護理學、生理學、病理學、藥理學、司藥手冊、調劑學、藥劑學、製劑學等各種書籍。

自學是艱苦的，但理想支持著我，誓願激勵著我。1952 年，我轉業到太原鋼鐵公司衛生處，仍鍥而不捨地在自學的道路上跋涉著。

1.前進的道路並不平坦

自學增加了我的知識，鍛鍊了我的意志。工作遇到一些困難，也更使我感到求知的必要。1958 年我考上了西安醫學院，正當我整理行裝時，組織上決定讓我辦藥廠。在這關鍵時刻，我毅然放棄了進大學的機會，一面籌辦藥廠，一面仍堅持業餘學習。

1959 年，藥廠西藥車間用玉米生產出當時較短缺的葡萄糖粉，用甲苯生產出來蘇，用火鹼與食用油生產出軟皂，所生

產的藥品除供應我院臨床使用外，還能對外銷售；中藥車間生產出大量水丸、蜜丸、散劑、軟膏、仁丹等供醫院和衛生所使用，為單位節約了大量資金，收到很好的經濟效益，這一年，藥廠成為出席太原鋼鐵公司的先進集體，得了「銀盾」獎，我被評為先進工作者。藥廠生產上去了，但我深感自已業務技術不足。我又邊工作，邊到山西醫學院藥理教研組進修。在高應斗教授和周爾鳳教授的指導下，親自做動物實驗，透過中藥對小白鼠腫瘤的實驗研究觀察到動物腫瘤縮小，並有鎮痛作用，使我對中醫、中藥產生更大興趣。

1960 年，在我 31 歲時，又考上了北京中醫學院，我的誓願終於實現了。在多年自學的道路上，我深深體味到：勤奮是成功的源泉。在學習中，我堅持四勤：

①勤問：不懂就問，做到不恥下問，問老師、同事、同學，在醫學院進修中，起初好多新的知識不會，透過教授指導，實驗員帶教，很快掌握了中藥西藥的實驗研究方法，學到了許多新知識、新技術，為我後來的中西藥研究工作打下了紮實的基礎。

②勤寫：寫中求熟練，不論文化課還是專業書，要多寫、多練習，記得才牢固，尤其數、理、化公式的運用，多作題才能熟練，時間一長就會有得心應手的感覺。

③勤思：開始學過的知識，常是零亂不系統的，只有經過反覆思考、整理、歸納，才能融入自已和知識體系中，並使其昇華，起到舉一反三的作用，孔子說「溫故而知新」，還指出「學而不思則罔」，道理確實如此。

④勤背：多記，看去是笨工夫，在實踐中卻大有好處。背誦使人記得紮實，理解得透徹，用起來得心應手。如採藥歌：「採集合理有計劃，既保藥資源質又佳，植株茂盛全草葉，含苞待放當采花，成熟時期果與籽，根莖藥材春秋挖，皮類藥材春夏採，特殊情況隨時法。」這類口訣，我到老也能出口成誦，實踐中獲益匪淺。

2.用心是成功的基礎：

行醫不易，製藥亦難，但只要肯動腦，多用心，那就為成功打下良好的基礎。所謂「用心」，我是從下述 4 個方面去理解的：

⑴ 安心：

安心本職工作最重要，不能這山望著那山高。起初，我羨慕醫生手拿聽診器，身穿白大褂，乾乾淨淨，不像我們藥劑人員的工作又髒又累。後來我認識到，中藥調劑工作非常重要，如：方劑又名處方，俗名「湯頭」，是中醫辨證用藥的根本。一張處方的效果如何，是透過調劑配方來實現的，因此，調劑與方劑的關係，是中醫理、法、方、藥理論和實踐中的重要一環。

方劑的組成具有法度嚴謹，配方周密的特點。但要收到好的治療效果，要求藥師按處方正確調配，中藥配方品質的好壞，不但直接影響臨床療效的發揮，而且對保證病人用藥安全也具有重要意義。幹一行愛一行，行行都有技藝與學問，鑽進去就有無窮樂趣。

⑵ 細心：

幹工作要細心，做藥劑師更是如此。就拿中藥提取研究來說，為了提取一種有效成分，有時經多道處理方法和工藝才能提出品質高、產量大、合乎要求的理想成分。調劑配方要細心，炮製中藥如炒黃不能炒焦。炒焦不能炒成炭，炒炭要存性，這都要細心才能幹好。

陳嘉謨在《本草蒙荃》中說「凡藥製造貴在適中，不及則功效難求，太過則氣味必失」，精闢論述了中藥炮製一定要細心。我寫的中藥炮製傳統經驗「三看」，即：看水頭、看火候、看色氣，論文在全國中藥炮製第二屆研討會上宣讀並受到獎勵。

⑶ 專心：

無論幹什麼工作都要專心，下功夫鑽進去，才能出成果，中藥專業面廣攤多，如有調製、煎藥、炮製加工、製劑、藥物鑒定檢驗，以及種植採藥、貯藏保管，多種專業知識都要掌握，必需會做。特別是作為一名中藥師更是多面手，無論幹什麼都得完成好。

⑷ 耐心：

我們做藥師的每一項工作都要與病人治療效果好壞及安全密切相關，特別是在帶教上，必須認認真真地完成為學生備課、講課，只有老師領會得深講得透徹，學生才能聽進去記得牢，領會得好。

1992 年，國家衛生部、人事部、中醫藥管理局批准我帶徒弟，我很高興，願把自己的點滴知識和技術傳下去，我對徒弟，從理論課到實際操作技術都是耐心地教。如炮製炒藥技術較難掌握，我親自動手，手把手地教，直到教會為止。每一個細節都不放過，如教如何寫好論文，怎樣查參考書等等。耐心體現了韌性，耐心也是一種意志的表現。

3.創新是成功的關鍵：

敢於突破，敢於創新，工作才會更有意義，這也是取得成功的關鍵。毛澤東提出：「中國醫藥學是一個偉大的寶庫，應當努力發掘，加以提高。」我在研究丹砂時認識到，它是中國古老劑型之一，丹砂在《神農本草經》中列為上品，能養神安魂，並提出「久服輕身」「神仙不死」等說法，這些說法有迷信色彩，應當揚棄。

我在中國藥學會第三屆學術研討會上，發表的論文《對丹劑的探討》談了自己的看法。中國新法工藝煉丹，改變了古老煉丹（舊法煉丹易使人中毒）方法，新法密閉器可避免中毒，能調節控制溫度，能看到昇華反應現象。用化學合成法製丹，操作簡便易保證產量。

如紅粉（HgO）取製備好的濃縮液加入到沸騰的 200L 含有 54kg 燒鹼的溶液中，紅色沉澱即出現，經冷卻、過濾、水洗、乾燥即得。紅粉（HgO）反應式：$HgCl_2+2NaOH \xrightarrow{106\sim110^\circ C} HgO\downarrow+2NaCl+H_2O$；輕粉（$Hg_2Cl_2$）反應式：$Hg+HNO_3 \xrightarrow{20\sim30^\circ C} HgNO_3+NO_3+H_2O$・$2HgNO_3+2NaCl \xrightarrow{20\sim30^\circ C} Hg_2Cl_2+2NaNO_3$。文中還談了自己對丹劑藥理機制的探討。

現今中醫外科仍在應用丹劑，它對癰、疽、瘡、瘍等外科疾病具有很好的效果。煉丹術是中國發明的，後傳入阿拉伯、歐洲，我們應該珍惜這個成果，很好地繼承發揚。

在中藥的研究中，要敢於革新。為了提高炮製品質，增強療效，降低毒性，我炒杜仲炭採用明火斷絲；清炒王不留行改加少量輔料攔炒，使爆花率提高，使有效成分的煎出量明顯增加；炙斑蝥改用大棗去核炙，可降低毒性保證療效。《世界傳統醫學大全》一書中收錄了我的這些經驗。

我常想，怎樣才能使中醫、中藥走向世界，使中藥更加符合現代社會的要求？透過對中藥的長期研究證明，只有敢於創新，有所創舉，才會取得成績和成果。

近 30 年來，我為配合醫院臨床用藥和搶救危重病人，滿足病人治病需要，研製出很多新的製劑品種和新的劑型，有時為解決針劑沉澱問題，要多次提取處理，反覆研究，設法達到最佳療效，研製的治療燒傷和口腔潰瘍的藥膜臨床療效好，深受病人歡迎。還研製出水丸機、輸液瓶鋁絲蓋。

老年人常見的關節炎口服中藥治療量大，煎藥麻煩，打針又痛苦，我經過臨床反覆驗證，根據中醫內病外治理論，在給藥途徑上創出新路，研製出「防痹護膝」，應用方便，無痛苦，療效顯著，經省科委鑒定屬省內首創，達到國內先進水準，為康寰保健公司取得了一定經濟效益。後又連續研製出防痹護腰、護肩、前列腺帶等系列產品。

4.醫德高尚是成功的保障：

做一名醫師，應當有高尚的醫德；當一名藥師，同樣也需要有良好的職業道德。我長期堅持在醫院門診、調劑、製劑、藥檢等第一線工作，為病人服務，在我心中有個宗旨，就是在工作中遵循「全心全意為人民服務」的理念，學習白求「兩個極端」負責的精神。

記得我在部隊當護理員、調劑員時，多次冒著槍林彈雨到前沿陣地搶救傷病員，做戰地救護。1952 年轉業到地方醫院時，大輸液藥品緊缺，為了搶救住院病人多次自製葡萄糖注射液、氯化鈉注射液等，當時藥品檢驗機具不健全，設備缺乏，為了病人用藥安全，配製好藥液後，先在自己身上試驗有無熱源反應，確認無熱源反應後，再給病人使用。為了搶救危重病人，有時要外購欠缺的藥品和器械。

我不怕勞累，常常跑遍了全太原各個醫藥點和大醫院。為了病人用藥，有時就親自動手，連夜趕制藥劑，直到病人用上所需之藥，我才放心。

多年來。我對待病人如親人，不論職位高低，都一視同仁，做到對待生人與熟人一樣，工人與幹部一樣，職工與家屬一樣。

醫德高尚，才能最充分地發揮自己的醫技；醫德高尚，才能使病人獲得最好的療效；醫德高尚，才能不看重名利，孜孜不倦地去攀登新的高峰。

年近古稀，回首往事，成績寥寥，學海無涯，歲月易逝，作為一名醫藥專業人員只有勤奮學習，用心思考，努力創新，具有高尚的醫德才會取得一些成績，做出一些貢獻。我深感醫、藥不可分，當前應當重視中藥品質的提高，改進中藥的生產與加工炮製技術，注重中藥劑型的研究，更多地培養醫藥兼通人才，解決中藥工作後繼乏人、後繼無術的問題，我願為振興中醫中藥事業，繼續貢獻一份力量。

汗水是鹹的，終生相伴，結出的果實是甜的。

（單　鎮）

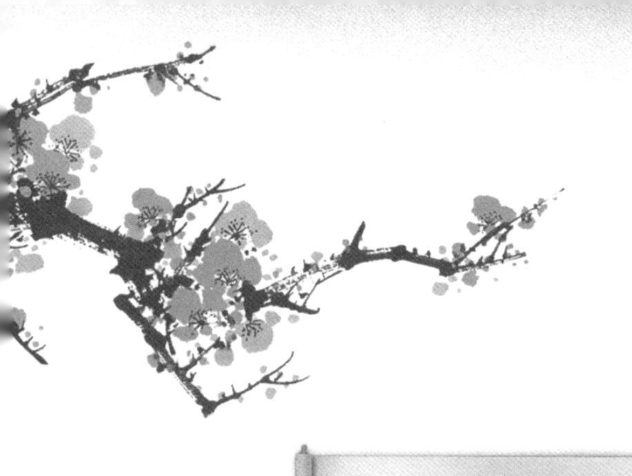

第三部分

名老中醫藥專家簡介

田從豁

田從豁，中共黨員，河北灤南人，1930 年出生。主任醫師，教授。1951 年畢業於中國醫科大學。現任中國中醫科學院廣安門醫院主任醫師、研究生導師、北京國際針灸培訓中心教授、中國針灸學會常務理事並副秘書長、北京市針灸學會常務理事、《中國針灸》雜誌編委等，被國家中醫藥管理局確定為全國老中醫藥專家。

主要貢獻：有較高的專業理論水準和豐富的臨床經驗，在針灸治療中強調中醫辨證施治，注重理、法、方、藥、術，主張當針則針、當藥則藥或針藥並用以及中西醫結合治療。臨床擅長治療內科呼吸、消化系統及過敏性疾病，對各種灸法、穴位貼敷法有深入研究。從 20 世紀 50 年代起即以針灸專家身份先後到波蘭、法國、瑞士、日本、義大利、西班牙等十幾個國家進行醫療、教學工作，曾治癒外國領導人和世界知名人物並受到好評，為國內外培養了大量針灸專業人才和研究生。在國內外發表論文 60 餘篇。

著作有《針灸醫學驗集》、《中國灸法集粹》、《針灸百病經驗（西文版）》、《古代針灸醫案釋案》、《針灸經驗輯要》、《田從豁臨床經驗》等書。其主持研製的「冬病夏治消喘膏」治療喘息性氣管炎和哮喘有預防復發等較好的遠期效果，獲衛生部科技成果獎。

劉正才

劉正才，男，1938 年 1 月生，重慶市潼南縣人。1959 年 9 月考入成都中醫學院醫療系本科。1965 年畢業於成都中醫學院，並留校任教。1970 年調入成都軍區任保健醫生、門診醫生。1987 年後，曾任成都軍區老年病研究所所長、成都軍區機關醫院中醫科主任（主任中醫師）。全軍中醫學會理事、成都軍區中醫學會名譽會長。

1978 年以後曾獲全國、全軍及省市級優秀科技圖書和科技成果獎 18 項。1964 年以來，先後在國內外 30 多種報刊上發表學術論文、中醫科普 300 餘篇。

1980 年以來，單獨或與人合作出版了《內經新識》、《中醫免疫》等 38 部專著，其中《養生壽老集》、《大眾藥膳》等三部被日本學者譯成日文出版，《中華藥膳寶典》等三部著作在香港出繁體字版，《健美長壽妙方》等三部書在臺灣暖流出版社出版，《長壽之謎》外文出版社譯成英、法、意、西班牙文版，向世界各國發行。

受聘為香港中醫專業學院客座教授，中國藥膳研究會常務理事、學術部部長，中國中西醫結合養生康復學專業委員會委員等職。國家二部一局選定為第二批全國老中醫藥專家學術繼承人導師，正致力於研究開發「道家醫學」，所編著的第一本《道家針灸》已由美國 Bluepoppy 出版社出版。

近年人民衛生出版社出版了他主編的《常見慢性病營養配餐與食療》、《慢性疾病營養美味配餐圖譜》兩套叢書 28 本，人民軍醫出版社出版《亞健康藥膳》等 3 本，臺灣華立文化等出版社出版《番茄新煮張》等書 5 本。曾赴香港、古巴等地講學，榮獲古巴國務委員會授予的勳章。

李乃庚

李乃庚，男，漢族，1939 年生，1963 年畢業於鹽城醫學專科學校中醫專業。現任鹽城市中醫院兒科主任醫師，南京中醫藥大學教授，兼任全國中醫兒科學會顧問、江蘇省中醫藥學會常務理事、鹽城市中醫藥學會名譽會長。曾任鹽城市中醫院院長、《臨床驗方與外治》雜誌主編、《江蘇中醫》雜誌編委等職。曾在多種醫學雜誌發表論文 40 多篇，主編出版醫學專著 5 部。獲省、市科技進步獎三項。

1994 年被評為江蘇省名中醫。1997 年被國家兩部一局審定為第二批全國老中醫藥專家學術繼承人導師，享受政府特殊津貼。1999 年其業績被收入美國《世界名人錄》等著作。

時毓民

時毓民，男，上海復旦大學兒科醫院教授、主任醫師、博士生導師、全國名老中醫，1993 年起享受國務院特殊津貼。

生於 1938 年 1 月。1962 年畢業於上海第一醫學院醫療系，1967 年師從上海市兒科四大名醫顧文華教授，從事中西醫結合治療小兒肺炎及腎病研究。1978 年在上海中醫學院七屆西學中研究班學習 2 年。

擅長小兒哮喘、反覆呼吸道感染、紫癜性腎炎及性早熟的診治。已帶教博士、碩士 4 名，全國名老中醫承師班學員及上海市高層次中醫臨床人才跟師培訓班學員各 1 名。

已發表論文 96 篇，科普文章 250 餘篇，主編和參與編寫專著 26 本。先後獲得上海市科委、上海市衛生局、國家中醫藥管理局、上海醫科大學等科技進步獎七項。2001 年獲中國中西醫結合貢獻獎。

現擔任中國中西醫結合學會兒科分會顧問、上海市中西醫結合學會兒科專業委員會主任委員、理事。

鄒治文

鄒治文，出生於福建福州中醫世家，現為中國中醫科學院研究員，廣安門醫院主任醫師，全國 500 老中醫專家之一、師承制導師。兼任中華中醫藥學會科學技術獎評審委員會評委、中華中醫藥學會兒科分會名譽會長、國家藥品監督管理局藥品評審專家、美國國際針灸醫學院中醫教授。

從事中醫兒科醫療、教學、科研工作 50 年，近 20 多年致力於研究兒童多動症、多發性抽動。發表論文 90 餘篇。主編《兒童多動症，抽動—穢語綜合徵防治 300 問》、《兒童多動症》、《兒童多動症、多發性抽動症防治 300 問》、《蟲類中藥與效方》等。參編《實用中醫兒科學》、《兒童多動症臨床治療學》等多部著作，曾獲國家中醫藥管理局及中國中醫科學院科技進步獎。

中國國際廣播電臺、中央人民廣播電臺多次對國外播講，譽她為「孩子的守護神」、當代著名中醫兒科學家。在國內外中醫藥治療兒童多動症、多發性抽動症領域處於領先地位。為中國中醫兒科事業的發展及走向世界做出了突出的貢獻。

張吉

張吉，北京中醫藥大學教授、博士研究生導師、主任醫師。全國第二批名老中醫藥專家，享受國務院頒發的政府特殊津貼。從事中醫針灸教學、科研及臨床醫療工作 40 餘載。治學嚴謹，精通醫經，學識淵博，醫術精湛。

學術上宣導要精究經典，博極醫源，極為重視經絡理論指導臨床辨證施治的研究，臨床上強調辨證審因，中西互參，注重針藥並用，灸罐推按結合治療各種疑難痼疾，尤其擅長診治風濕、類風濕及免疫性疾病，支氣管哮喘，頸椎、腰椎病，面癱，腦血管病及後遺症，各種痛證，老年病等，主張治病求本，扶正祛邪，針灸注重調氣血，平陰陽，取穴注重整體取穴與局部取穴相結合，重視針刺法，強調氣至病所，推崇《內經》各種針刺法，並靈活運用於臨床，獲得了良好的療效。

張玉芩

1963 年山西醫學院醫療系畢業，後參加西醫離職中醫班學習 2 年，曾任山西中醫研究院婦科負責人、產科主任、不孕症科主任，1993 年受聘主任醫師，現返聘，為第三批全國老中醫藥專家學術經驗指導老師、山西省名老中醫、院內十位名老中醫之一，婦產科學術帶頭人。從事中西醫結合婦產科臨床、教學、科研工作 40 餘年。

在掌握中西醫理論及專業知識的基礎上繼承了中醫學傳統理法、方藥，並應用現代醫學知識和方法加以整理、提高，取長補短、相互滲透，在辨病的基礎上借助與現代有關門理化檢測和病理分析的手段，更有效地對症進行客觀鑒別和歸納，使辨證與辨病相結合，在治療婦產科疾病中發揮了中醫藥優勢，形成了一個較完整的體系和自己的特色。

先後主編和參加編寫醫學專著 7 本，發表論文 30 餘篇。

獲山西省科技進步二等獎 2 項，四等獎 1 項。

張達旭

廣西壯族自治區人民醫院中醫科，全國名老中醫藥專家。

楊介賓

楊介賓，男，漢族，1929 年出生於四川省金堂縣中醫名門世家。全國著名中醫針灸學家，碩士、博士生導師，主任中醫師，成都中醫藥大學教授。

歷任全國高等中醫院校教材編審委員會委員、國家自然科學基金委員會評審委員、全國時間生物醫學會理事、四川省針灸學會理事、四川省人大代表、成都中醫學會常務理事、成都針灸學會主任委員、成都中醫藥大學針灸臨床教研室主任兼附屬醫院針灸科主任等職。

楊兆民

楊兆民，男，漢族，1928 年 5 月出生，江蘇太倉人，南京中醫藥大學教授、研究生導師、教學督導，南京中醫藥大學專家諮詢委員會委員，全國名老中醫藥專家，享受國務院政府特殊津貼。

兼任安徽中醫學院「經脈臟腑相關研究中心」客座研究員，中國針灸學會針法灸法分會顧問，中國針灸學會針灸教育專業委員會學術顧問，江蘇耳穴診治專業委員會學術顧問。

從事中醫內科、外科、針灸科臨床 58 年，在國內外醫藥期刊發表學術論文 40 餘篇，主編、參編了 10 餘部著作，先後獲科研成果、教學品質獎等 5 項。生平與業績被《中國名醫列傳（現代版）》、《方藥傳真》、《新編針灸大辭典》、《名醫針刺經驗用典》、《名醫針灸精華》、《中國當代針灸名家醫案》等數十部大型文獻典籍收錄。

先後指導碩士研究生 13 名，繼承生 2 名，現均為教授職稱，劉農虞現被聘在香港中文大學中醫學院任教，董勤在本校第二臨床醫學院任副院長。

單鎮

單鎮 1929 年出生，天津寶坻人。中國十三治職工醫院器械科主任，主任中藥師。畢業於北京中醫藥大學中藥系。曾任山西省藥學會委員、山西省中醫藥高級職稱晉升委員會委員、北京光明中藥函授學院山西分院副院長、《山西中醫》編委會委員、太原市中藥學會副理事長等職。

從事中西醫藥學工作 50 餘年，在中醫藥研究方面有較深的造詣；1992 年研製的「華龍骨」是專治外傷活血化瘀止痛的黑膏藥，經專家鑒定達到國內領先水準，被太原市評為先進科研二等獎，並批量生產。

為山西省震環保健品有限公司研製的「防痹護膝」是治療膝關節病中藥產品，經鑒定屬省內首創，達到國內領先水準，現已形成「防痹護腰」「護肩」「前列帶」等系列產品。

還為醫院研製了燒燙傷膏、中藥針劑、沖劑、膜劑、栓劑等，療效好，受到病人好評。主要研究方向：中藥製劑、炮劑、中藥鑒定。1984 年以來先後撰寫論文 20 餘篇，有《中草藥的採集與加工》、《中藥材真偽的經驗鑒別》、《中藥配方與臨床療效的關係》、《幾種含甙中藥炮製原理初探》等，其中《中藥炮製原理探討》獲太原市科學技術協會優秀論文二等獎。主要著作有《山西中藥炮製規範》、《中藥人員晉升復習題解》、《實用處方手冊》、《醫藥從業人員必讀》等。

出於業績突出，多次被評為單位先進工作者，兩次榮立三等功。1985 年獲山西省衛生廳頒發的「從事醫藥 30 年」證書和獎章，1991 年被評為全國名老中醫藥專家，1995 年年出席全國在北京人民大會堂舉行的拜師出徒大會。

經國家人事部、衛生部、中醫藥管理局批准為「繼承老中醫藥學術經驗」高級導師，並出席了由國家中醫藥管理局和世界衛生組織聯合舉辦的國際傳統醫藥大會。傳略被收入《中華名醫特技集成》一書。

黃火文

黃火文，男，漢族，1938 年 1 月生，廣東省羅定市人。1962 年畢業於廣州中山醫學院醫療系（現稱中山大學北校區），畢業後留校在本校附屬一院腫瘤科工作，1964 年初華南腫瘤醫院（中山大學腫瘤中心前身）開院，全科人員轉入該院從事外科及麻醉工作。1979 年 9 月選送到廣州中醫學院西醫學習中醫高級研究班脫產學習 2 年，系統學習中醫理論，1981

年 7 月回院從事中西醫結合臨床工作。

曾任中醫科主任、醫務處主任及院長辦公室主任，兼任廣東省中西醫結合學會腫瘤專業委員會副主任委員等職。1994 年晉升為主任中醫師，全國第二批（500 名）老中醫藥專家之一，共帶徒 2 人，均為中醫科骨幹。

40 多年來一直在腫瘤醫院從事臨床工作，對腫瘤的診斷治療有豐富經驗。近 20 多年來主要從事中醫腫瘤內科工作，研究方向是鼻咽癌放療合併中藥治療能否提高療效。我科治療的鼻咽癌病人 5 年及 10 年生存率明顯比單純放療為高。主編《中西醫結合治療腫瘤病》（廣東人民出版社，2000 年），參加編寫《中西醫結合老年病治療學》（廣東科技出版社，1993 年），《臨床腫瘤學》（廣東科技出版社，1997 年），《實用中西醫結合腫瘤病》（廣東人民出版社，2004 年）等專著。

智子英

智子英，男，出生於 1917 年，山西五台縣人，原山西省中醫研究所名老中醫。從事中醫臨床 58 年，積累了豐富的臨床經驗，他一生治學嚴謹，醫術精湛，譽滿省內，1937 年懸壺濟世行醫於鄉間，1946 年在代縣解放區創立縣聯社醫藥社並任主任。1952 年調五台西天和礦職工診療所。1958 年在山西省中醫學校經典著作班學習 1 年，畢業後留校任教。1960 年去上海中醫學院師資專修班學習，得到程門雪、黃文東等名醫指導，醫療水準得到了很大提高。1962 年響應黨的號召到基層衛生院工作。1979 年到山西省中醫研究所（即現在山西中醫藥研究院）從事中醫臨床工作，直至退休。1995 年與世長辭。

智老一生勤於臨證，熟讀中醫精典，博採眾長，不斷總結經驗，創建了濕熱病理論。出版了《智子英臨證經驗彙編》、《四十二種濕熱病臨證經驗》等專著，發表學術論文十餘篇，見解獨特，頗具特色。

智世宏

智世宏，男，主任醫師，山西五台縣人，1943 年出生於中醫世家，自幼隨父（原山西省 中醫研究所名老中醫智子英）學醫出師後，從事臨床工作，先後任忻州職業技術學院中醫科主任，忻州地區疑難病研究所所長。曾多次去北京中醫學院學習。在中國中醫藥研究院、北京協和醫院、西苑醫院隨名醫進修。從醫 40 餘年，擅長疑難雜症診治。

總結臨床經驗撰寫論文 50 餘篇，編著《四十三種濕熱病臨證經驗》、《百病八卦療法》、《百病灌腸療法》、《40 種病手足耳特殊診治法》、《百病臟器療法》、《中醫入門必讀》等醫學專著 20 本。

多年從事濕熱病臨床治療研究，並獲市科技進步一等獎，榮獲國際互聯網資料庫世界名醫稱號。傳略載入《中華當代名人辭典》、《中國名醫名術大典》等十二部大型文獻典籍中。

程益春

程益春教授，山東淄博市高青縣人，出生於 1938 年 3 月，1965 年畢業於山東中醫藥大學（原山東中醫學院），現任山東中醫藥大學附屬醫院教授，主任醫師，博士研究生導師，全國名老中醫師承教育導師，山東省衛生廳專業技術拔尖人才，山東省中醫藥名專家，國家級名醫，世界中醫聯合會糖尿病專業委員會副會長，中華中醫藥學會糖尿病學會副主任委員，山東中醫藥學會糖尿病分會名譽主任委員，國家新藥審批專家，濟南市第十一屆、第十二屆人大代表。

程益春教授最擅長治療內分泌代謝性疾病，在大量的臨床統計和科研觀察的基礎上，他提出糖尿病的病機關鍵在於脾虛。先後主持了「消渴平片治療糖尿病的臨床實驗研究」「奇可力膠囊治療糖尿病腎病的臨床與實驗研究」等多項學術研究，其成果分別獲省醫藥局、省衛生廳、山東省科學進步二等獎、三等獎。

根據程教授多年經驗總結研製了許多藥物，如健脾降糖飲、糖腎康片、消渴合劑、糖心通片、消癭片、強腎膠囊、糖視明、消渴平片、奇可力膠囊、七味消渴膠囊等等，其中，七味消渴膠囊已經正式批准為國藥準字型大小應用於臨床，有的作為醫院的院內製劑長期應用，效果顯著，深受廣大患者的歡迎，創造了很大的社會效益和經濟效益。

其工作業績曾錄於《中國當代名人辭典》、《中國名人名方》、《東方之子・走向世界》及在數家報刊登載，中央電視台、山東衛視台也多次報道。他先後去過美國、新加坡、韓國考察及學術交流，所到之處，他的醫道和謙虛深得各國同行的稱贊和尊重。

程益春教授治學態度嚴謹，注重學習，善於總結，勤於著述。先後在國家和省級刊物上發表論文 40 餘篇，主編了《糖尿病良方》、《糖尿病非藥物療法》等四部著作，並參加編著了《糖尿病中西醫診療學》、《中醫內科學》、《實用中醫保健學》等 20 餘部著作。

程益春教授是在 70 年代初開始從事糖尿病研究的，他在大量的臨床實踐中發現，大部分 2 型糖尿病病人都經歷了一個由胖到瘦的過程。

根據中醫「脾主肌肉、脾主四肢」的理論，提出「脾虛致消」的觀點，治法則主張用健脾益氣法治療糖尿病。中醫對糖尿病的傳統治療，每從肺燥、胃熱和腎虛立論，分上、中、下三消，大多以滋陰清熱為法，而倡行從脾論治者少見。他認為，該病屬本虛標實之證，患者發病前多素嗜肥甘或過度勞累，導致脾氣耗傷，發病後多數病人都有不同程度的脾氣虧虛表現，如倦怠乏力、自汗、形體消瘦、舌質淡胖有齒痕、脈弱無力等。三消症狀的出現多不典型，因此應用益氣健脾法為主治療糖尿病更能切合病機與臨床實際，收到更為理想的效果。

葛書翰

葛書翰，1936 年 2 月生，1961 年畢業於中國醫科大學，後特召入伍。曾在遼寧中醫學院西學中班學習 1 年中醫。現任解放軍第 463 醫院針灸科主任、主任醫師，兼任中國特種針法專業委員會副主任委員、《中國針灸》雜誌編委。

從事針灸臨床 40 餘年，針法獨特，療效顯著。擅治三叉神經痛、胃下垂、頑固性呃逆、慢性前列腺炎、面癱、面肌痙攣、中風偏癱等病，發表 70 餘篇針灸學術論文，有 6 項針灸科研獲獎，其中「針刺治療三叉神經痛的臨床研究」曾獲軍隊科技成果一等獎。

出版《針灸名醫葛書翰臨證經驗集》、《中西醫結合臨床針灸學》、《新編快速針灸療法》等 6 本針灸專著。1992 年獲國務院頒發的政府特殊津貼、國家第二批老中醫藥專家導師。

裴正學

裴正學教授為我國著名中西醫結合專家，生於 1938 年，甘肅武山人，1961 年畢業於西安醫科大學醫療系。現任甘肅省醫學科學研究院首席專家、中國中西醫結合學會理事、《中西醫結合研究》雜誌總編等。

著有《裴正學醫學經驗集》、《裴正學醫話醫案集》等 13 部醫學專著，其主編的《中西醫結合實用內科學》在美國召開的世界第三屆傳統醫學大會上獲「突出貢獻國際獎」，同時獲「全國 500 名著名老中醫」「世界百名民族醫藥之星」等殊榮。

管遵惠

管遵惠，男，1943 年 5 月生，山東省高密市人。主任醫師，教授。現任昆明市中醫醫院針灸科主任、雲南中醫學院兼職教授、雲南省針灸學會副會長、加拿大中醫藥針灸學院客座教授。獲省部級科技進步獎 4 項，獲昆明市科技進步獎 3 項。出版學術專著 5 部，發表學術論文 130 餘篇。

1991 年獲「昆明市有突出貢獻的優秀專家」稱號，享受國務院特殊津貼，1994 年評為「雲南省有突出貢獻優秀專業人才」，1996 年雲南省人民政府授於「雲南省名中醫」。1997 年、2003 年遴選為全國第二批、第三批老中醫藥專家學術經驗繼承工作指導老師。

養生保健 古今養生保健法 强身健體增加身體免疫力

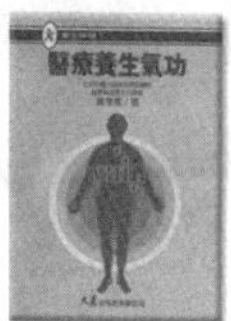

定價250元

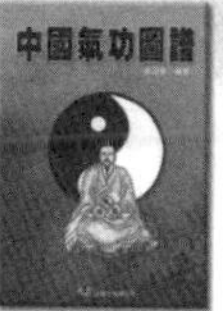

定價250元

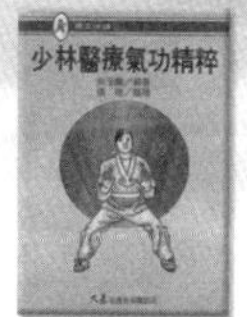

定價250元

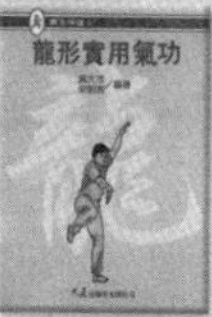

定價220元

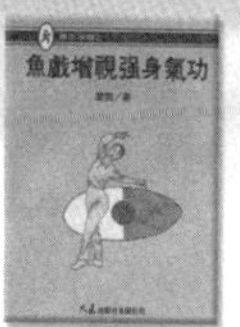

定價220元

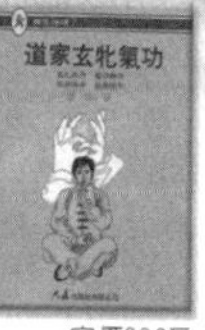

定價200元

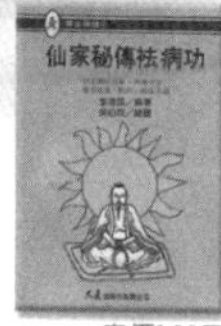

定價160元

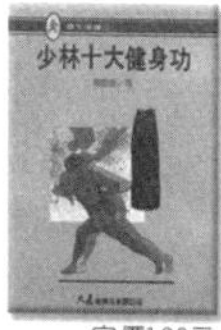

定價180元

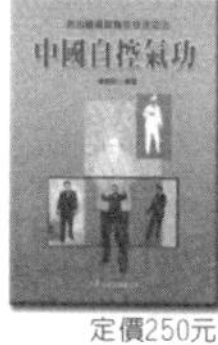

定價250元

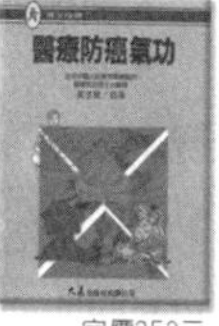

定價250元

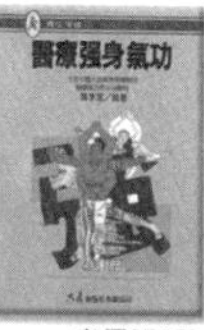

定價250元

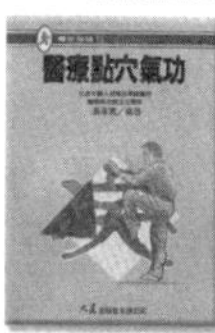

定價250元

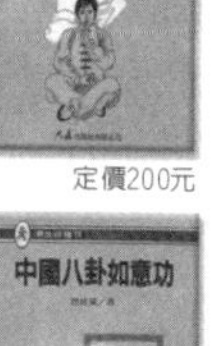

定價180元

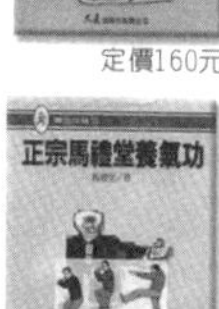

定價420元

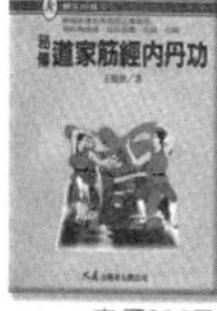

定價300元

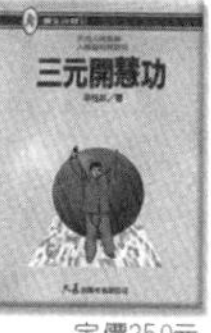

定價250元

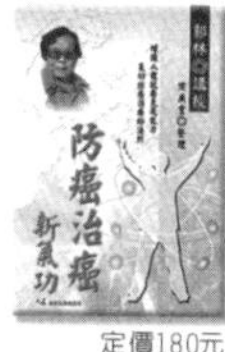

定價180元

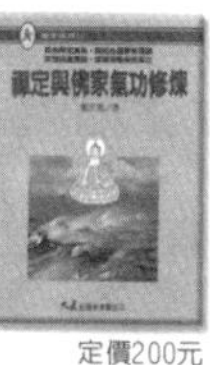

定價200元

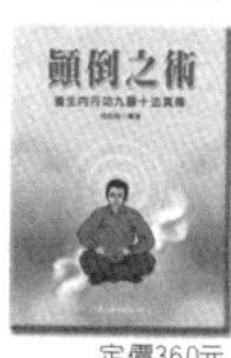

定價360元

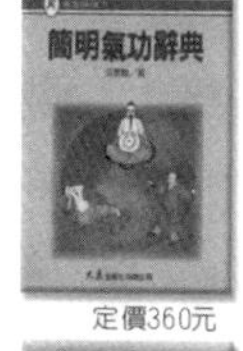

定價360元

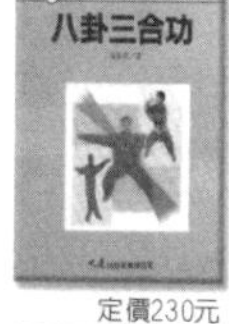

定價230元

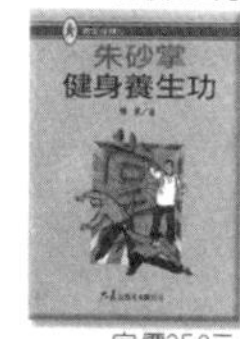

定價250元

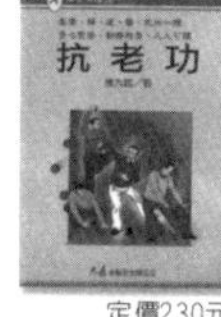

定價230元

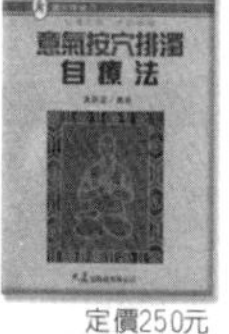

定價250元

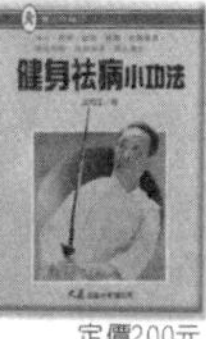

定價200元

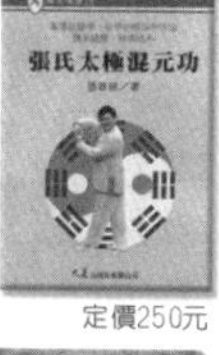

定價250元

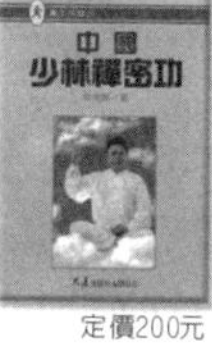

定價200元

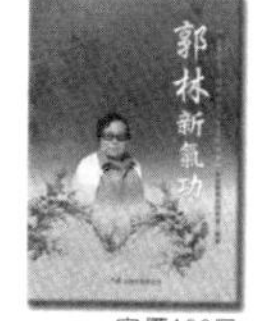

定價400元

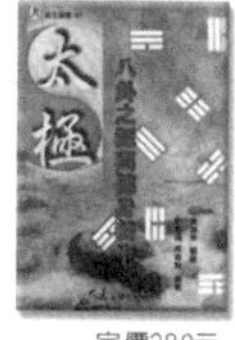

定價280元

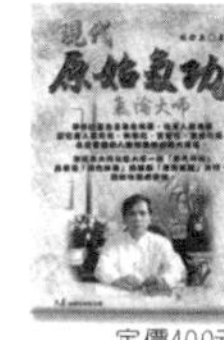

定價400元

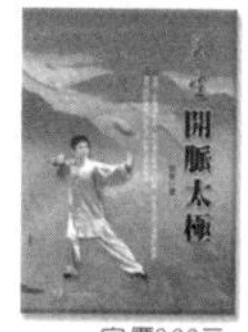

定價300元

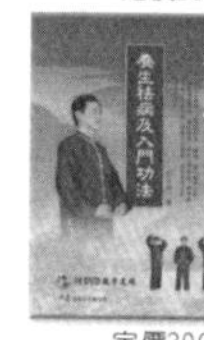

定價300元

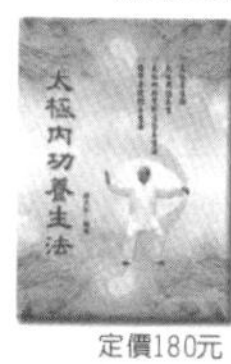

定價180元

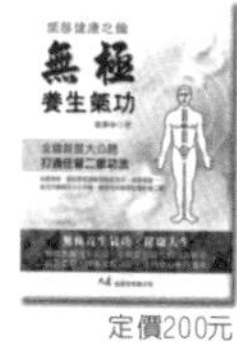

定價200元

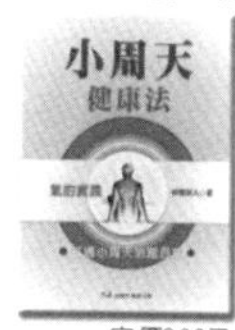

定價200元

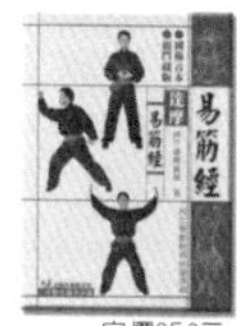

定價350元

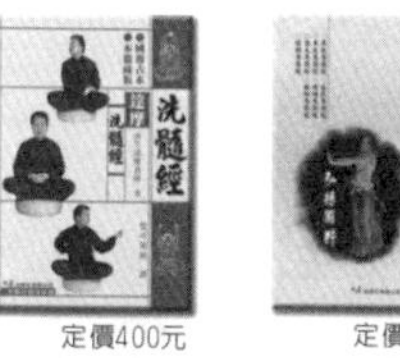
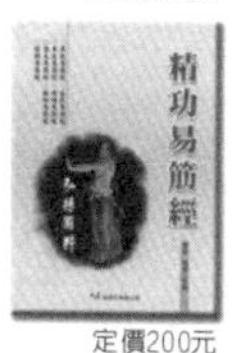

定價400元

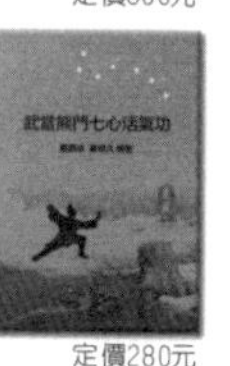

定價200元

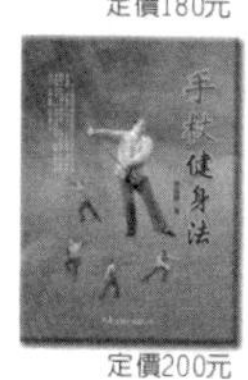

定價280元

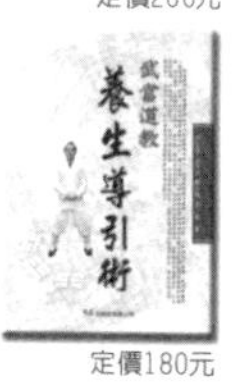

定價200元

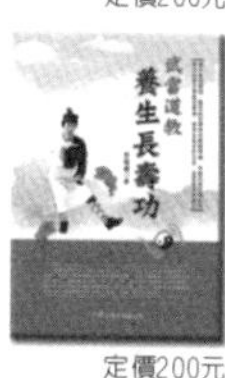

定價180元

定價200元

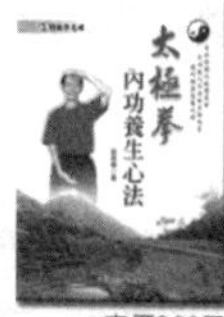

定價280元

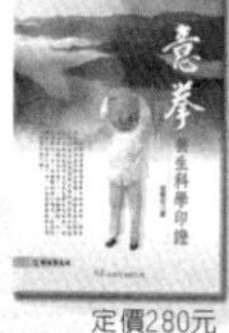

定價280元

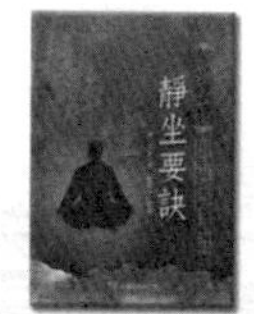

定價200元

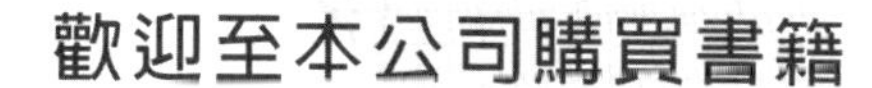

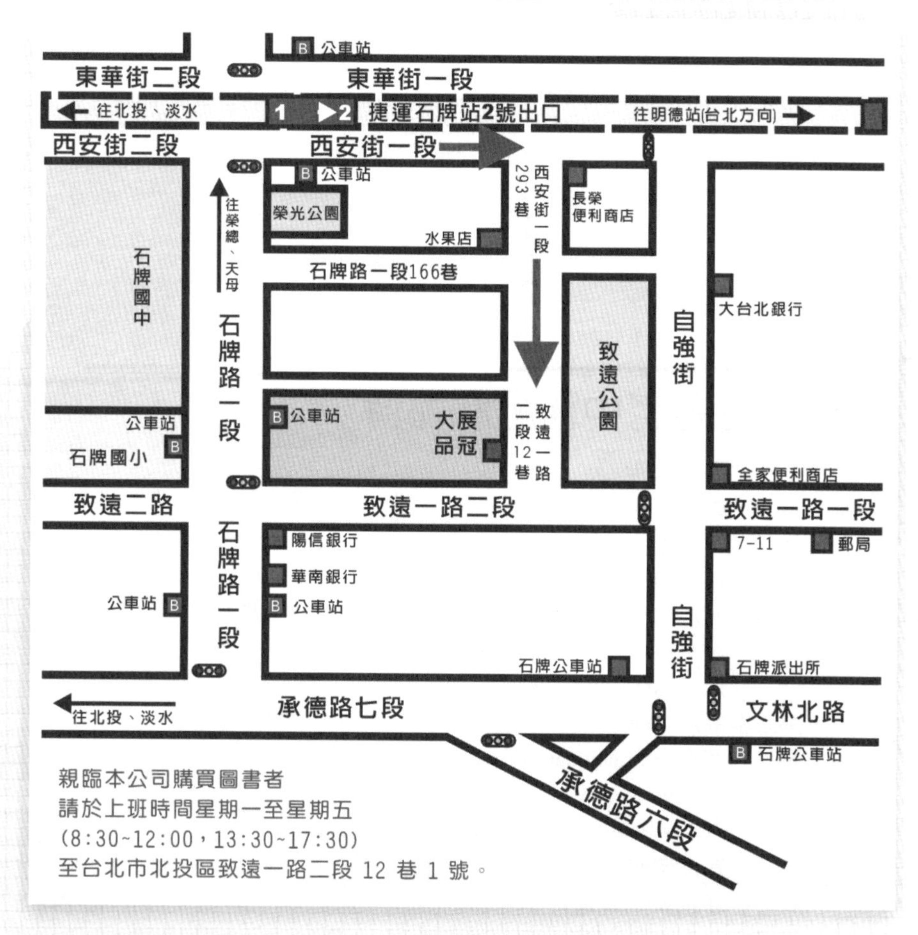

建議路線

1.搭乘捷運．公車

淡水線石牌站下車，由石牌捷運站2號出口出站(出站後靠右邊)，沿著捷運高架往台北方向走(往明德站方向)，其街名為西安街，約走100公尺(勿超過紅綠燈)，由西安街一段293巷進來(巷口有一公車站牌，站名為自強街口)，本公司位於致遠公園對面。搭公車者請於石牌站(石牌派出所)下車，走進自強街，遇致遠路口左轉，右手邊第一條巷子即為本社位置。

2.自行開車或騎車

由承德路接石牌路，看到陽信銀行右轉，此條即為致遠一路二段，在遇到自強街(紅綠燈)前的巷子(致遠公園)左轉，即可看到本公司招牌。

國家圖書館出版品預行編目資料

18位名老中醫經驗祕傳 / 智世宏主編。
—初版，—臺北市，大展，2013 [民 102.09]
面；21公分—（中醫保健站；49）
ISBN 978-957-468-973-6（平裝）
1.中醫 2.臨床醫學 3.中藥方劑學

413.2 102013388

18位名老中醫經驗祕傳

主　　編／智 世 宏
副 主 編／智 振 宇
發 行 人／蔡 森 明
出 版 者／大展出版社有限公司
社　　址／臺北市北投區（石牌）致遠一路 2 段 12 巷 1 號
電　　話／（02）28236031，28236033，28233123
傳　　真／（02）28272069
郵政劃撥／01669551
網　　址／www.dah-jaan.com.tw
E-mail／service@dah-jann.com.tw
登 記 證／局版臺業字第 2171 號
承 印 者／傳興印刷有限公司
裝　　訂／承安裝訂有限公司
排 版 者／菩薩蠻數位文化有限公司
授 權 者／山西科學技術出版社
初版 1 刷／2013 年（民 102 年）9 月　　定價／300元

大展好書 好書大展

冠群可期

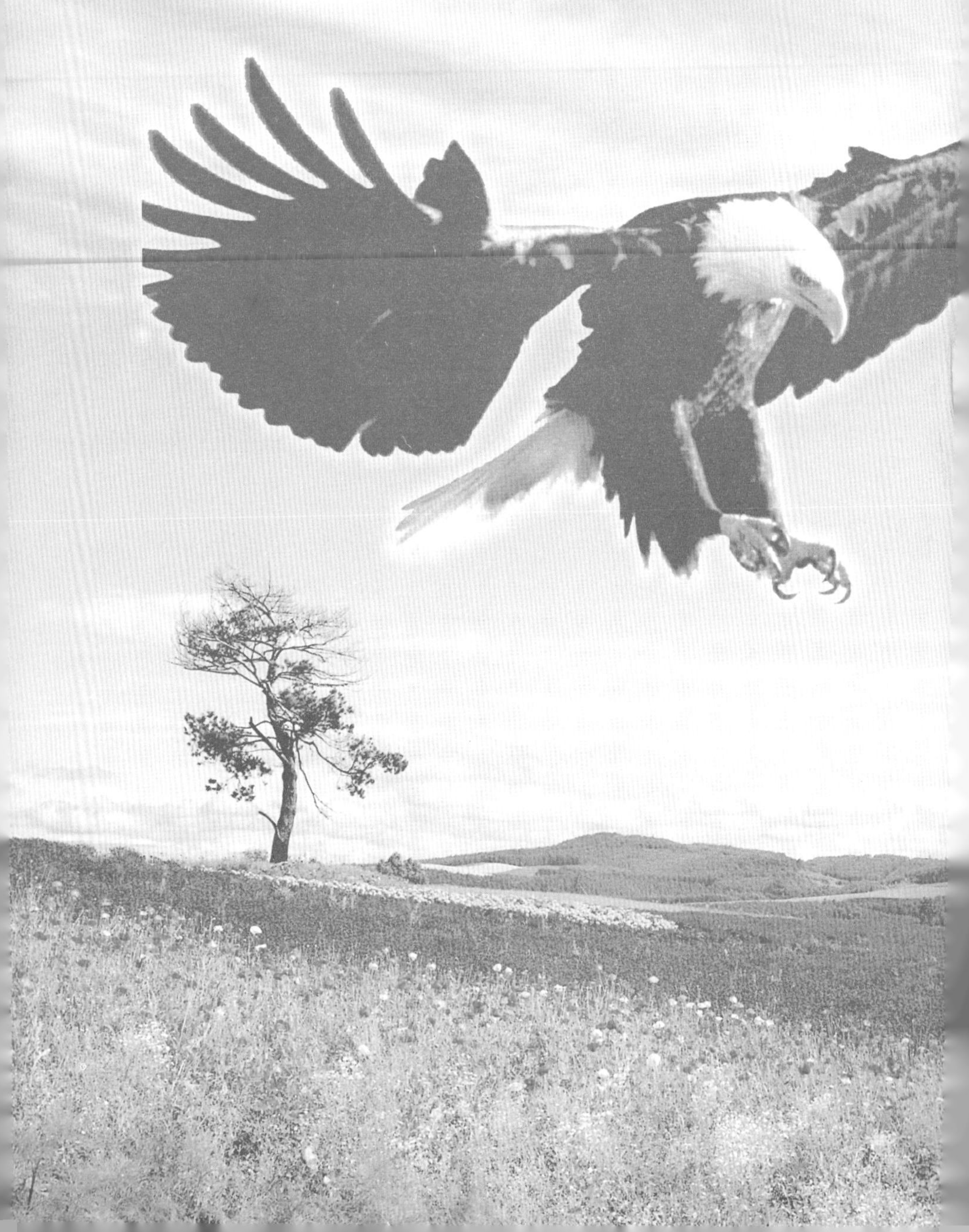

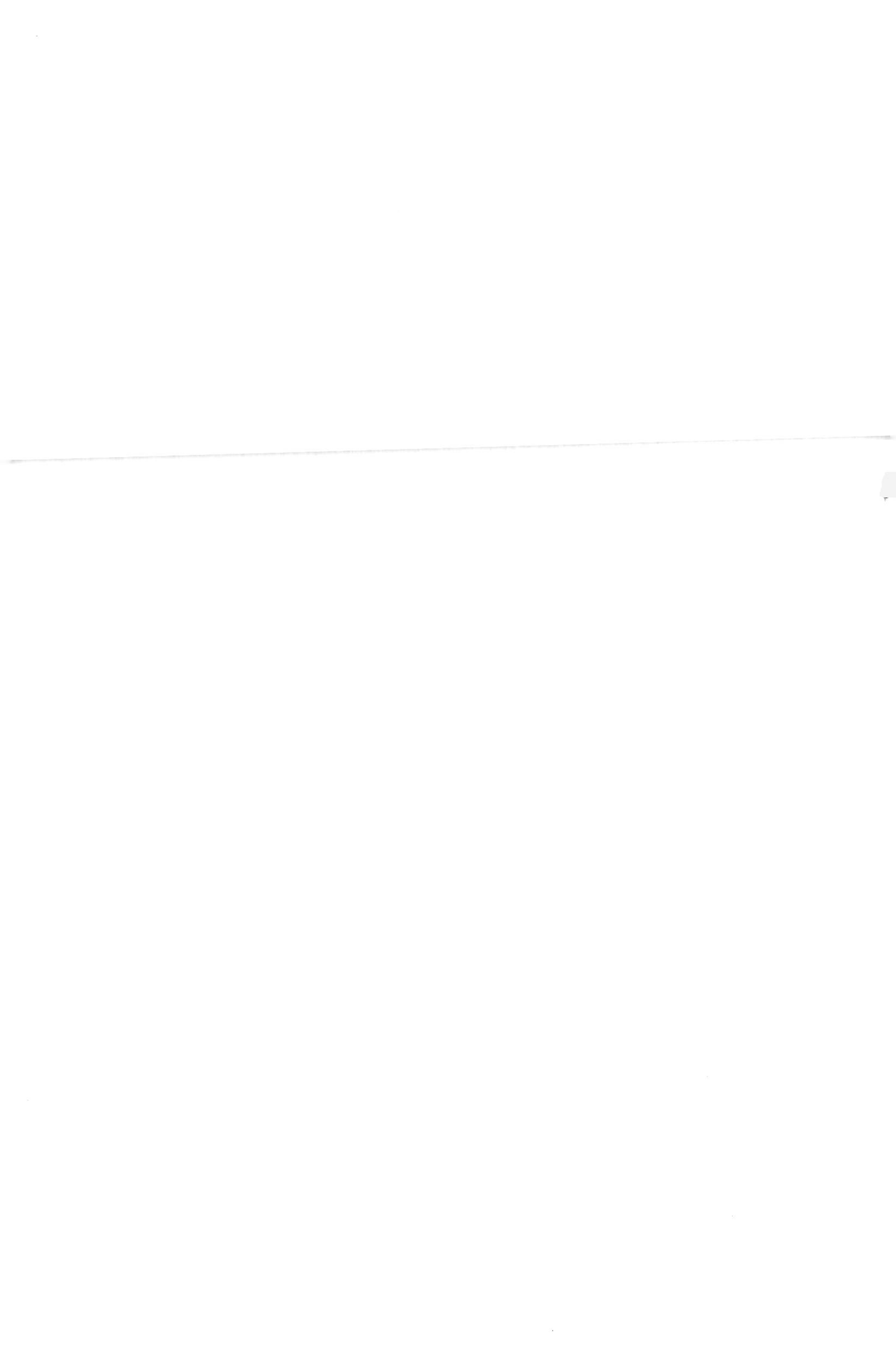